体を温めると美人になる

麻布ミューズクリニック院長
医学博士・漢方専門医
渡邉賀子

幻冬舎

体を温めると美人になる

麻布ミューズクリニック院長
渡邉賀子

くすんだ肌、パサパサの髪、
プヨプヨの二の腕にサヨウナラ。
体をあたためて
今日からツヤピカヘルシ～美人！

ようこそ
診察室へ

美肌もひきしまったからだも、じつは冷えをなおすと手に入るんです

からだが冷えていると美人度が下がり、
からだがあたたかいと美人度が上がる。
漢方専門医としてたくさんの女性を診察してきましたが、
これは真実です！
からだが冷えている女の子は、肌がくすんで、髪はパサパサ。
プヨプヨしまりがなくて、いつもだるそう……。
からだが冷えると、血液のめぐりがわるくなり、
新陳代謝や内臓の機能、免疫力までダウンしてしまいます。
メイクでも、洋服でもごまかしきれません。

冷えは、ちょっとした不調だけでなく、
重大な病気の引き金になってしまうことも。
からだをあたためて血めぐりをよくすれば、
体温が上がり、不調ともお別れ。
あなたが本来持っている美しさをとりもどすことができます。
さあ、今日から冷えとり生活をスタートして、
ヘルシー美人に変身しましょう。

麻布ミューズクリニック院長
渡邉賀子

Dr. Kako's Room

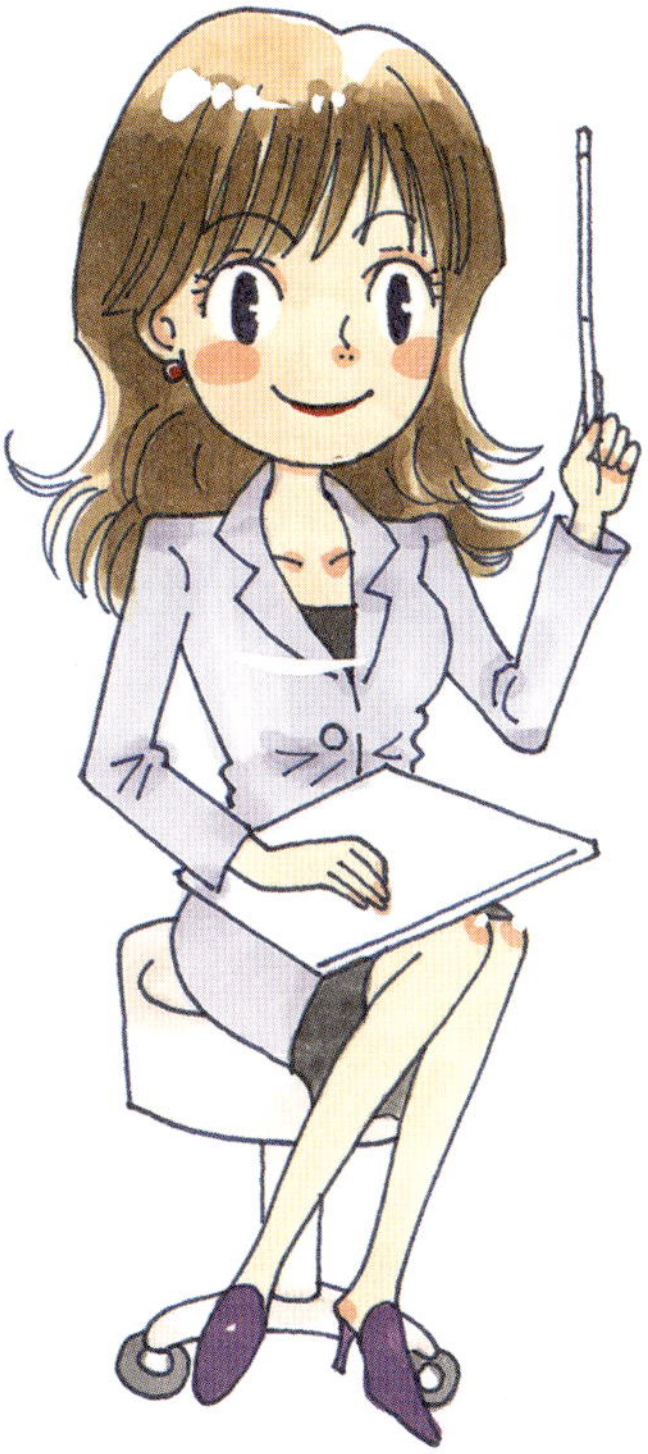

contents

Part 2

1週間でからだポカポカ！ 冷えとりライフ メニュー21

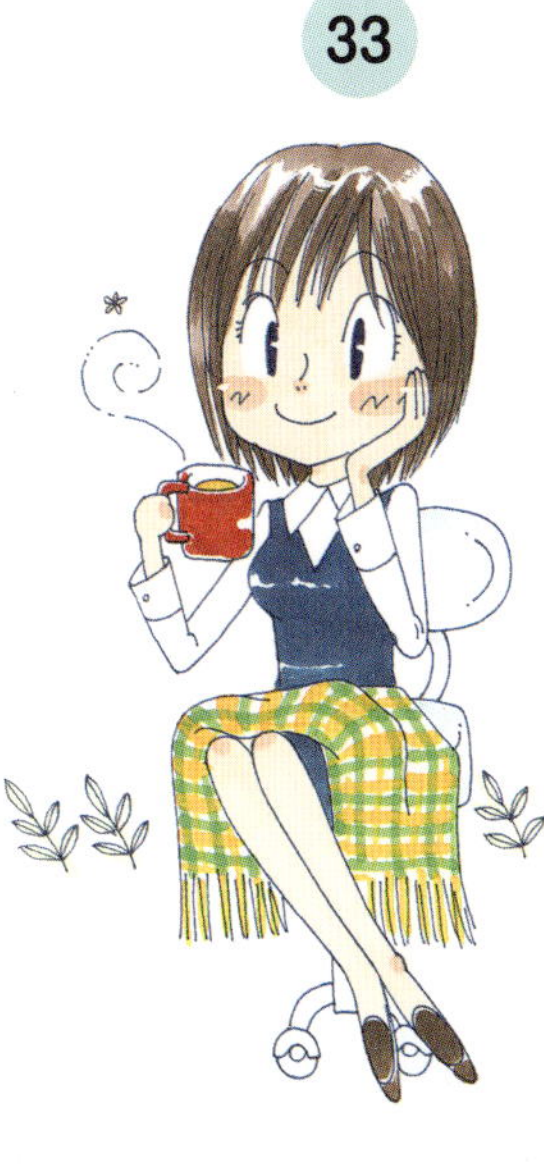

Part 3

3週間トライ！ 血めぐりアップで体質改善

57

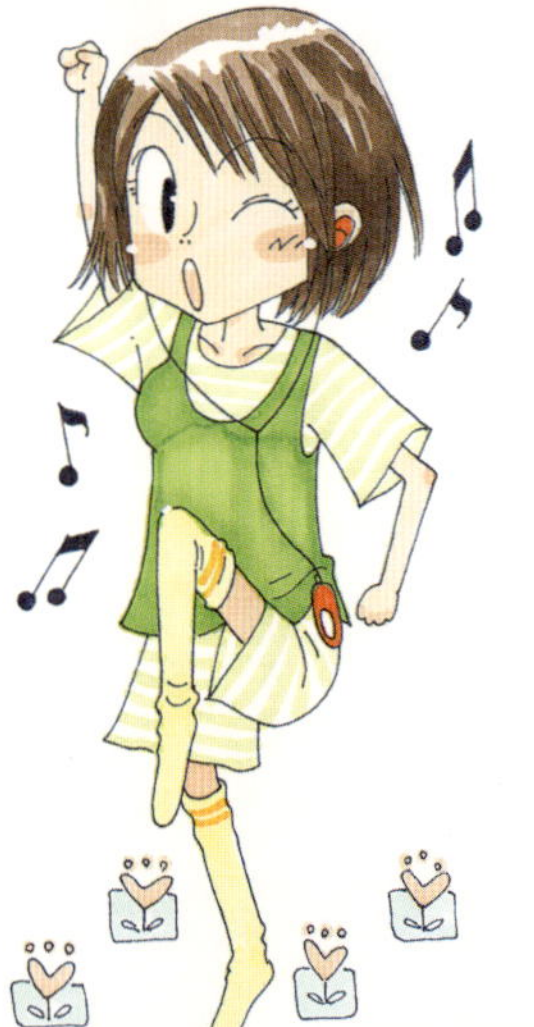

Part 4

これがからだが冷える理由です

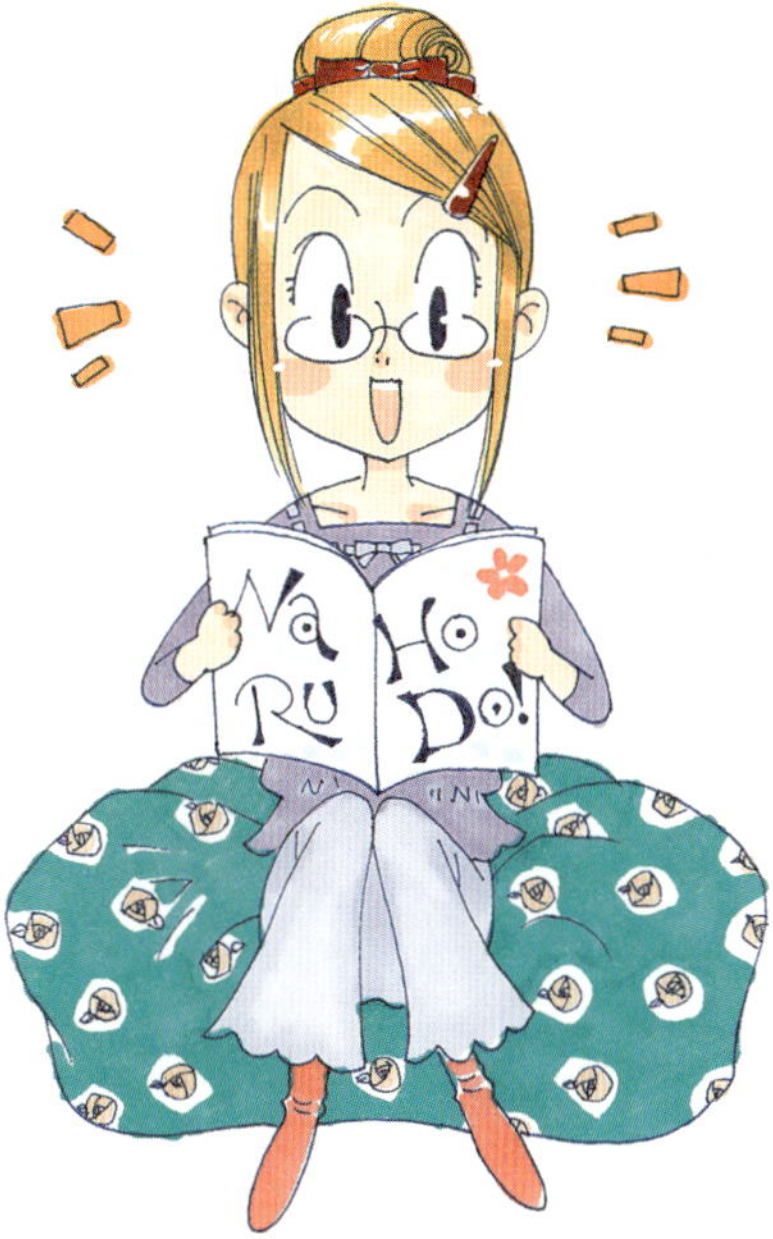

Part 5

冷えから起こるからだのトラブル解決集

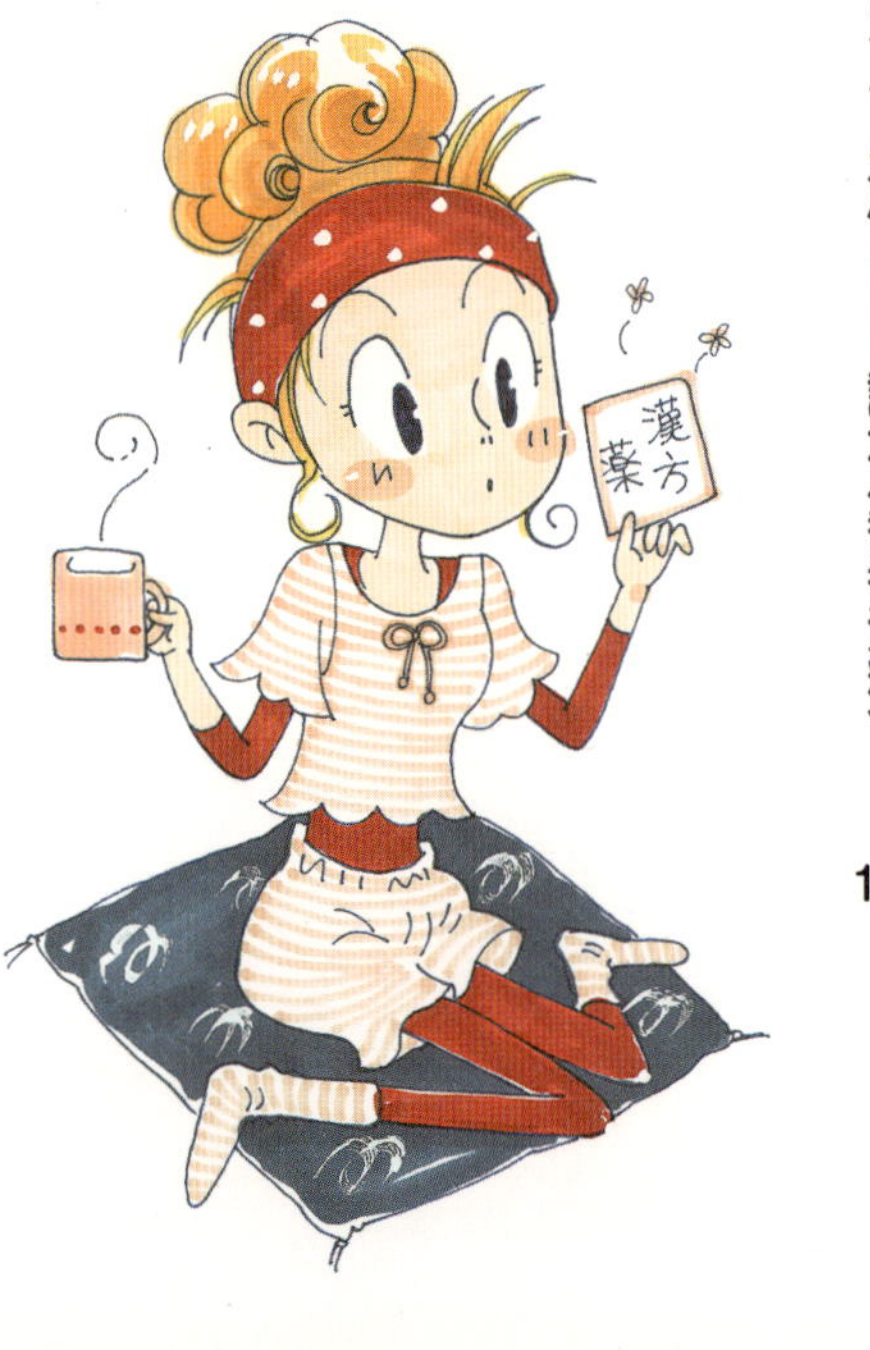

Part 1

お肌もハートも元気がないのは冷えのためです

顔色がわるい、目の下にクマができる、
なんだか疲れがとれない、すぐ落ち込む……。
原因不明の不調には冷えが関係しているかも！
多くの人は冷えている自覚がないまま、
からだを冷やす生活をくりかえしています。
あなたのライフスタイルは大丈夫？
いっしょに見ていきましょう。

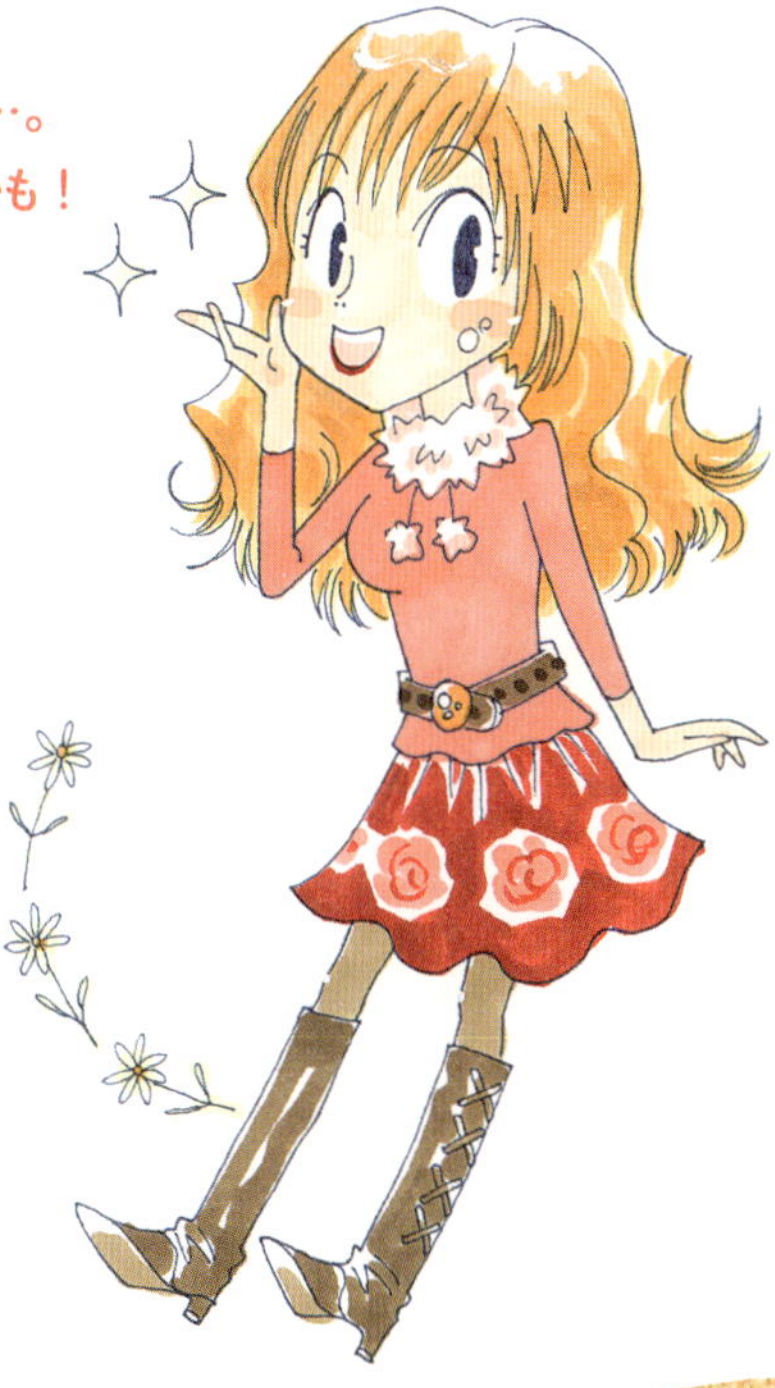

いつも顔色がわるくて、だるそうな人がいたら、きっとその人はからだが冷えています。
肌荒れ、目の下のクマ、切れ毛……冷えとは関係なさそうなこんな不調も、じつは
冷え症から起こっています。逆にいえば、冷え知らずの人は、顔色もよく、髪もツヤツヤ。
ホットなからだをめざして冷えをとれば、内側から美人になれるのです。

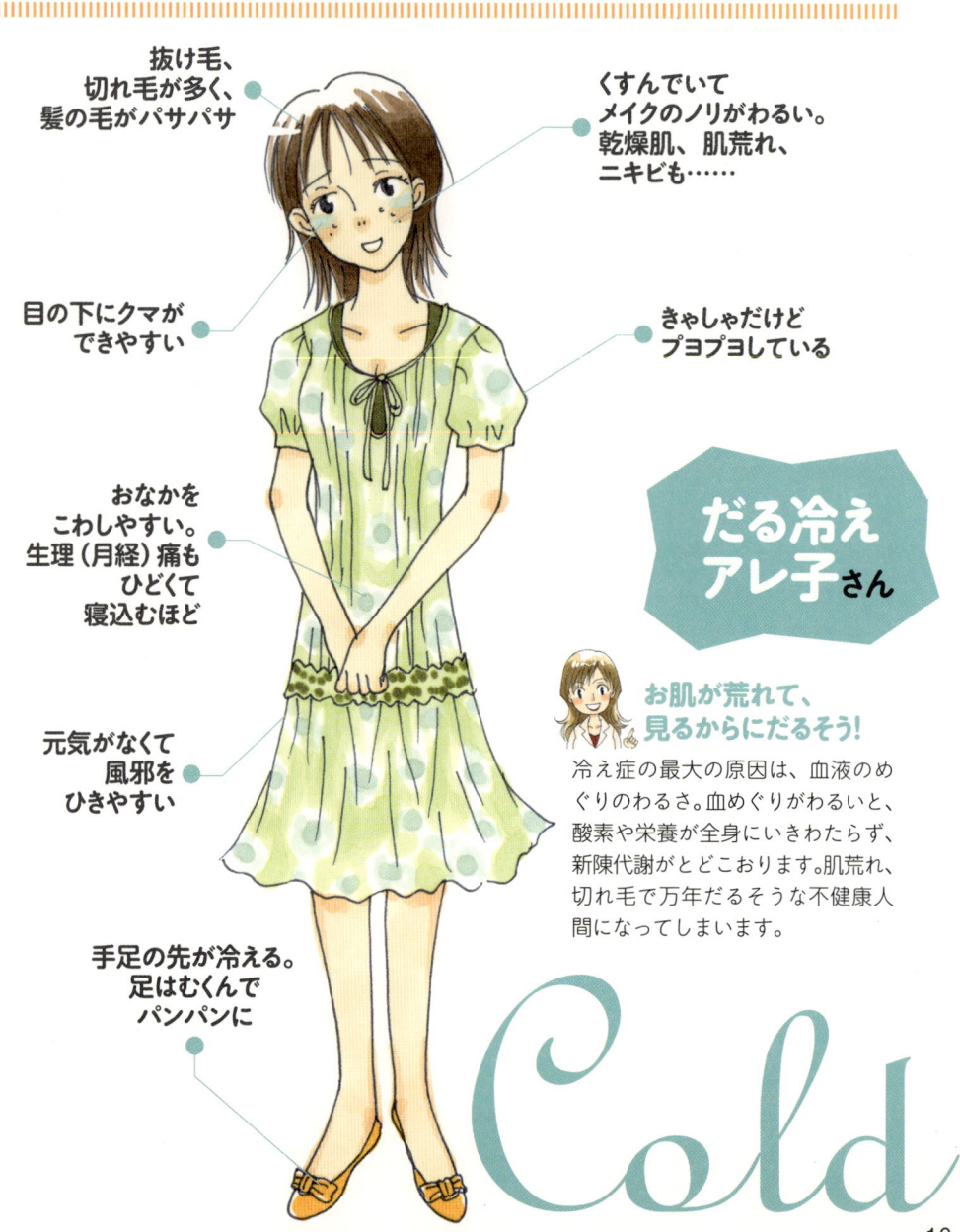

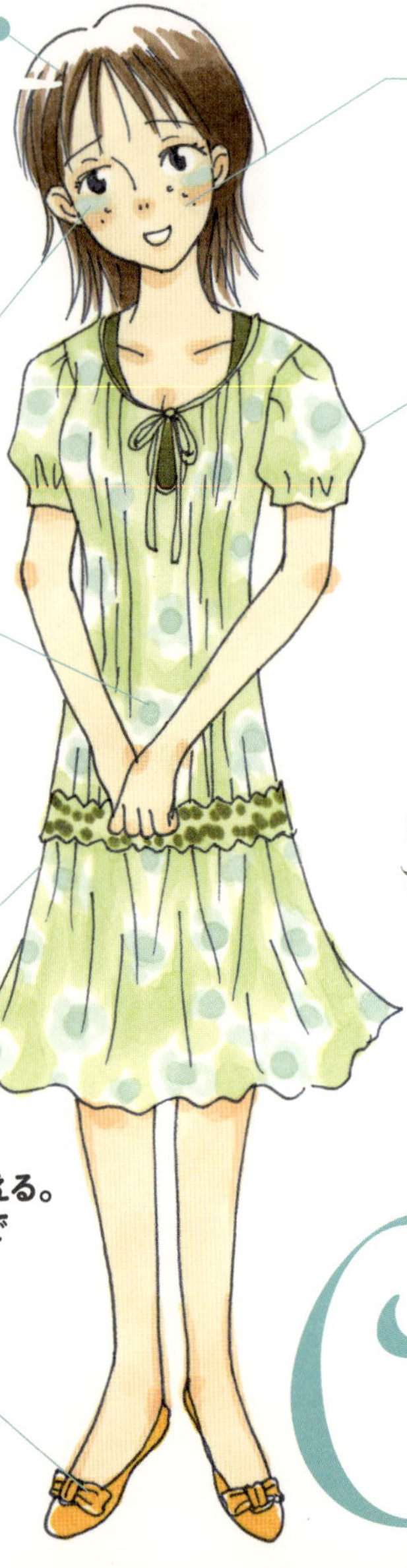

抜け毛、
切れ毛が多く、
髪の毛がパサパサ
くすんでいて
メイクのノリがわるい。
乾燥肌、肌荒れ、
ニキビも……
目の下にクマが
できやすい
きゃしゃだけど
プヨプヨしている
おなかを
こわしやすい。
生理（月経）痛も
ひどくて
寝込むほど
元気がなくて
風邪を
ひきやすい
手足の先が冷える。
足はむくんで
パンパンに

だる冷え アレ子さん

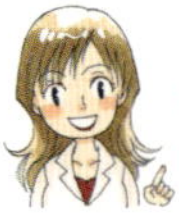

お肌が荒れて、見るからにだるそう!

冷え症の最大の原因は、血液のめぐりのわるさ。血めぐりがわるいと、酸素や栄養が全身にいきわたらず、新陳代謝がとどこおります。肌荒れ、切れ毛で万年だるそうな不健康人間になってしまいます。

Cold

あなたはどっち？

冷えがとれると、美人度はここまで上がります

唇や頬《ほお》に
赤みがさし、
肌に透明感がある
適度なボリューム
ハリ・ツヤがある
表情豊かで
元気ハツラツ
ぽっちゃりすぎず
やせすぎず
胃腸はじょうぶ。
生理痛も
ほとんどない
ふくらはぎが
キュッとしまっている
足先の
冷えもない

血めぐりツヤ子さん

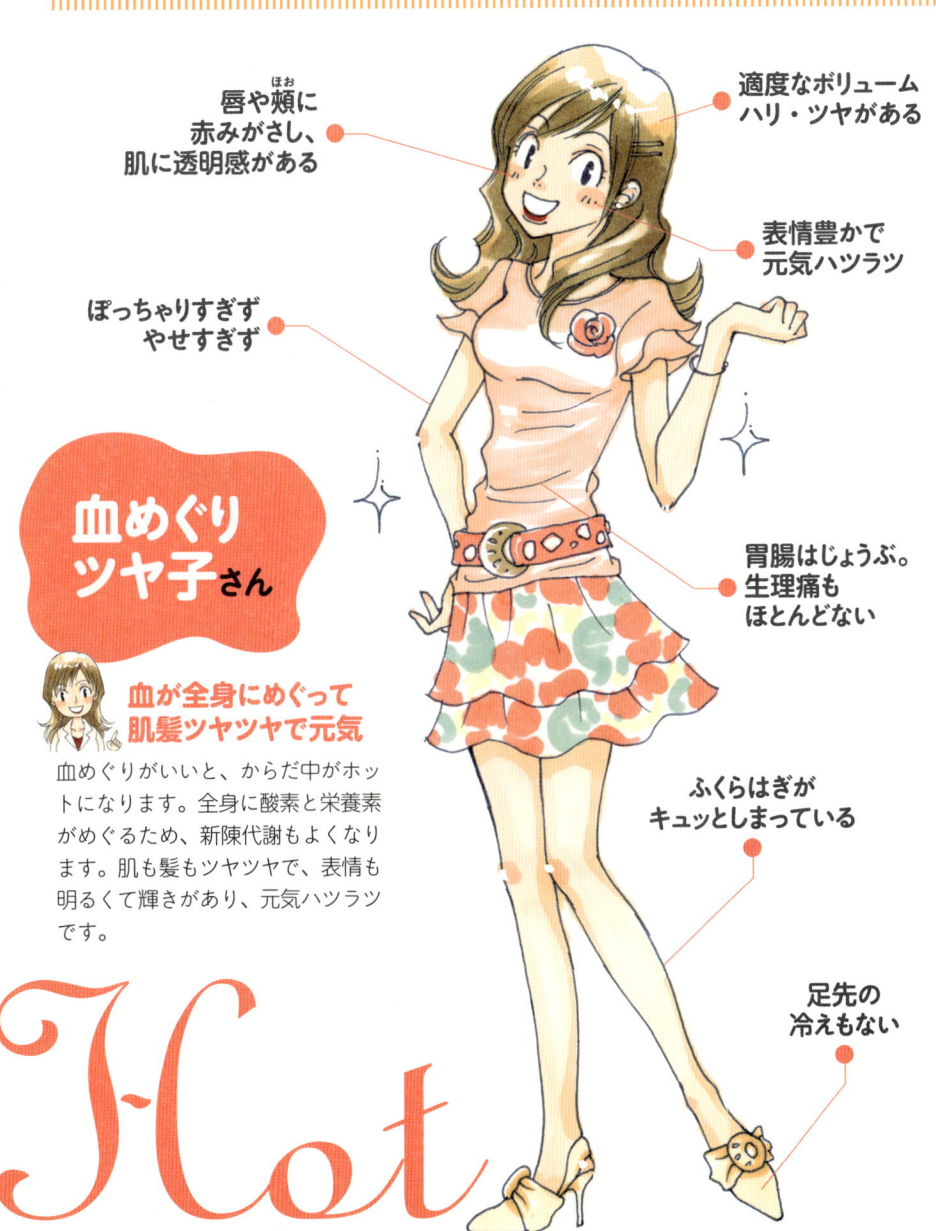

血が全身にめぐって肌髪ツヤツヤで元気

血めぐりがいいと、からだ中がホットになります。全身に酸素と栄養素がめぐるため、新陳代謝もよくなります。肌も髪もツヤツヤで、表情も明るくて輝きがあり、元気ハツラツです。

Hot

その冷えが血めぐりをわるくさせて

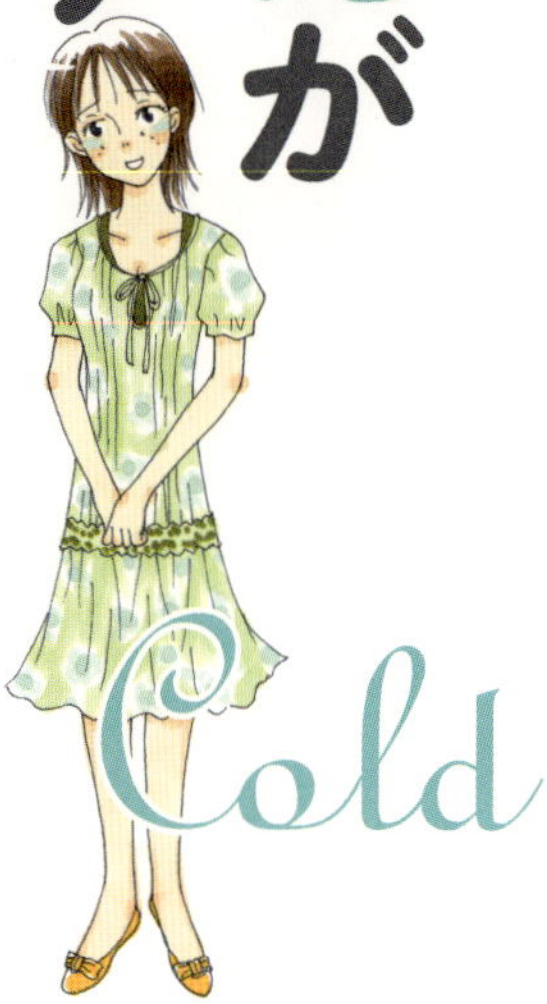

冷え症は見た目にはっきりあらわれます

「冷え症ですか?」といわれると、自分のことではない感じがするかもしれませんね。

「冷え症」の定義は、「ふつうの人は冷たさを感じない暑くもなく、寒くもない部屋で、手や足、腰などのからだの一部、または全身を冷たいと感じること」。

つまり、冷えはあくまで自覚症状。手足の冷たさも長年つづいて慣れてしまうと、冷たいという自覚がなくなってしまう人も多いのです。

でも、じつはその人が冷え症かどうか、見た目でわかることがあります。冷えが単にからだを冷たくするだけでなく、全身にさまざまな影響を与えているからです。

くすみ、切れ毛、目の下のクマ、むくみ、プヨプヨの二の腕……冷えていると10ページで紹介したような不調があらわれます。これならあなたにも心あたりがあるでしょう。

からだが冷えると血めぐりがわるくなります

これらの不調に共通しているのが血行不良、「血めぐりのわるさ」です。からだが冷えると、からだの内側の熱が奪われないように外側の血管は収縮します。

寒いところにいくと、鳥肌が立ち、からだがキュッとしまるような感じがしますね。血管が縮まり、血液循環（血めぐり）がわるくなった状態です。

血液循環がわるくなると、縮まった血管部分には、新しい血液は流れていきません。からだの熱は、血液

不調を起こします

が運んでいます。血管が縮まった部分は血液が届かないので、手足などの末端から冷たくなるのです。

血液循環がわるくなると新陳代謝もわるくなり、くすみや肌荒れが……

血液には、細胞に酸素や栄養素を運び、二酸化炭素や老廃物を回収する働き（新陳代謝）があります。冷たい状態がつづいて血めぐりがわるくなると、新陳代謝もわるくなります。肌は荒れ、切れ毛や白髪がふえていきます。

　さらには、内臓の働きがわるくなり、下痢をしたり、生理（月経）不順などのホルモンのトラブルやイライラや落ち込みといったメンタル面のトラブルまで起こります。免疫力も落ちるため、花粉症になったり、風邪をひきやすくなったりします。

　冷えると血めぐりがわるくなり、血めぐりがわるくなると、さらに冷える。この悪循環をたち切ることができれば、新陳代謝がよくなり、髪も肌もツヤピカに。免疫力もアップして、健康になり美人度まで上がるのです。

　冷えの原因は生活の中にかくれています。冷えをとり、〝あたため美人〟をめざしてあなたの原因を解決しましょう。

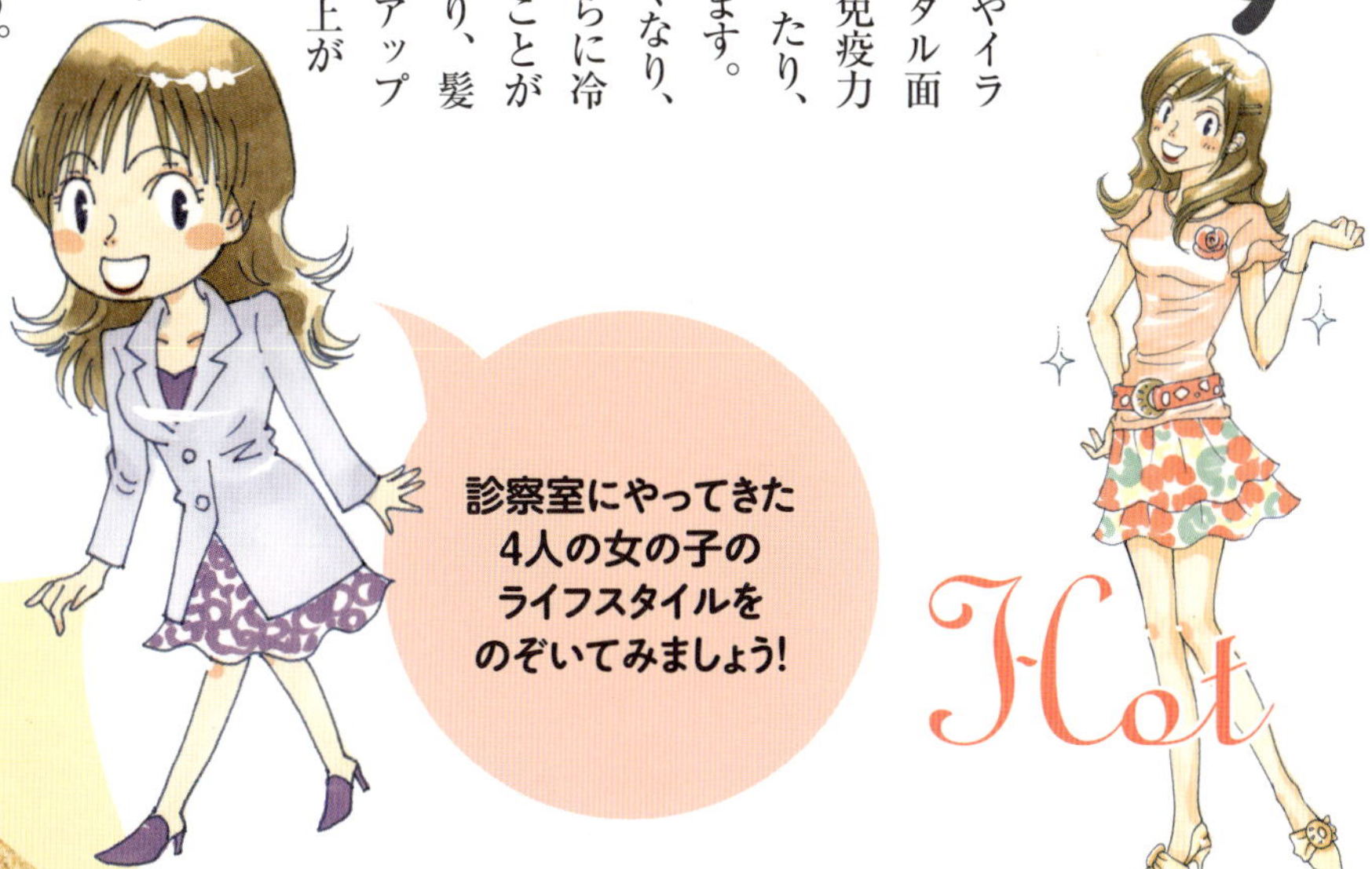
診察室にやってきた
4人の女の子の
ライフスタイルを
のぞいてみましょう!

case
01

手先、足先が冷えてカチカチ。パソコンでこっそりあたためてます

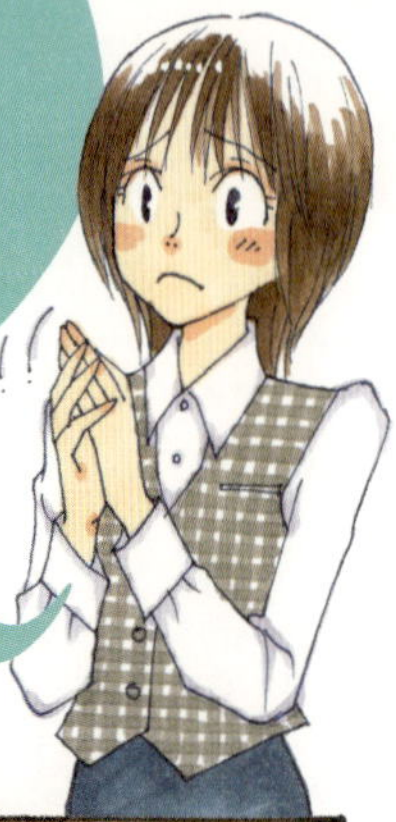

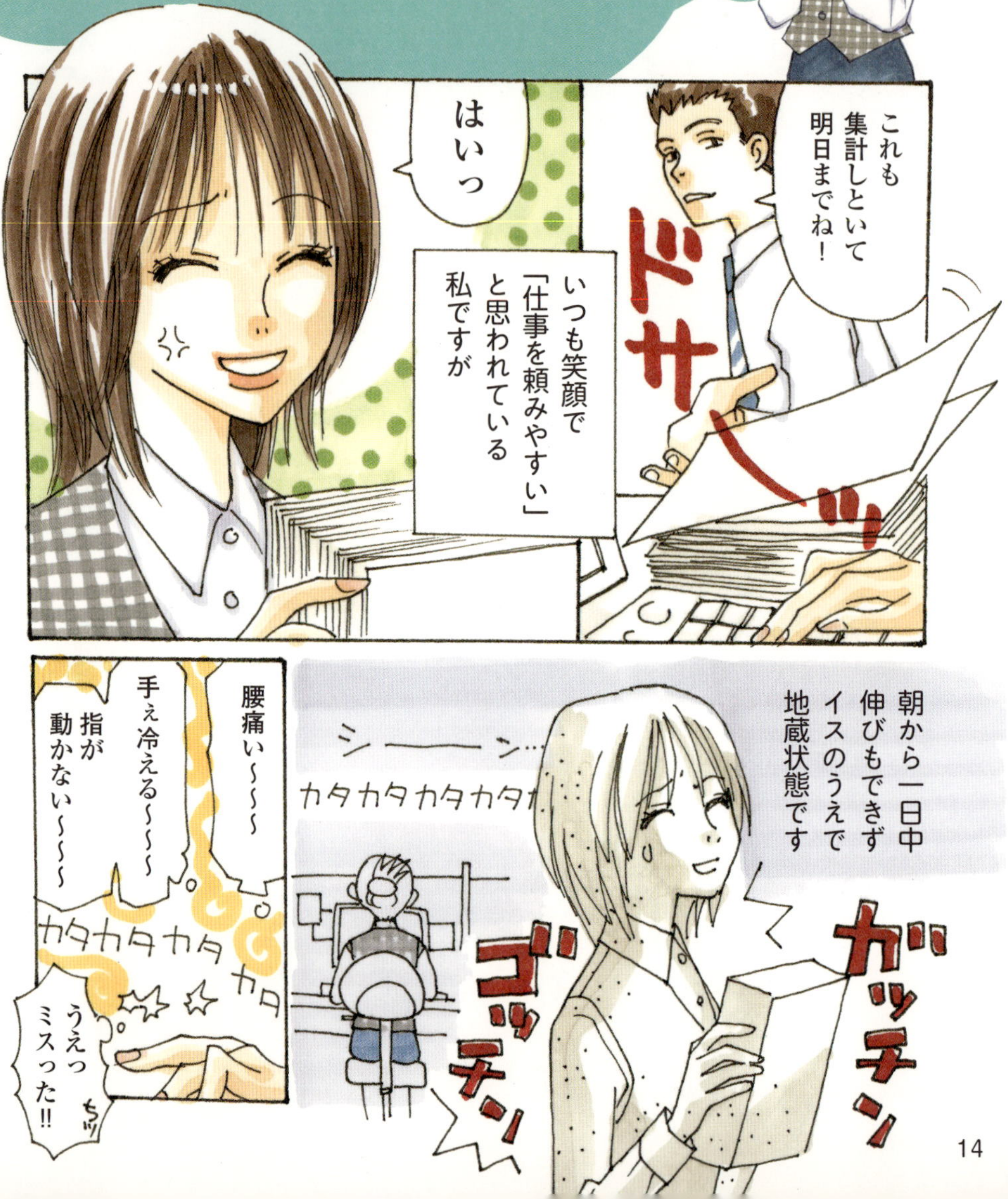
これも集計しといて明日までね！
ドサーッ
はいっ
いつも笑顔で「仕事を頼みやすい」と思われている私ですが
朝から一日中伸びもできずイスのうえで地蔵状態です
シーーン…
カタカタカタカタカタ
ガッチン
ゴッチン
腰痛い〜〜〜
手ぇ冷える〜〜〜
指が動かない〜〜〜
カタカタカタカタ
うえっミスった!!

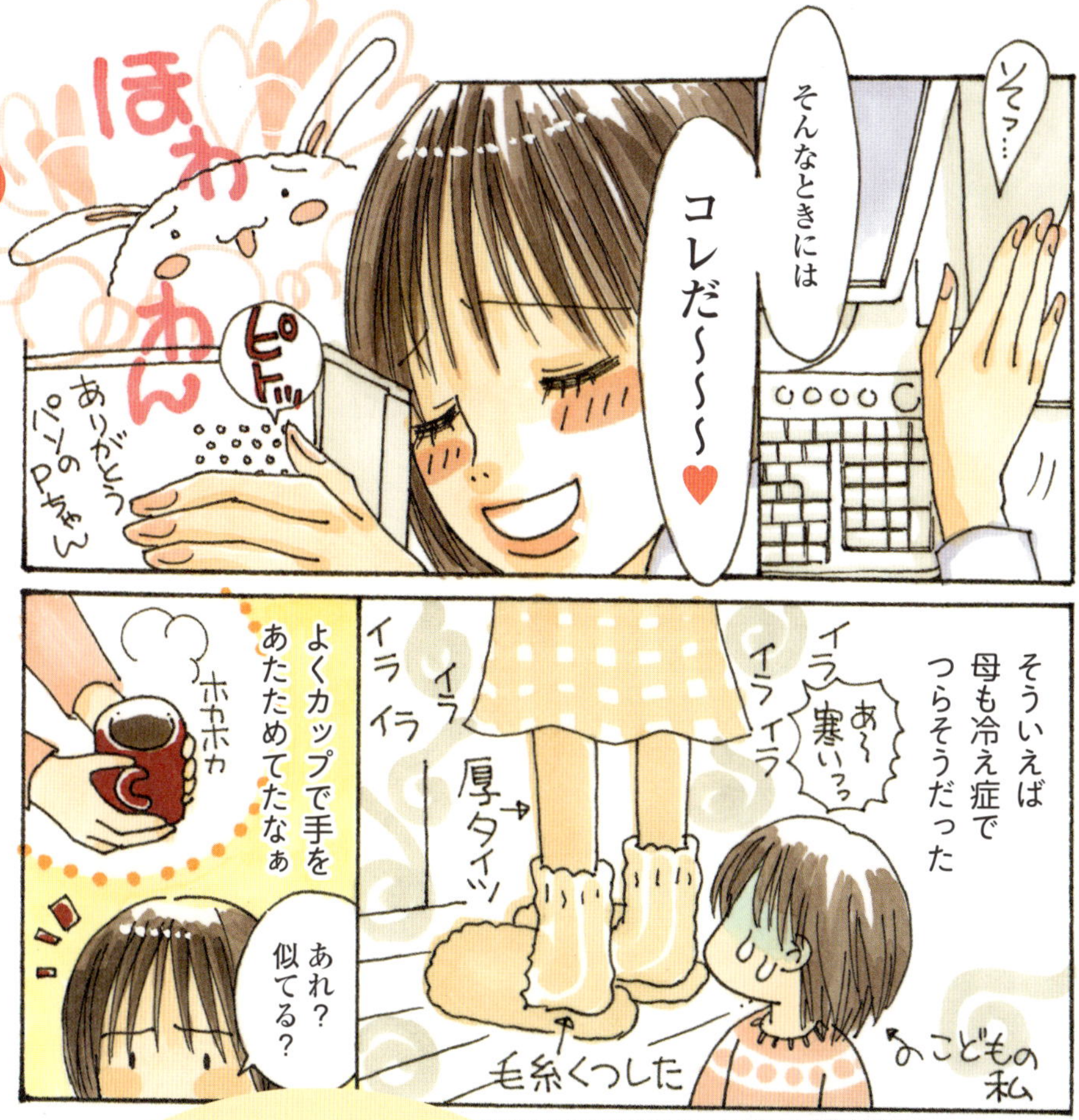
そっ…
そんなときには
コレだ〜〜〜♥
ほわわん
ピトッ
ありがとう
パソのPちゃん
そういえば
母も冷え症で
つらそうだった
あ〜寒いっっ
イライラ
イライラ
イラ
イラ
イラ
厚タイツ
毛糸くつした
こどもの私
よくカップで手を
あたためてたなぁ
ホカホカ
あれ?
似てる?

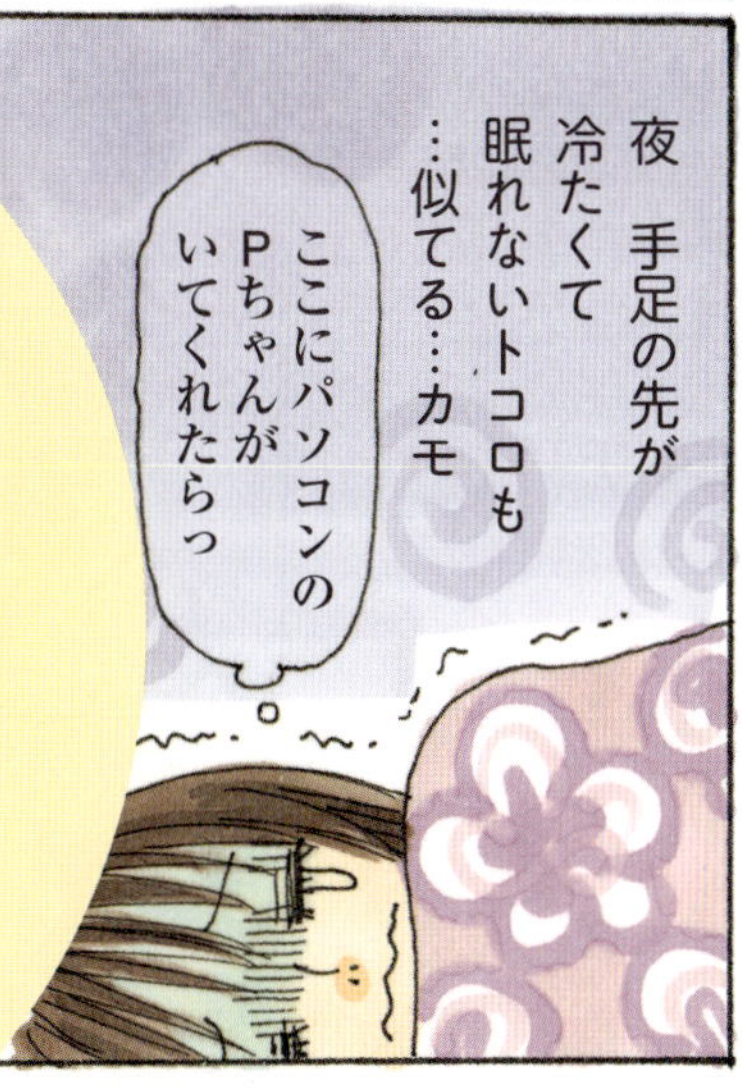
夜 手足の先が
冷たくて
眠れないトコロも
…似てる…カモ
ここにパソコンの
Pちゃんが
いてくれたらっ

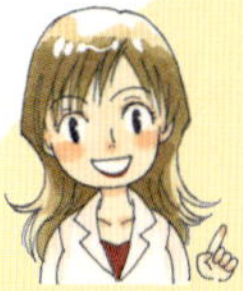

末端のつらい冷え。動かないとますますひどくなりますよ

手足の指先が冷える末端冷え症。お母様も冷え症ということは、体質を受け継いでいるかも。デスクワーク中心で動く機会が少ないのも一因。運動不足は血めぐりをとどこおらせ、冷えをひどくします。

▼ ▼ ▼

ズバリあなたは……

年中冷え子さんです

case
02

腹痛、頭痛、肩こり、だるさ!
夏になると
わるいモノがつくんです

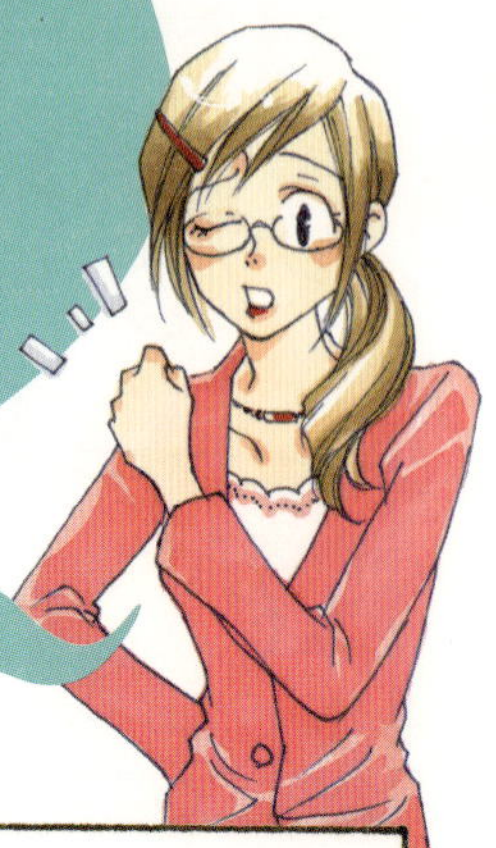

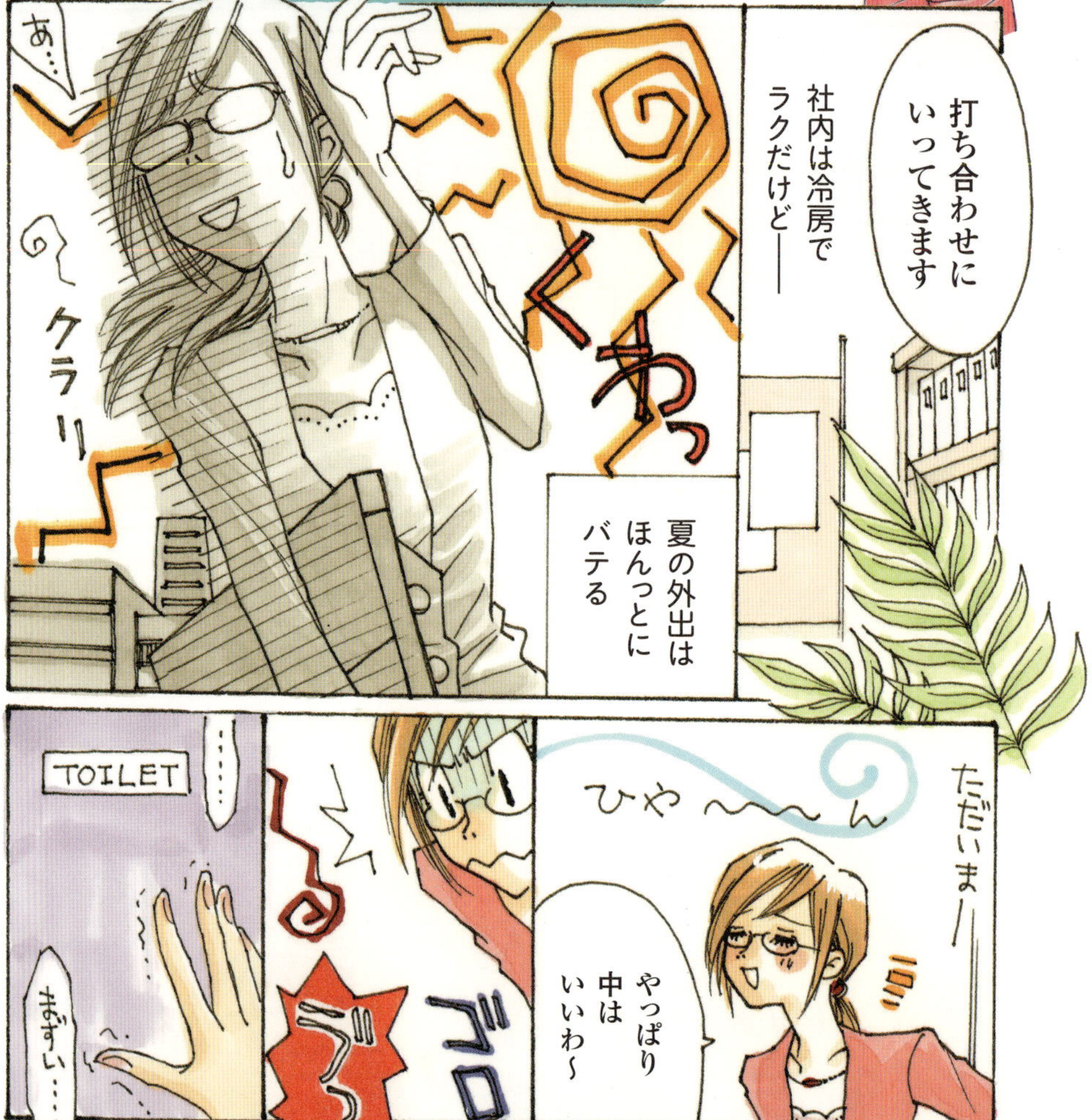

打ち合わせにいってきます
社内は冷房でラクだけど——
夏の外出はほんっとにバテる
くわっ
あ…
クラリ
ただいま〜!
ひや〜〜ん
やっぱり中はいいわ〜
ニコ
ゴロ
……
TOILET
まずい……

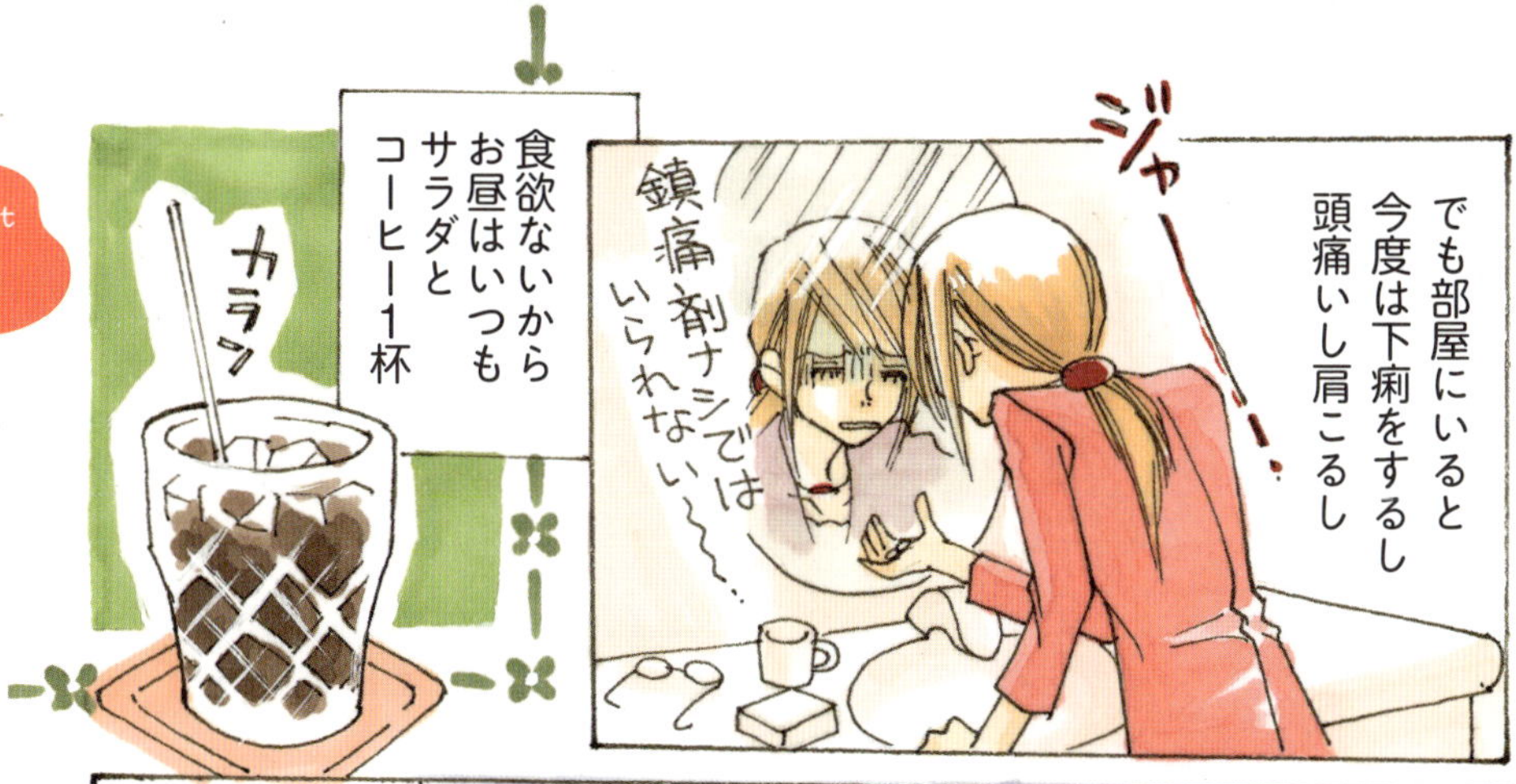
でも部屋にいると今度は下痢をするし頭痛いし肩こるし
ジャー
鎮痛剤ナシではいられない〜〜…
食欲ないからお昼はいつもサラダとコーヒー1杯
カラン

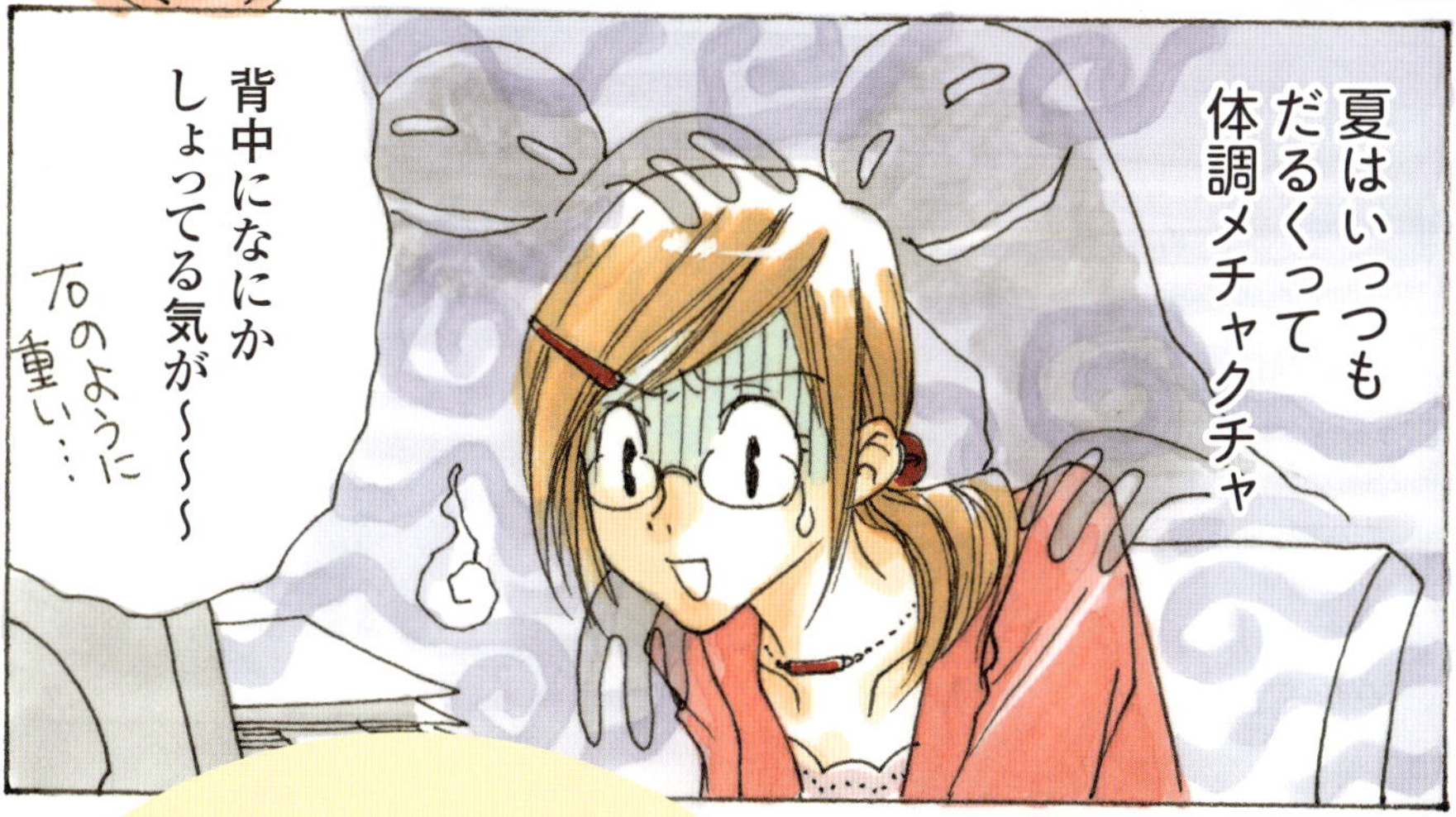
夏はいっつもだるくって体調メチャクチャ
背中になにかしょってる気が〜〜〜
石のように重い…

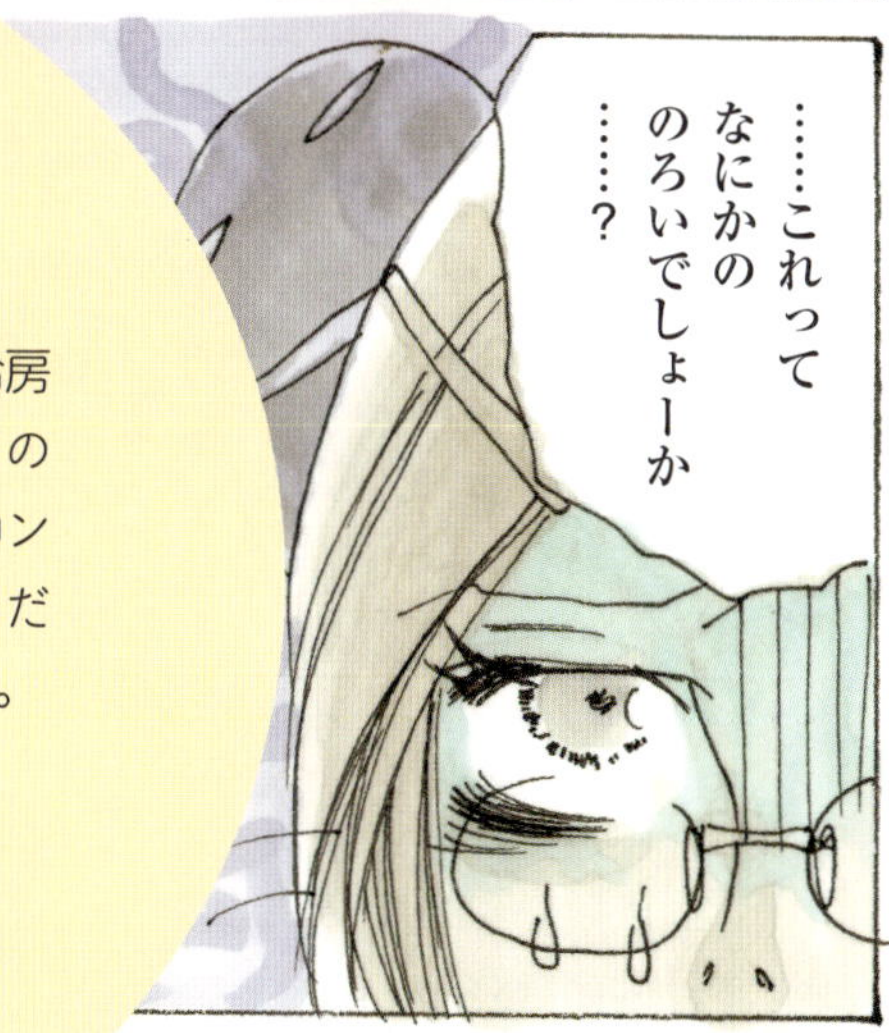
……これってなにかののろいでしょーか……？

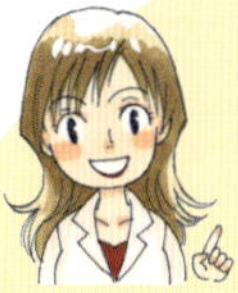

どれも夏冷えサイン。体温コントロールができなくなっています

夏に体調をくずす人に多いタイプ。冷房のきいた部屋に長時間いると、外気との温度差にからだが対応できず、体温コントロールができなくなります。冷えるだけでなく、そのほかの不調の原因にも。

ズバリあなたは……

夏冷え子さんです

case
03
流行のダイエットにファッション。でもメイクのノリがわるくって……

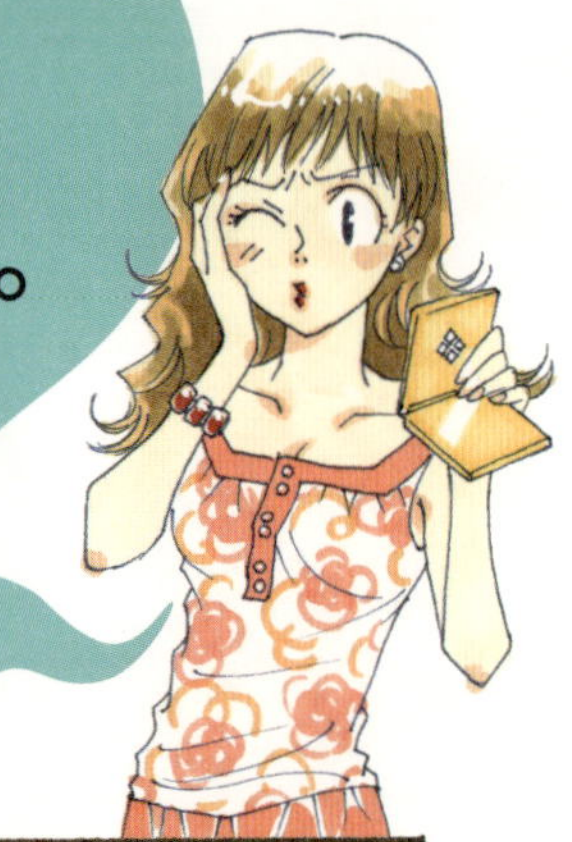

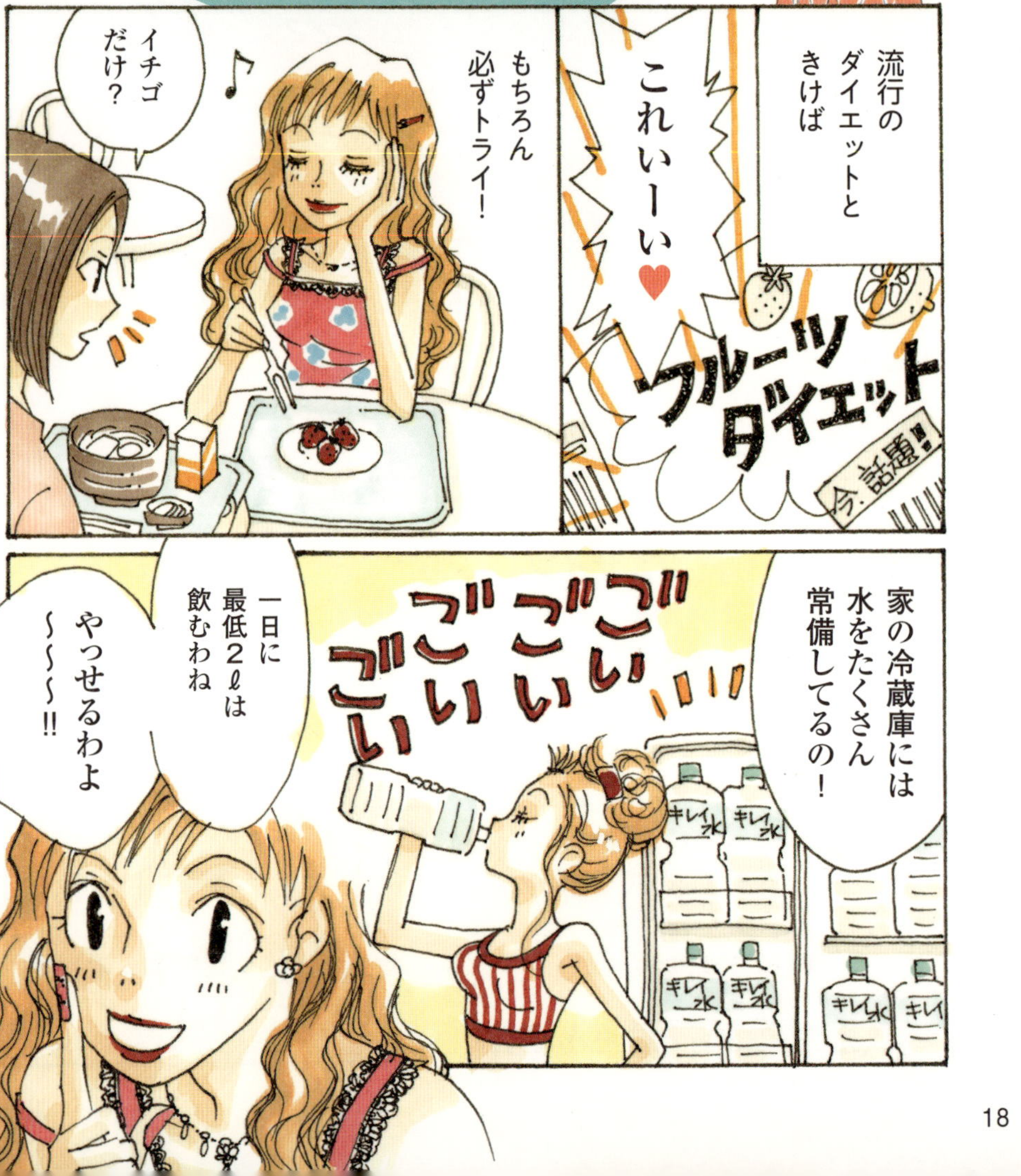

流行のダイエットときけば
これいーい♥
フルーツダイエット
今、話題!!
もちろん必ずトライ!
イチゴだけ?
家の冷蔵庫には水をたくさん常備してるの!
ごいごいごい
キレイ水
一日に最低2ℓは飲むわね
やっせるわよ〜〜〜!!
へーえ

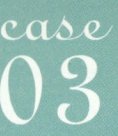

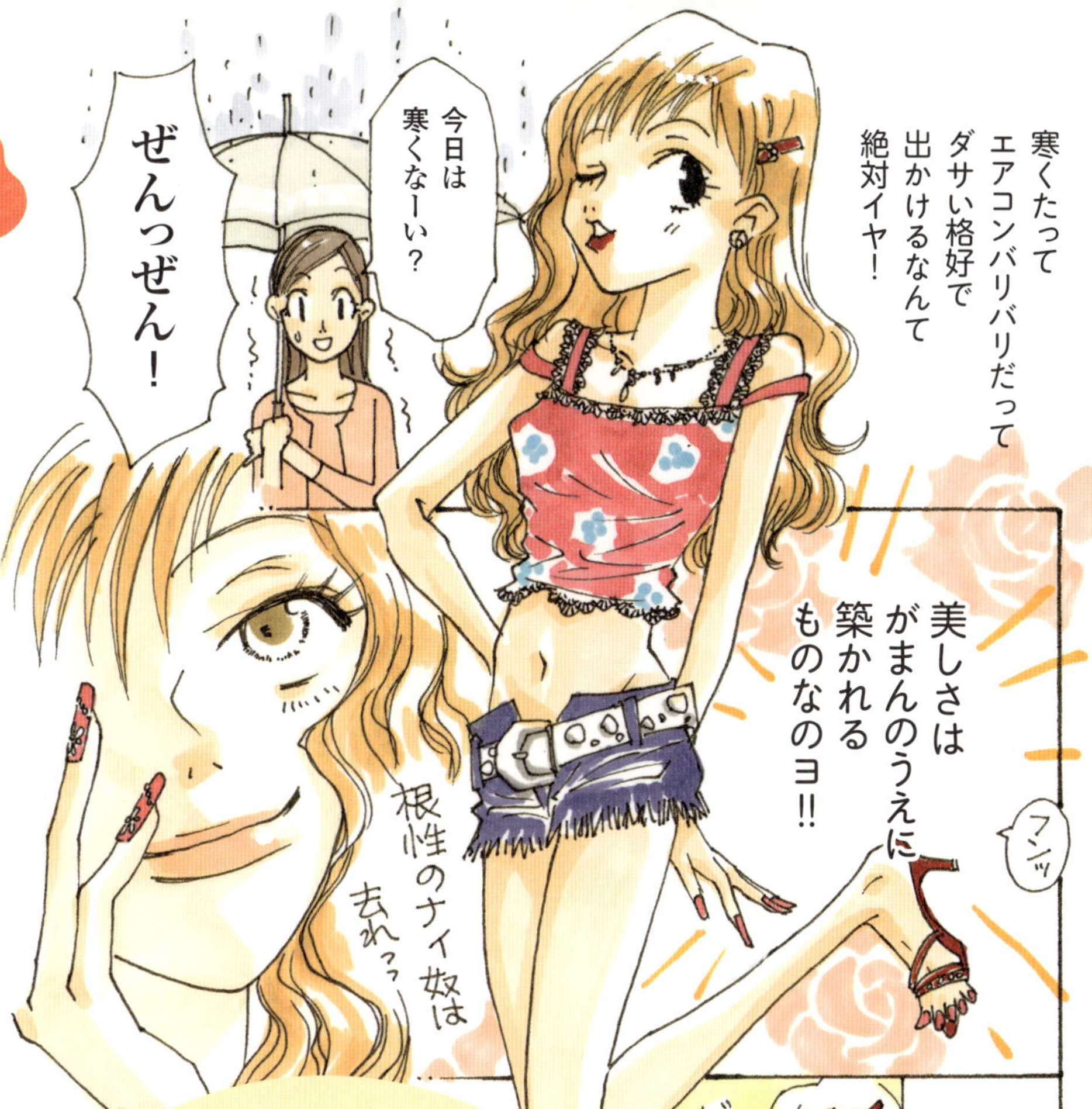
寒くたって
エアコンバリバリだって
ダサい格好で
出かけるなんて
絶対イヤ！
今日は寒くなーい？
ぜんっぜん！
美しさはがまんのうえに築かれるものなのヨ!!
フンッ
根性のナイ奴は
去れっっ

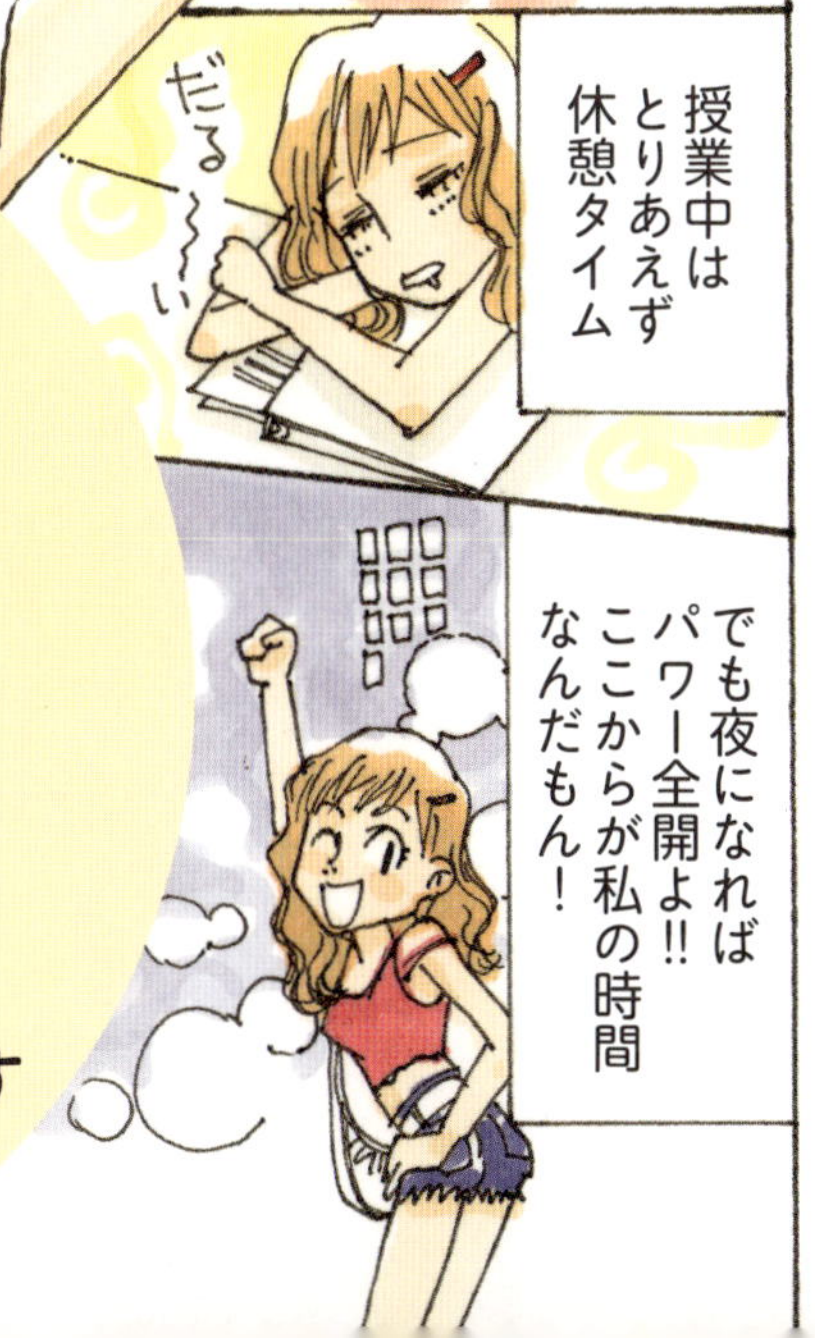
授業中はとりあえず休憩タイム
だる〜〜い
でも夜になればパワー全開よ!!
ここからが私の時間なんだもん！

美人は遠い道のり……。老化がはやまりぜい肉だらけになりますよ

まちがったダイエット、露出の多いファッション……どれも冷えの原因です。流行にのるために、無理をつづけると、新陳代謝がとどこおり、かえって太りやすい体質に。老化もはやまってしまいます。

▼▼▼

ズバリあなたは……

おしゃれ冷え子さんです

case
04

仕事に子育て、超多忙。
だるくて
疲れが抜けきらない!

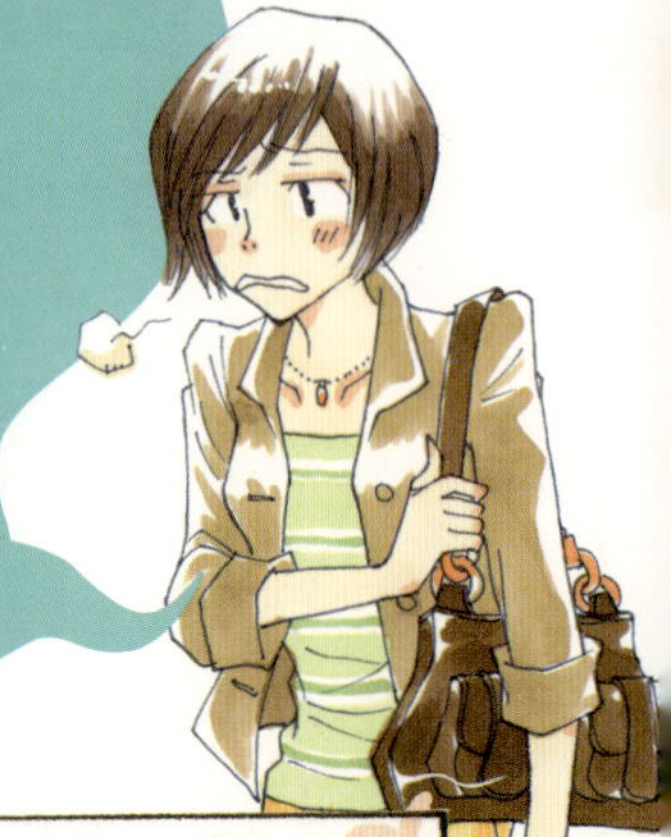

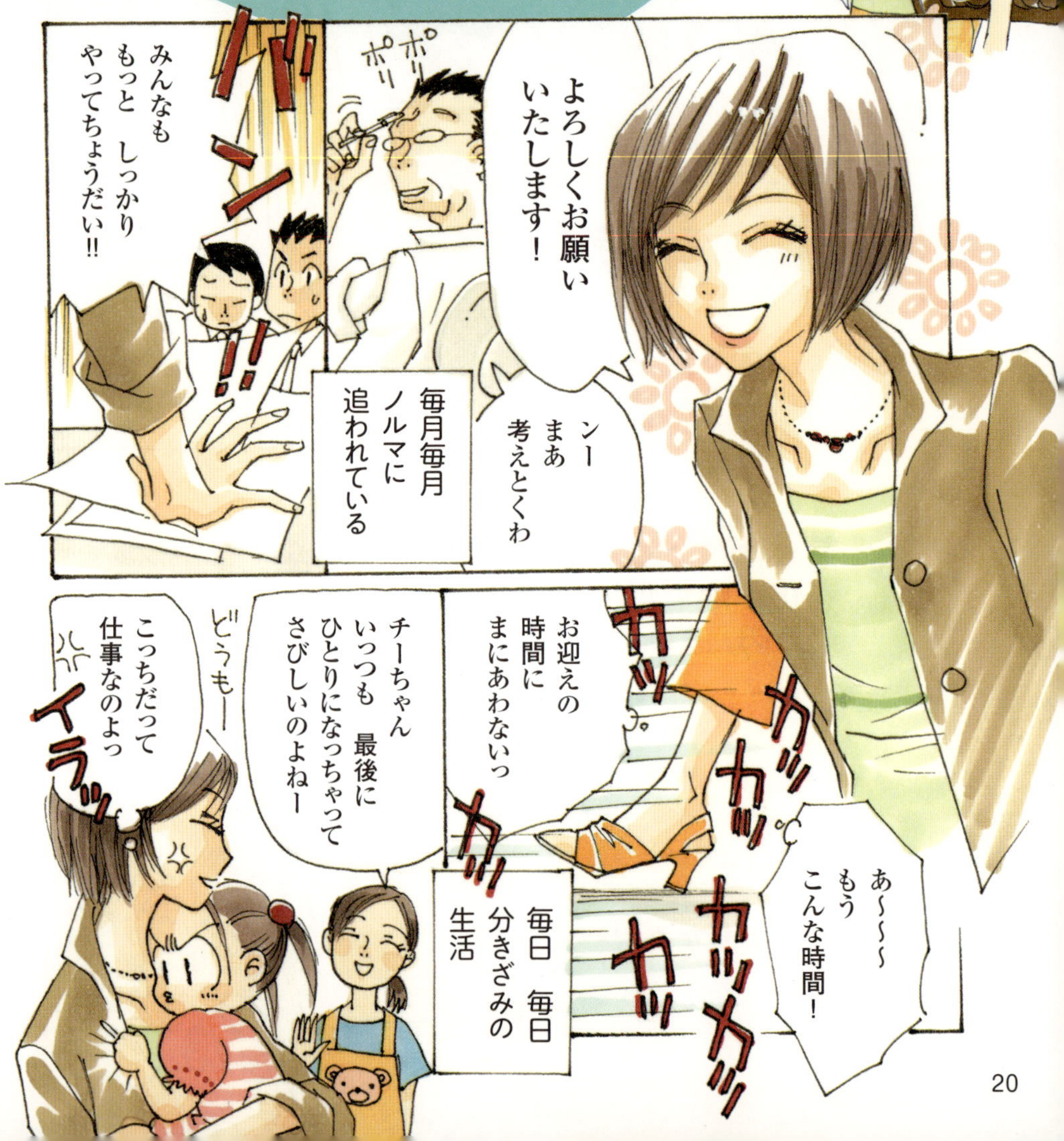

よろしくお願いいたします!
ポリポリ
ンー まあ 考えとくわ
毎月毎月ノルマに追われている
バン!!
みんなももっと しっかりやってちょうだい!!
あ〜〜〜もうこんな時間!
カッ カッ カッ カッ カッ
お迎えの時間にまにあわないっ
毎日 毎日分きざみの生活
チーちゃんいっつも 最後にひとりになっちゃってさびしいのよねー
どうもー
イラッ
こっちだって仕事なのよっ

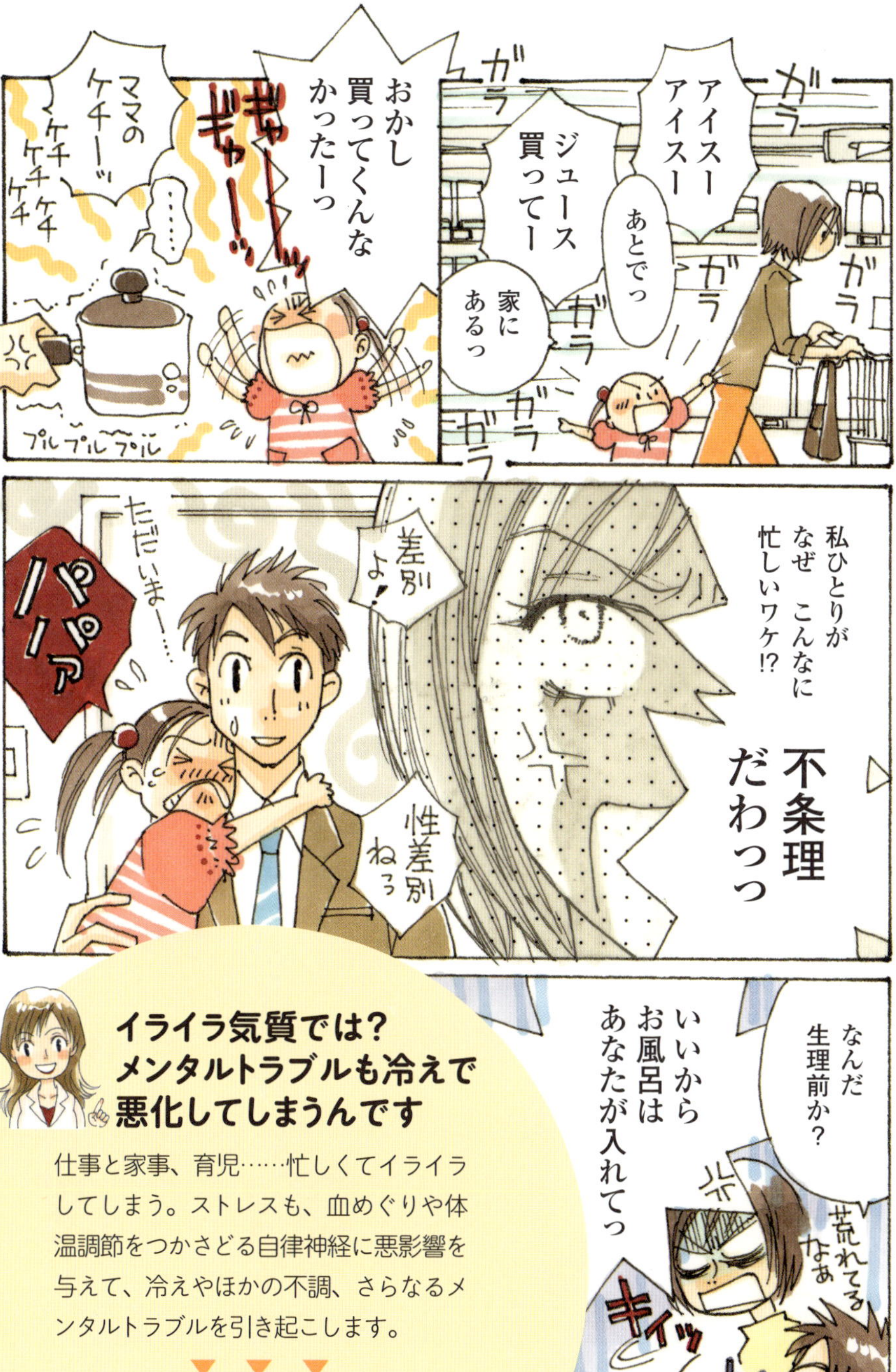
ガラ
アイスーアイスー
ジュース買ってー
あとでっ
家にあるっ
ガラ
ガラ
ガラ
ガラ
ガラ
おかし買ってくんなかったーっ
ギャーーッ
ギャー!!
ママのケチーーッ
ケチケチケチケチケチ
……
プルプルプル
私ひとりがなぜ こんなに忙しいワケ!?
不条理だわっっ
差別よ!
性差別ねっっ
ただいまー……
パパーァ
なんだ生理前か?
いいからお風呂はあなたが入れてっ
荒れてるなぁ
キイッ
うわーーん

イライラ気質では? メンタルトラブルも冷えで悪化してしまうんです

仕事と家事、育児……忙しくてイライラしてしまう。ストレスも、血めぐりや体温調節をつかさどる自律神経に悪影響を与えて、冷えやほかの不調、さらなるメンタルトラブルを引き起こします。

▼▼▼

ズバリあなたは……

ストレス冷え子さんです

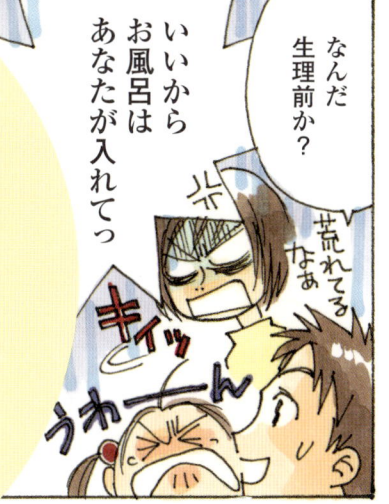

生活の中に血めぐりのわるさを引き起こす原因がたくさんあります

case 01～04（p14～21）に登場する女の子たちは、みんな「冷え症」。血めぐりがわるい人たちです。
それぞれの女の子の性格やライフスタイルがちがうのは、冷えの原因がそれだけ多岐にわたっているから。
case の中にはあなたにも「あるある」とうなずくようなエピソードがあったのでは？
詳細はPart4（p101～）で紹介しますので、まず、いっしょに考えられる原因を見ていきましょう。

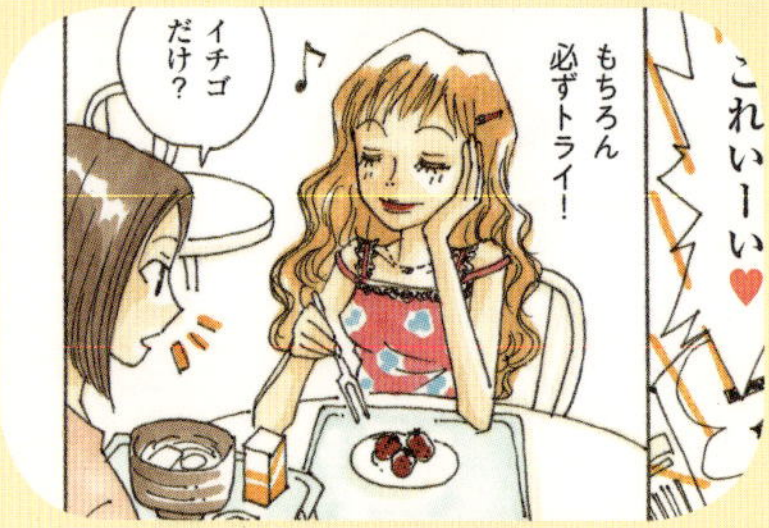
これいーい♥
もちろん必ずトライ！
イチゴだけ？

✳ 食生活の乱れ ✳

ダイエットで偏食や食事制限ばかりだと、必要な栄養や熱が足りなくなってしまいます。また、からだを冷やす食べもの（p70）のとりすぎもNG。血めぐりがわるくなって、新陳代謝もとどこおり、冷えの原因にも。

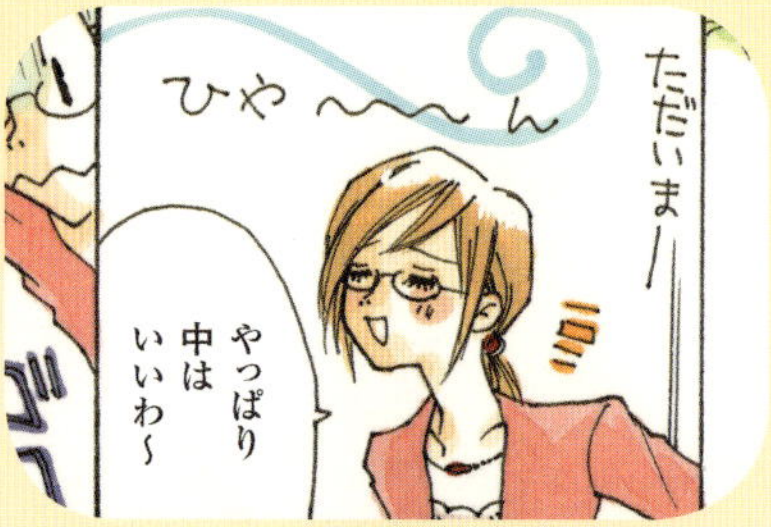
ただいま〜！
ひや〜〜ん
やっぱり中はいいわ〜

✳ 環境 ✳

長時間冷暖房のきいた部屋にいると、外との寒暖差で自律神経が乱れてしまいます。寒暖差が7度以上になると、自律神経による体温コントロールもできなくなるため、冷えやのぼせなどの不調が起こりやすくなります。

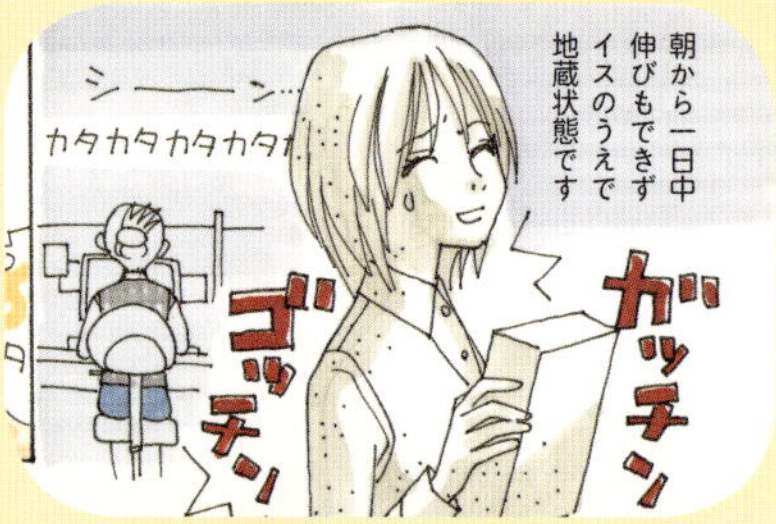
朝から一日中伸びもできずイスのうえで地蔵状態です
ガッチン
ゴッチン
シーーン…
カタカタカタカタカタ

✳ 運動不足 ✳

伸びすらしない一日を送っていませんか？　筋肉は熱をつくり、血をめぐらせる血管ポンプの役割をはたしています。運動不足で筋肉が少ないと血めぐりパワーもダウン。基礎代謝も落ちるため、肥満や冷え症の原因に。

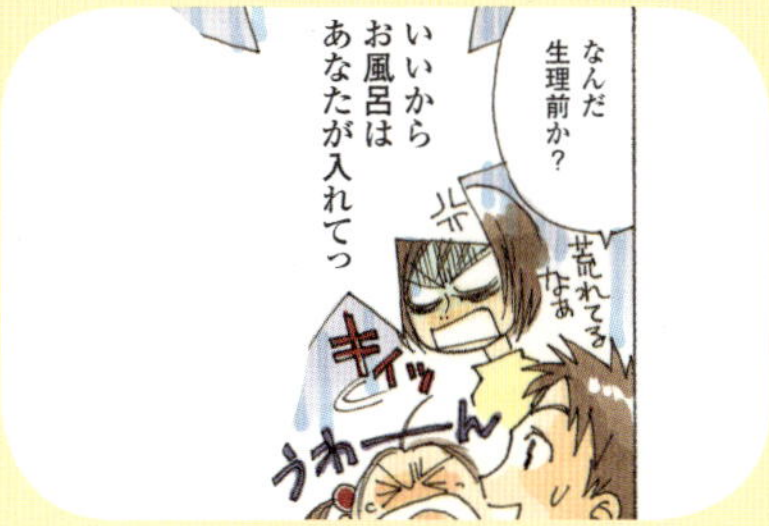
なんだ
生理前か？
荒れてるなあ
いいから
お風呂は
あなたが入れてっ
キイッ
うわーーん

ホルモン

女性はホルモンの変動によっても、血めぐりがわるくなることがあります。生理前に必ず冷えを感じたり、心身に不調が起こる月経前症候群（PMS）というトラブルも。ただし、生理痛や生理不順がひどい人は病院での検査を。

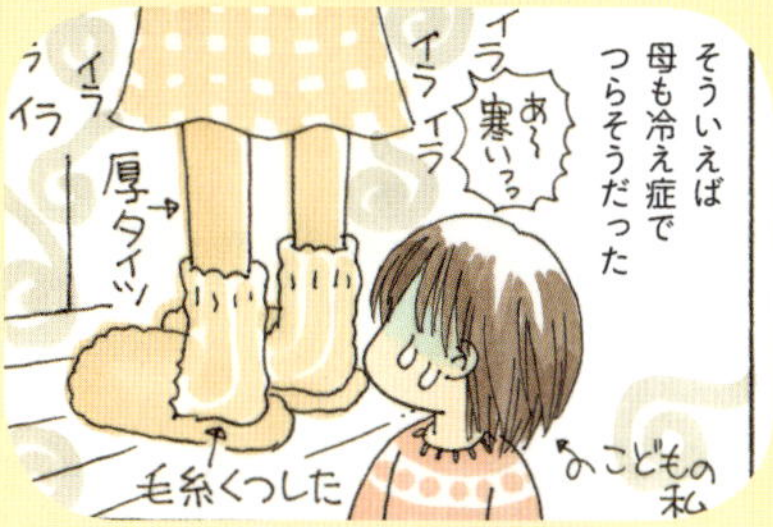
そういえば
母も冷え症で
つらそうだった
あ〜寒いっっ
イライラ
イライラ
厚タイツ
毛糸くつした
こどもの私

体質・気質

本人の体質や気質が影響し、血めぐりがわるくなっているケースも。胃腸虚弱の人は、食べても栄養が吸収されず、パワー不足に。またイライラしやすい気質だと、自律神経が乱れやすく冷えや不調を引き起こしてしまいます。

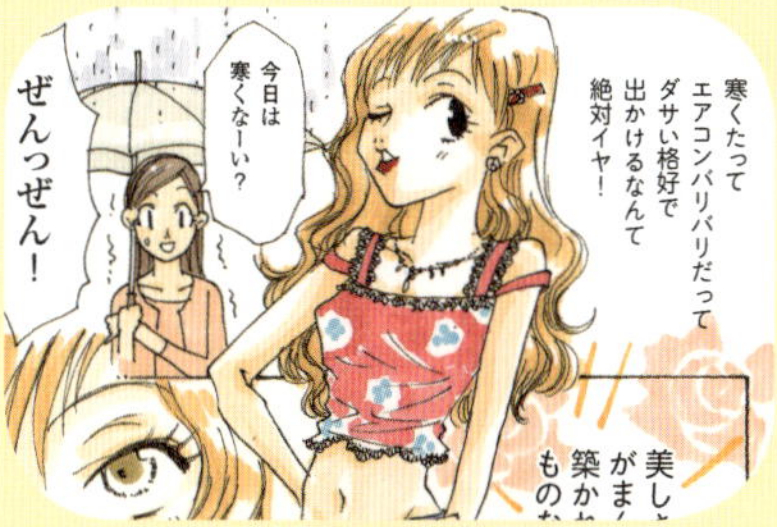
寒くたって
エアコンバリバリだって
ダサい格好で
出かけるなんて
絶対イヤ！
今日は
寒くなーい？
ぜんっぜん！

ファッション

一年中、下着は1枚、足は素足。ファッション重視だといって薄着で過ごしていると、からだから熱が奪われ、冷えきってしまいます。また、ガードルなどからだをしめつけるものを身につけるのも、血めぐりをわるくさせる原因に。

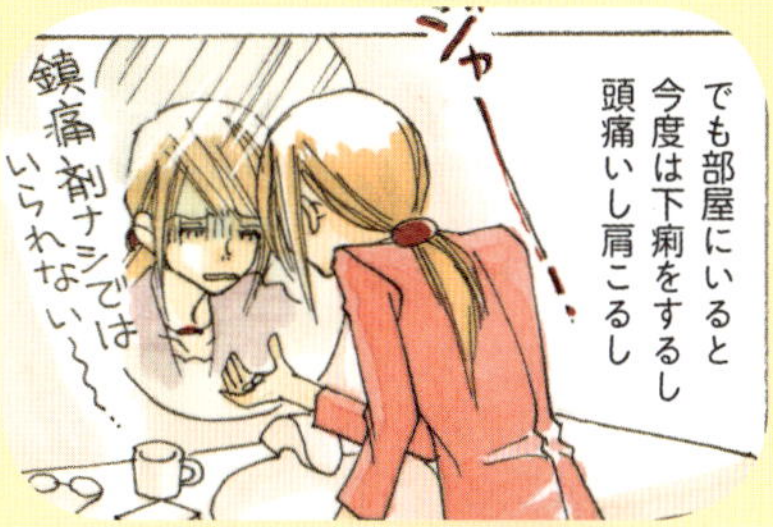
でも部屋にいると
今度は下痢をするし
頭痛いし肩こるし
ジャーー
鎮痛剤ナシでは
いられない〜…

病気・薬の常用

病気がかくれているために、血めぐりがわるくなり、冷えていることもあります。手先が白く変色したり、強烈な腹痛があったり、顔色がわるくて、ふらつきがあるなどの異常があったら、病院で検査を。鎮痛剤の常用なども冷えのもと。

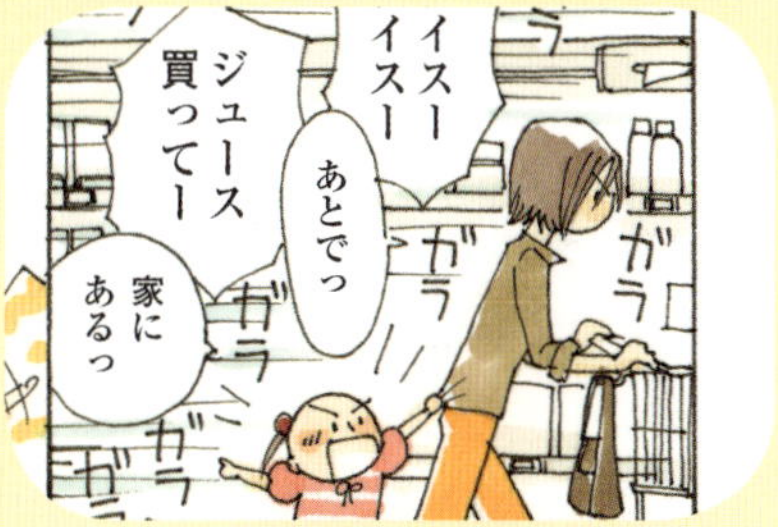
イスー
イスー
ジュース
買ってー
あとでっ
家に
あるっ
ガラ
ガラ
ガラ
ガラ

ストレス

恋も仕事も家庭も育児も、イライラしたり、落ち込むことばかり！　でも、ストレスを感じたあとに、リラックス＆気持ちをリセットする習慣を身につけていないと、自律神経が乱れたままに。血めぐり悪化でからだも冷えてしまいます。

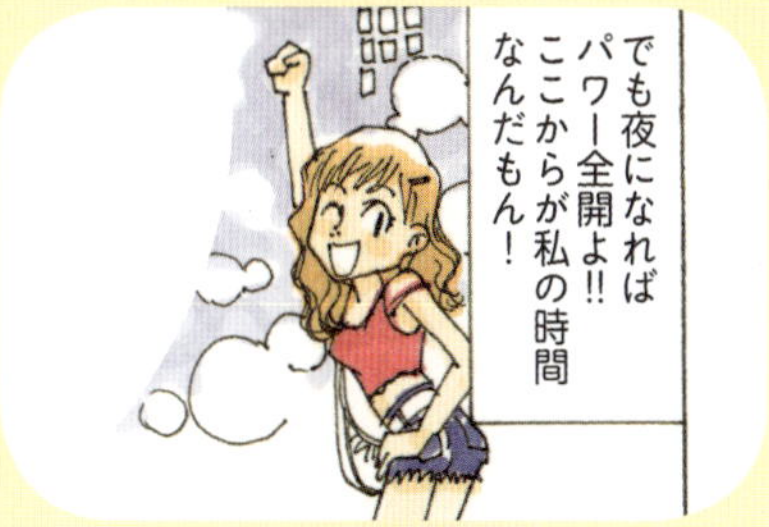
でも夜になれば
パワー全開よ!!
ここからが私の時間
なんだもん！

生活習慣

朝寝坊で夜更かし、バスタイムも湯船にはつからない、寝る直前までDVD観賞、タオルケットもかけずにほぼ裸状態で睡眠……日ごろから無自覚におこなっているこんなことも、血めぐりをわるくさせる原因になってしまいます。

でなおすことができます」

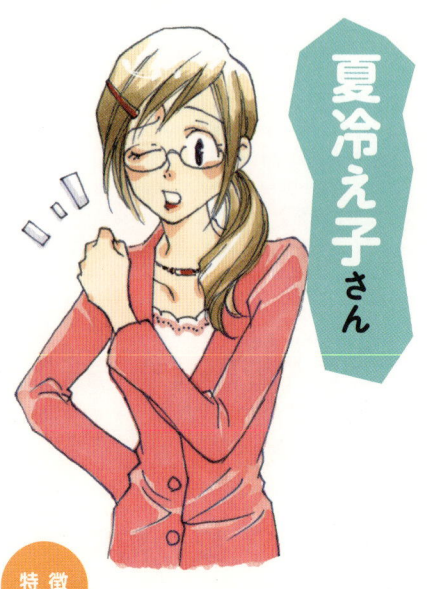

夏冷え子さん

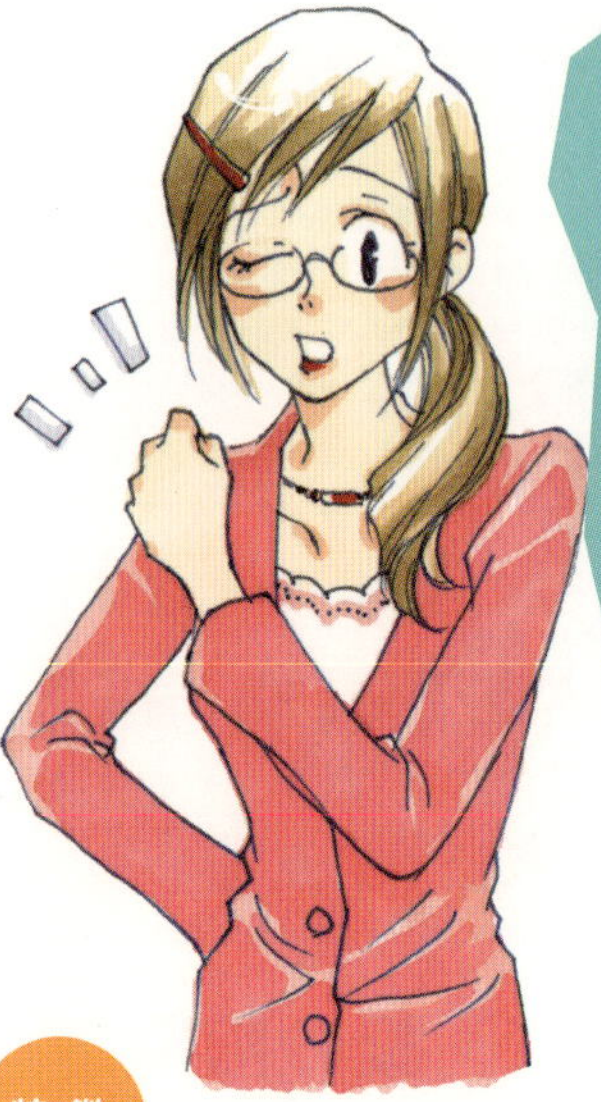

特徴

- □ 夏になるといつも体調をくずす
- □ 冷房のきいた部屋で過ごす
- □ 午後に不調が起こりやすい

診断&アドバイス

ストールは必須アイテム。半身浴などをとりいれて

冷房の影響で午後に肩こりや頭痛などの不調が起こるのが、夏の冷えの特徴。世の中の冷房を全部止めるわけにはいかないので、あなた自身がストールなどでからだを冷気からガードして。冷たいものを食べすぎるなどの不摂生もNG。夏こそ半身浴をしたり、血めぐりをよくする生活をとり入れて。

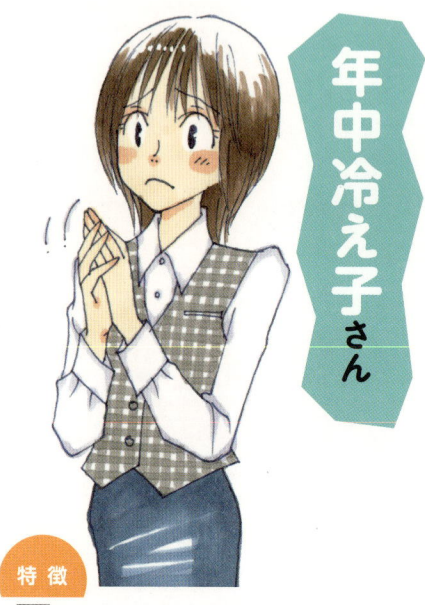

年中冷え子さん

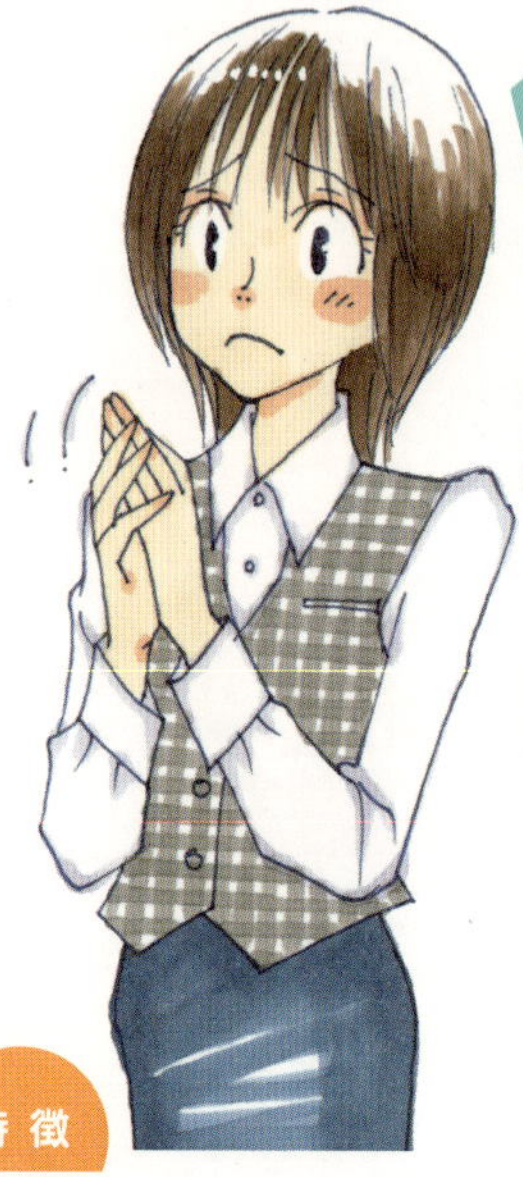

特徴

- □ いつも手足が冷えている
- □ デスクワーク中心で動かない
- □ 母親も冷え症

診断&アドバイス

食事と運動を中心に生活改善。仕事の合間に肩をまわすことから

お母様ゆずりの冷え症体質ですが、あきらめないで。生活改善をつづければ、自分で体質をかえることができます（Part3）。ひとりで大変なときは、漢方外来なども頼ってみて（p139）。すぐにでもはじめてほしいのがからだを動かすこと。仕事中に肩をまわすだけでも血めぐりがアップします。

賀子先生の診断&アドバイス

「原因がわかれば、自分

ストレス冷え子さん

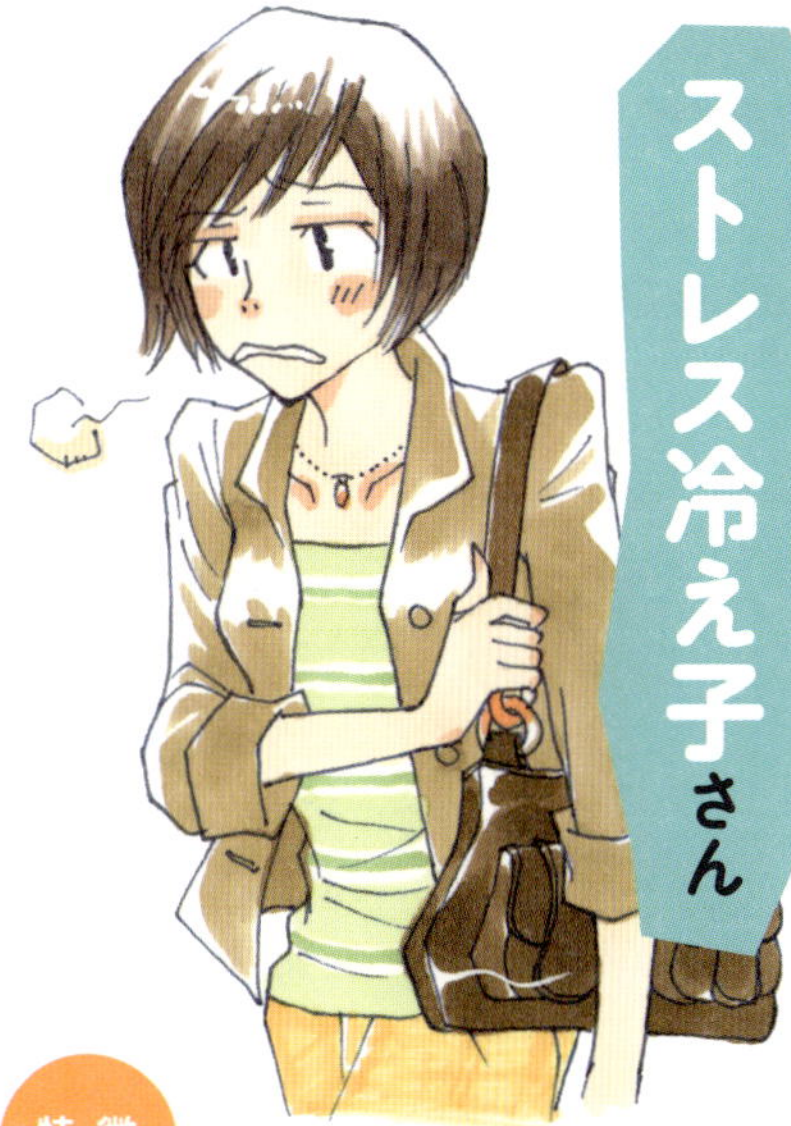

特徴

- [ ] 忙しくて疲れている
- [ ] イライラしやすい
- [ ] 生理(月経)の前に不調になる

診断&アドバイス

**ストレスが諸悪の原因。
休養をとって生活をリセット**

ストレスで体温をコントロールする自律神経が乱れています。最悪の場合、全身不調に。自律神経はホルモンにも影響するので、生理関係のトラブルも起こります。とにかく休養を。心身ともにリラックスして多忙な生活をリセット。冷えを解消したほうが、仕事や家事の効率アップにつながります。

おしゃれ冷え子さん

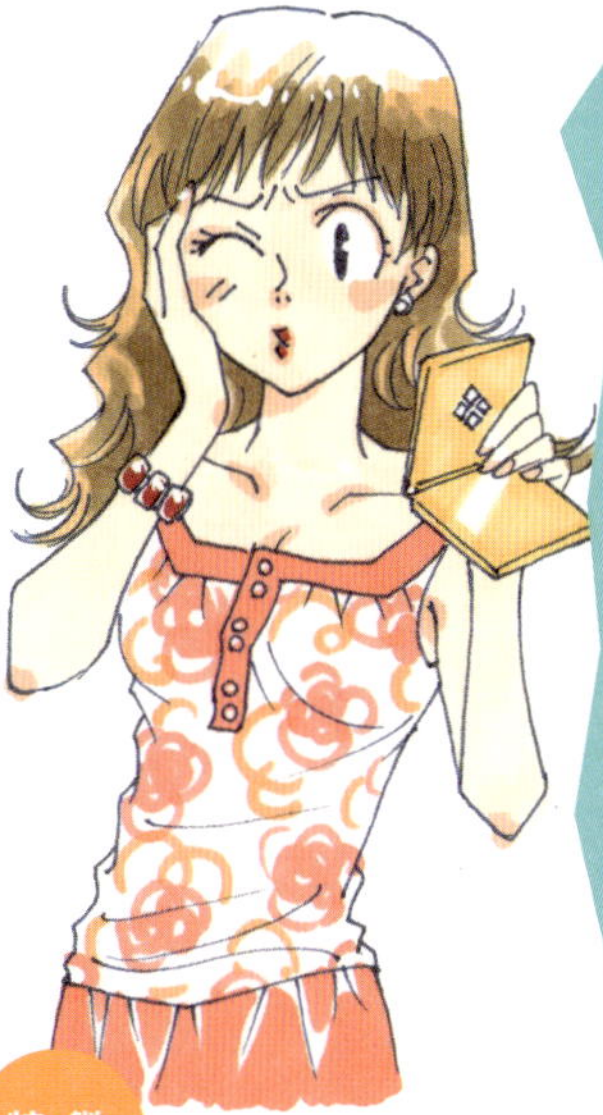

特徴

- [ ] 年中ダイエットにトライしている
- [ ] ファッションは薄着
- [ ] 午前中はエンジンがかからない

診断&アドバイス

**朝食をとる生活にかえて。
冷えないほうがやせられます**

自らのライフスタイルが冷えを招いている典型。無理なダイエットをやめて、朝起きて、あたたかい食事をとる。寒さをがまんするようなファッションをやめる。このふたつを心がければ、血めぐりがアップします。結果的に代謝が上がって、健康的に体重を落とすことができます。

冷えてるあなたの
血めぐり度をチェック!

冷えて血めぐりがわるくなる原因は人それぞれ。たくさんある原因の中から、
自分に当てはまるものをチェックしてみて。自分の血めぐり度と原因がわかると、
血めぐりアップに向けて、生活改善しやすくなります。

1 ライフスタイルをふりかえって冷えの原因をチェックします

血めぐりのわるさの原因は、冷えやそのほかの不調の原因でもあります。日ごろの生活をふりかえりながら、原因をチェックしていきましょう。

2 あなたの原因はどのカテゴリーに多い?

どのカテゴリーに、いくつチェックがついたかを確認します。チェックの多い箇所が、改善すべきポイントになります(改善方法はPart2、Part3でご紹介します)。

3 チェックの数を合計して、あなたの血めぐり度を確認

チェックのトータル数を計算してみましょう。合計数によって、レベルA～Dまでわかれています。レベルが低いほど、なおすのにも時間がかかります。急いで冷えとり生活をスタート。

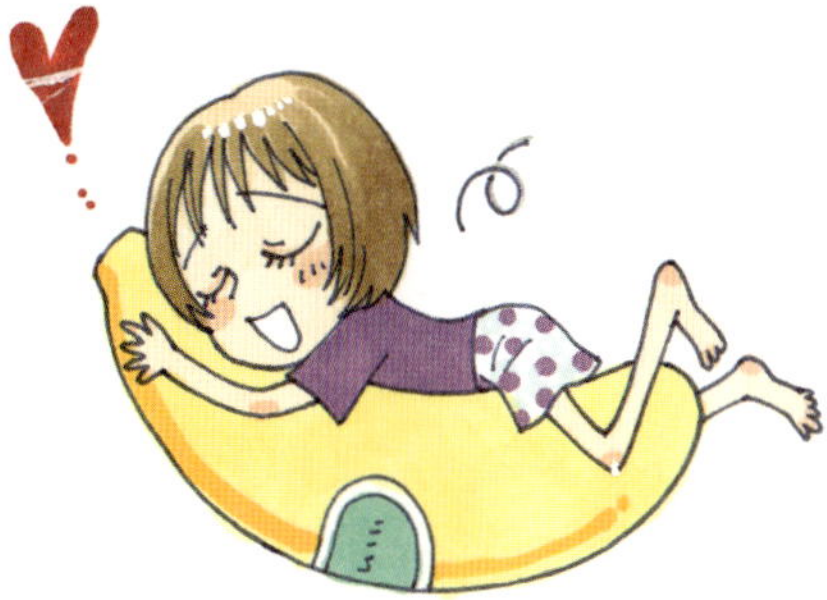

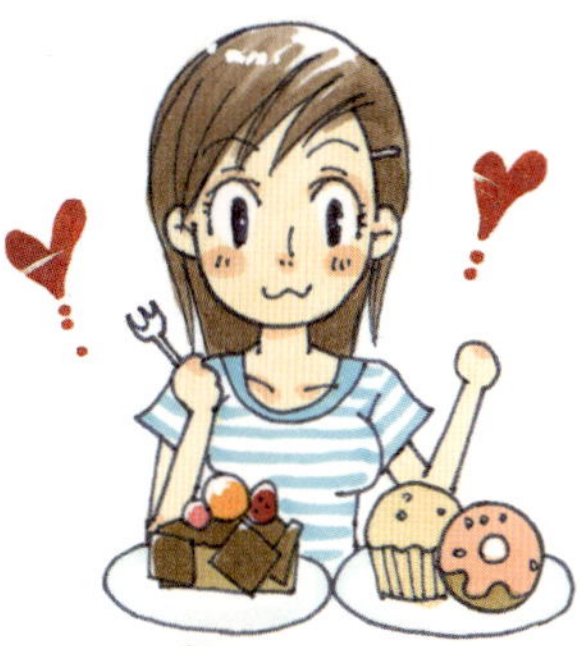

運動習慣

- [ ] 一日1度も伸びをしない
- [ ] 運動らしい運動はしない
- [ ] 一日30分も歩かない
- [ ] 駅ではエスカレーターを使う
- [ ] 少し動くとすぐ疲れる
- [ ] すぐに寝ころがってしまう
- [ ] 家事は苦手。
ほぼオール家電
- [ ] プヨプヨして筋肉が少ない
- [ ] 腹筋がほとんどない
- [ ] 運動しすぎて筋肉しかない

チェックがついたのは
/10個

食生活

- [ ] ダイエットしている
- [ ] 朝食は抜き
- [ ] 朝食を食べても
ジュースかフルーツ
- [ ] 濃い味つけの料理が好き
- [ ] 冷たい飲みものやアイスが好き
- [ ] ケーキや菓子パンが好き
- [ ] 外食ばかりしている
- [ ] 野菜しか食べない
- [ ] 毎晩、お酒を飲んでいる
- [ ] 無理して水を毎日2ℓ以上
飲んでいる

チェックがついたのは
/10個

体質・気質

- □ 体温はたいてい35度台
- □ おなかをさわると冷たい
- □ 低血圧で、朝がつらい
- □ 手足は年中冷えている
- □ 胃腸をこわしやすい
- □ 便秘がちだ
- □ 疲れ目、頭痛、肩こり、腰痛持ち
- □ 汗をほとんどかかない
- □ 暑さ、寒さに弱い
- □ 疲れがとれない

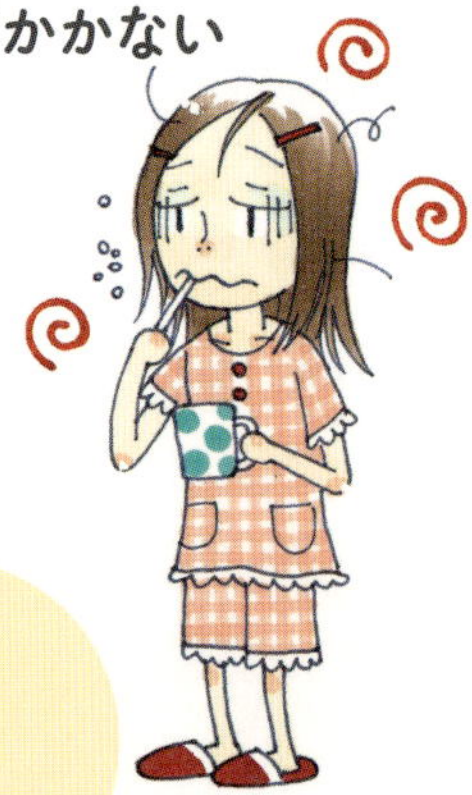

チェックがついたのは　／10個

環境

- □ ほぼ終日デスクワークで動かない
- □ ほぼ終日立ちっぱなしの仕事だ
- □ 冷暖房がきつい部屋で過ごしている
- □ 冷暖房の部屋と外との出入りが激しい
- □ 緊張がつづく職場で仕事している
- □ 自宅でリラックスできない
- □ 家に自分の居場所がない
- □ エステやマッサージが近くにない
- □ 気軽に話せる人が近くにいない
- □ 寝室に直接照明を使っている

チェックがついたのは　／10個

まれに病気や薬の常用で、冷え症の症状が出る人も。ここにチェックがついたら、まず内科で相談して！

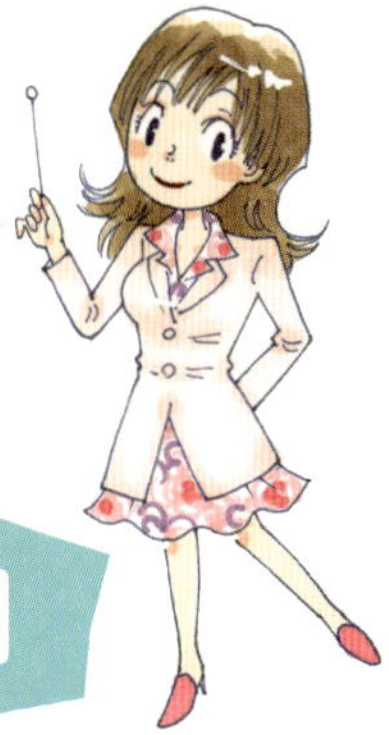

病気・薬の常用

- [ ] 気になる不調が3つ以上ある
- [ ] 手先が白く変色することがある
- [ ] 立ちくらみやめまいが多い
- [ ] からだにしびれや痛みがある
- [ ] 鎮痛剤を常用している

チェックがついたのは　／5個

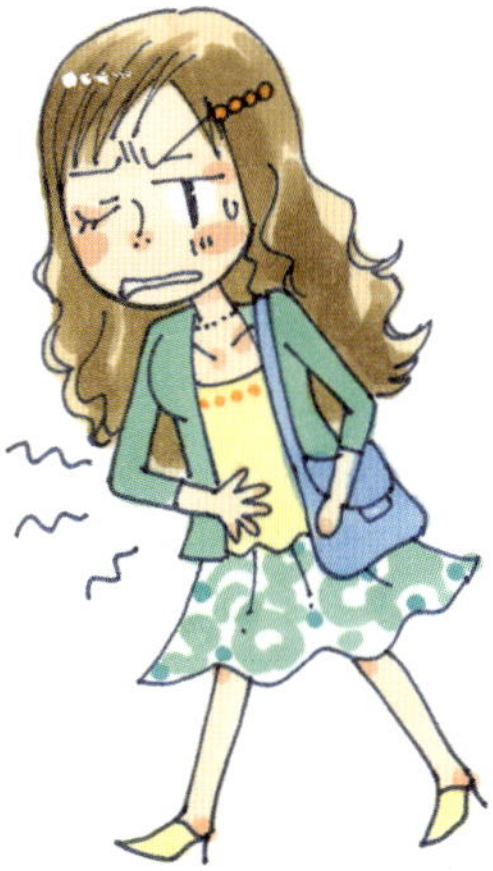

女性ホルモン

- [ ] 生理（月経）は不規則
- [ ] 生理痛がひどい
- [ ] 生理のとき、経血量が多い
- [ ] 妊娠していないのに生理がストップ
- [ ] 生理の前には心身の不調がつづく

チェックがついたのは　／5個

ここにチェックがついた人は、女性ホルモンのバランスがくずれている可能性大です。一度婦人科で検査を受けてみて（p116）

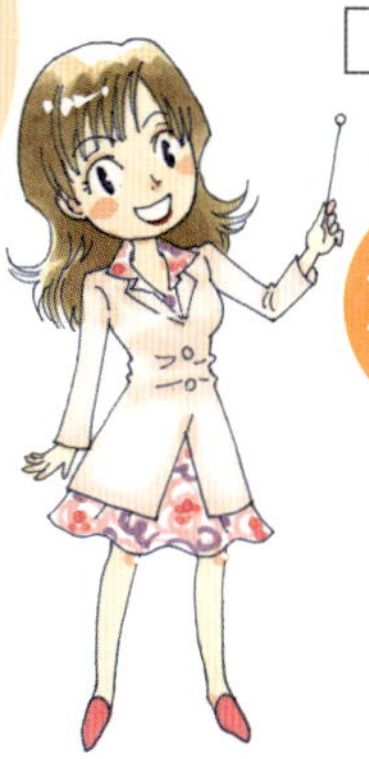

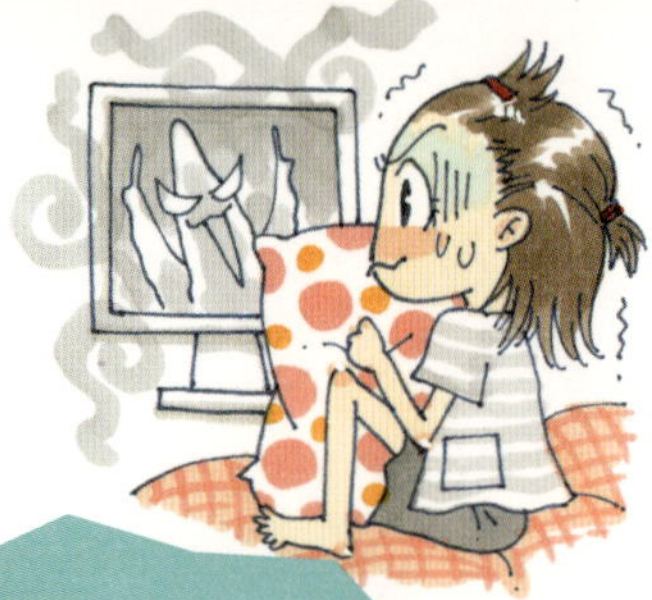

生活習慣

- □ 午前中はエンジンがかからない
- □ 夜型人間である
- □ バスタイムはシャワーですませる
- □ 長湯するのは嫌い
- □ 寝る前に推理小説を熟読
- □ 寝る前に
  スリル&ホラー系DVDを観賞
- □ 寝る前に
  明日の仕事のことを考える
- □ 一日1度も深呼吸をしない
- □ お風呂上がりから就眠に
  1時間以上かかる
- □ ほぼ裸のような格好で
  寝ている

チェックが
ついたのは

/10個

ファッション

- □ ファッションの基本は薄着
- □ ジーンズはローライズ
- □ 一年中素足で過ごしている
- □ 冬でもミニスカート
- □ パンツは1枚だけ
- □ ガードルをはいている
- □ 露出度は高めが好き
- □ 天然素材より
  化繊の衣類が多い
- □ ストールは
  持っていない
- □ 着込むのは
  いつも上半身だけ

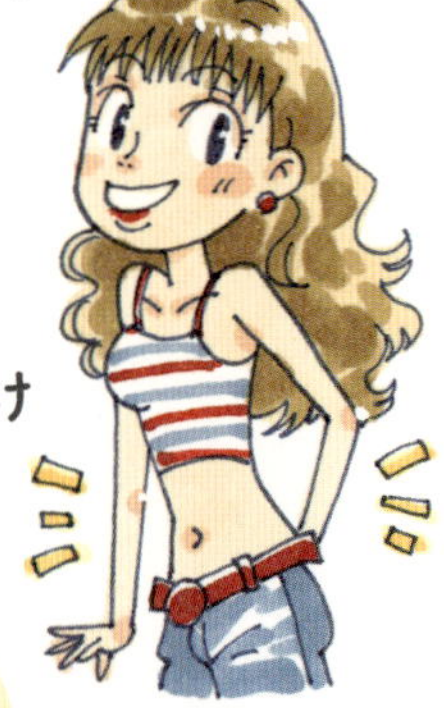

チェックが
ついたのは

/10個

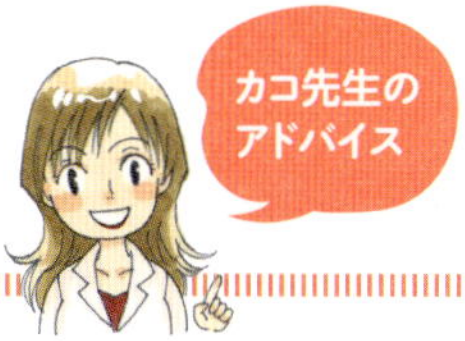
カコ先生の
アドバイス

まず、自分自身を知ることからはじめて

習慣になってしまうと、どんなことでも当たり前に感じるもの。冷えなどの慢性不調の原因をさぐるのが難しい理由はここにあります。一歩はなれて自分の性格や生活を見つめてみてください。客観的に自分を知るのが、不調を解消する近道です。

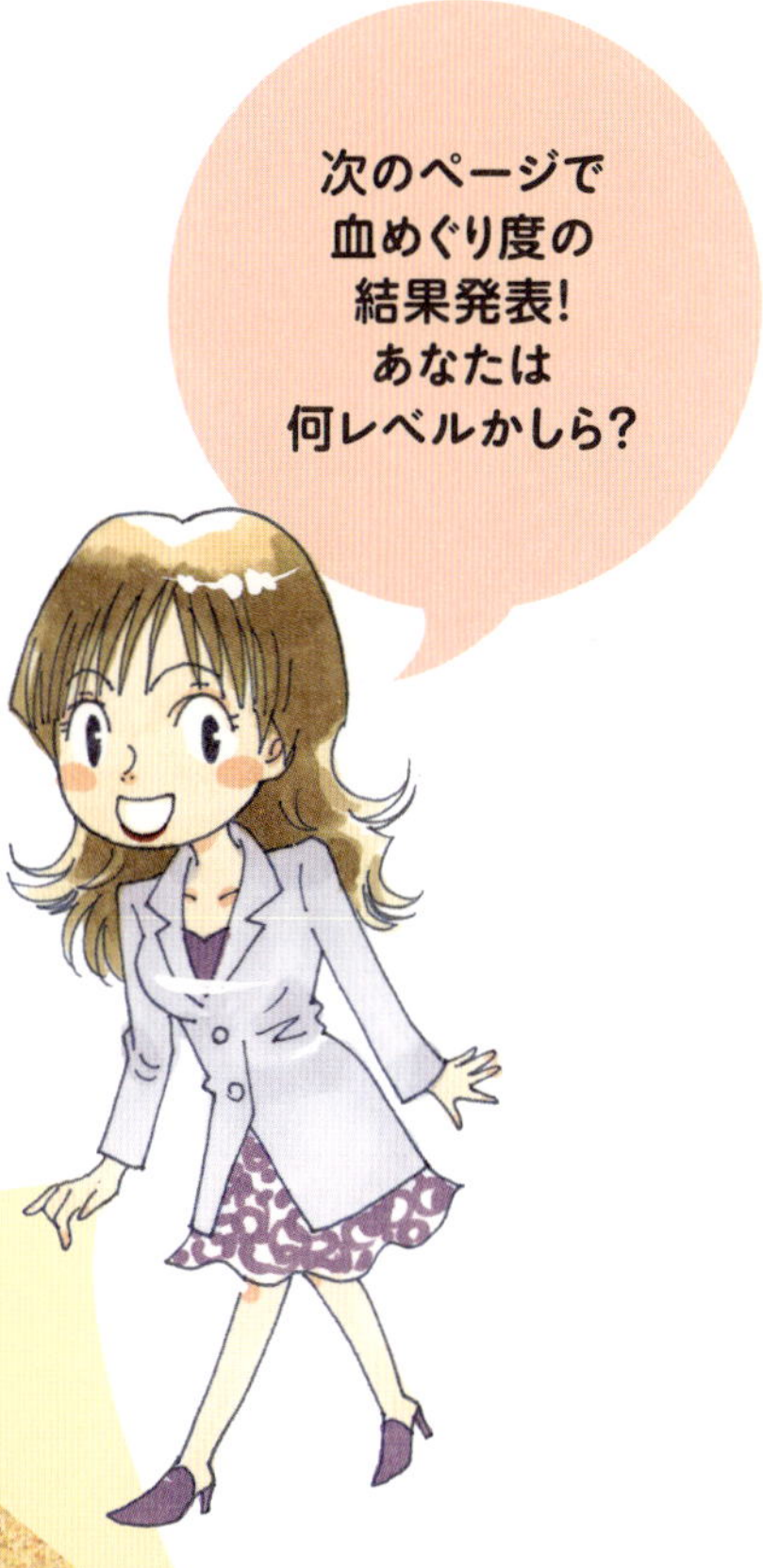
次のページで
血めぐり度の
結果発表!
あなたは
何レベルかしら?

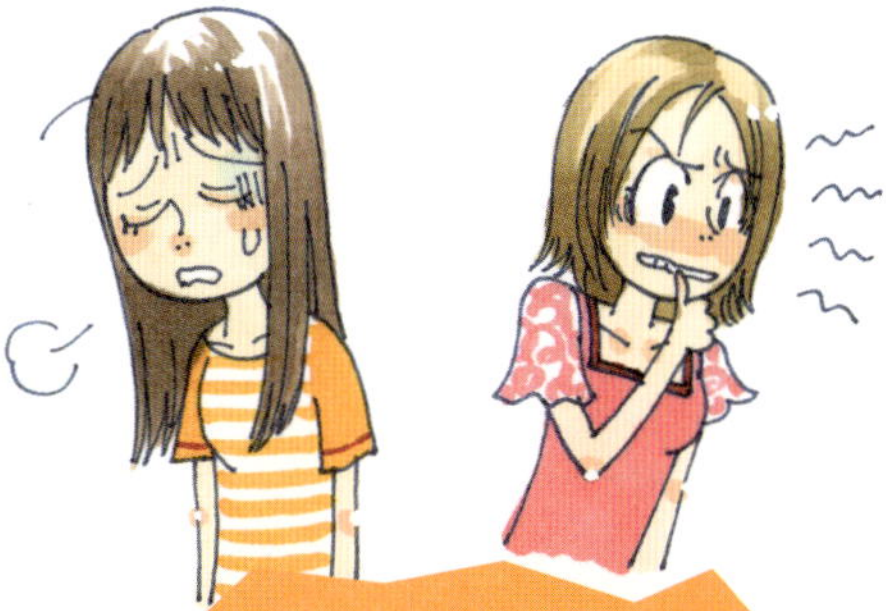

ストレス

- □ 苦手な人と接しなくてはならない
- □ すぐにイライラしてしまう
- □ どうでもいいことで落ち込む
- □ 集中力がつづかない
- □ 憂うつな気分になりやすい
- □ とにかく忙しい
- □ 寝つきも寝起きもわるい
- □ もともとがんばりやさんだ
- □ 声を上げて笑うことが少ない
- □ ずっと気になっている問題がある

チェックがついたのは　　／10個

あなたの血めぐり度は？

14個以下 Aレベル

原因となる項目は多くないようです。どのカテゴリーにいちばんチェックがつきましたか？　ホルモンや病気・薬の常用（p29）にチェックがある人は、ひとりで解決するのは難しいかも。かかりつけ医や婦人科のドクターに相談を。それ以外なら、Part 2・3の改善策を読んで、チェックと重なる内容からトライして。

15個以上 Bレベル

まだまだ改善の余地あり。どこかのカテゴリーにかたよってチェックがついた人は、その部分を重点的に見なおしていきましょう。あちこちにまんべんなくチェックがついた人は、いっぺんにあれこれ改善しようとするとつづかないことが。まず、体内リズムを整えるところからスタートしてみましょう（p60）。

25個以上 Cレベル

血めぐりがわるくなりやすい生活にどっぷりはまっているようです。冷えをほうっておいた時間が長いほど、改善にも時間がかかります。たとえば半身浴をするために夜10時までに帰る、30分早起きして、通勤時にひと駅ぶんを歩くなど、今の生活に改善策をとり入れるしくみをつくって。継続が大事です。

40個以上 Dレベル

冷えだけでなく、だるかったり、風邪をひきやすくなっていたりしませんか？　複数の原因が重なり合って、がんこな冷えをつくり出しています。ほうっておくと不妊症になったり、精神面でのトラブルも。生活習慣を見なおし、時間をかけて改善を。漢方外来（p139）など、医療の助けをかりるのもいい方法です。

Part 2

1週間でからだポカポカ！冷えとりライフメニュー21

冷えをとるような生活にかえれば、
血流が改善されて、からだのすみずみまで
酸素と栄養がめぐって、新陳代謝もアップ。
血めぐりがよくなればみるみる健康美人に！
即効性の高い生活改善のメニューをご紹介。
とにかく1週間試してみて！

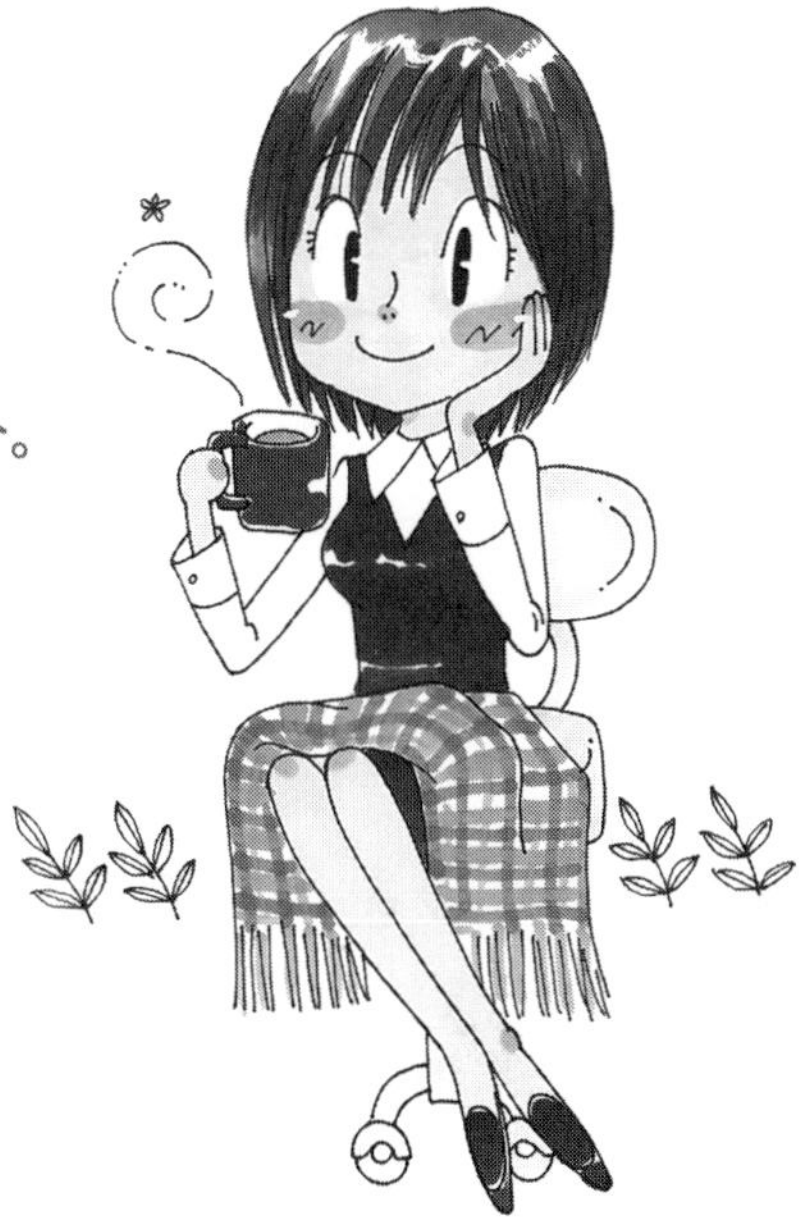

一日を快適に
過ごすには

menu 01　menu 02　menu 03

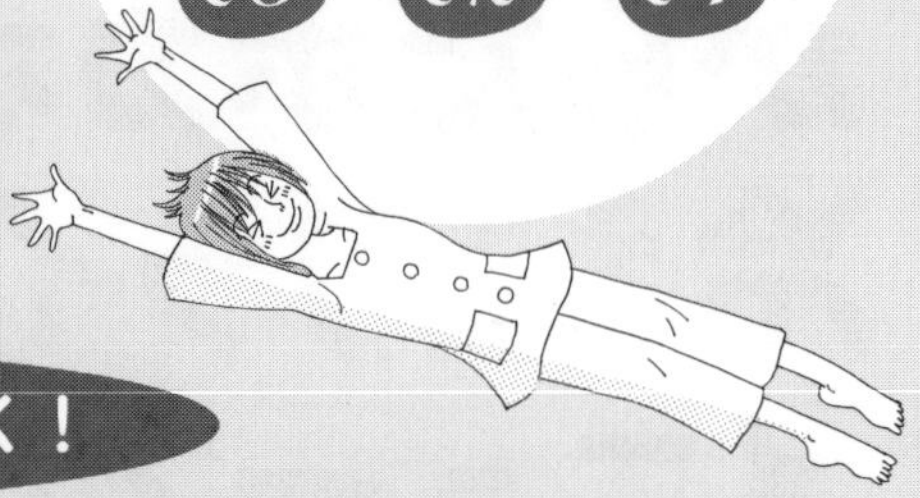

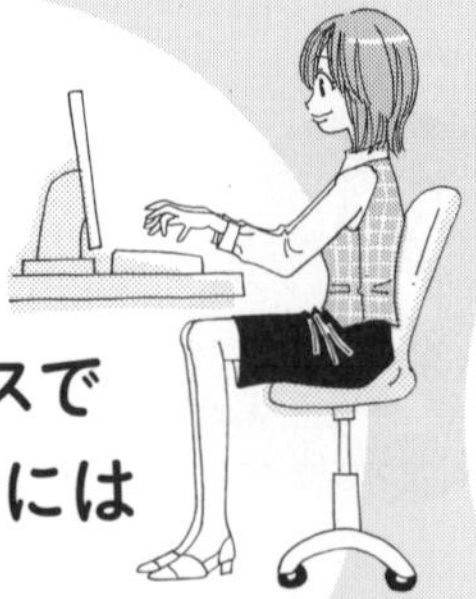

オフィスで
冷えたときには

menu 04　menu 05　menu 06　menu 07

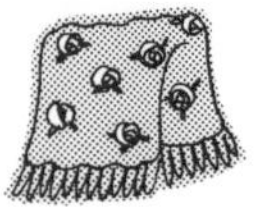

できる項目からでOK！

1週間つづければあなたのからだはあたたかくなります

血めぐりアップでからだをあたためるには生活改善を。でも、効果は1か月先なんて待っていられない！　そんな人はこの冷えとりメニューを試してみて。

即効性があってポカポカに。1週間でからだがあたたまり、ラクになります。

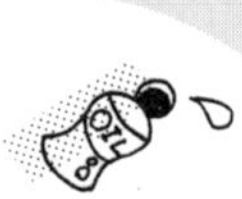

ひと息つきたい
ときには

menu 08

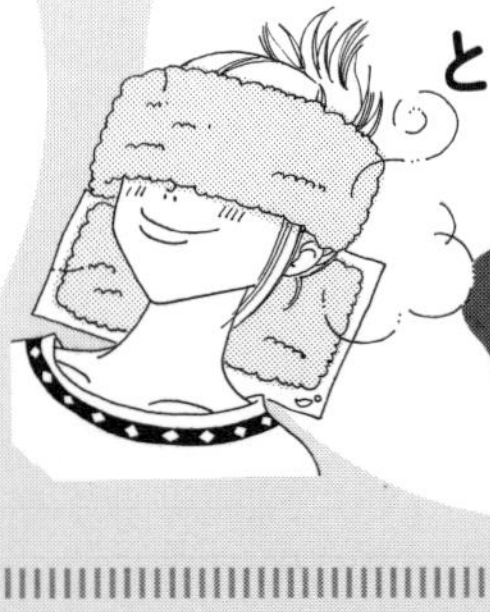

ドリンクを
選ぶときには

menu 09

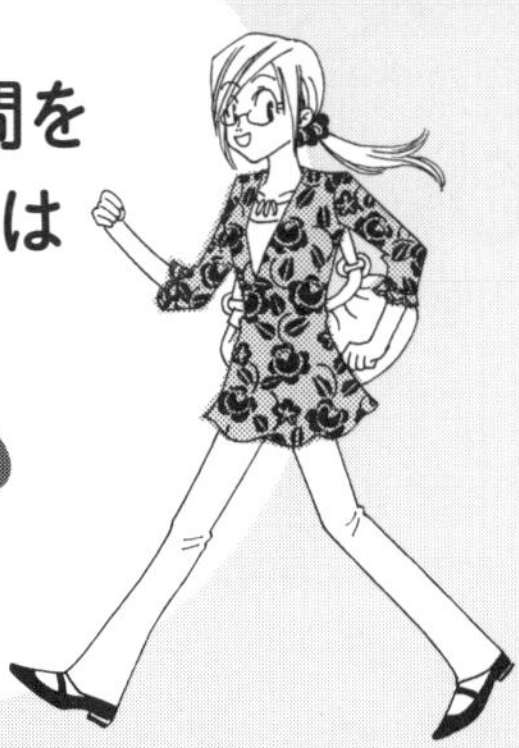

運動時間を
つくるには

menu 12

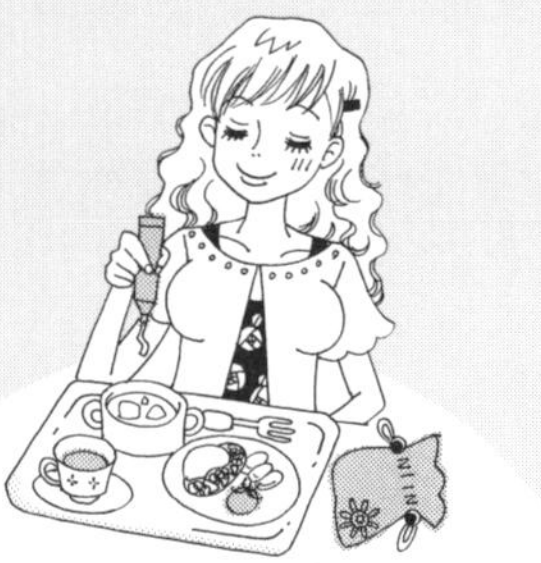

ごはんを
食べるときには

menu 11　menu 10

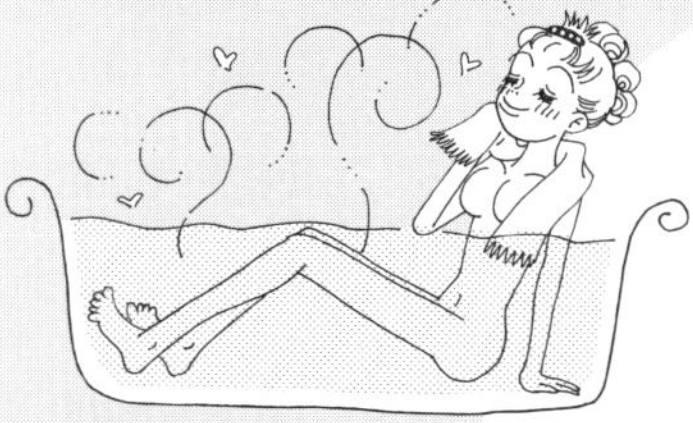

お風呂に
入るときには

menu 15　menu 14　menu 13

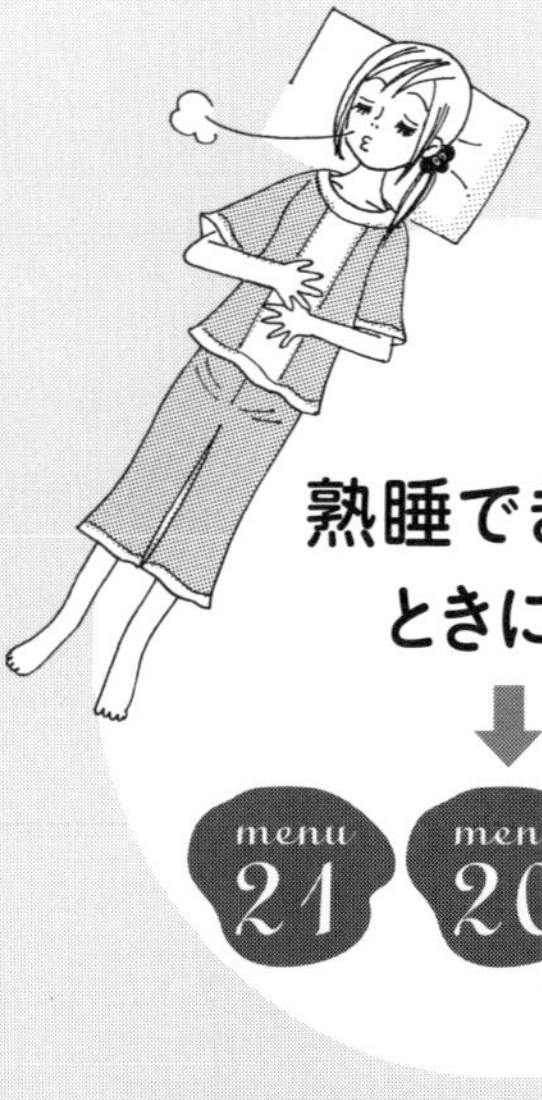

熟睡できない
ときには

menu 21　menu 20　menu 19

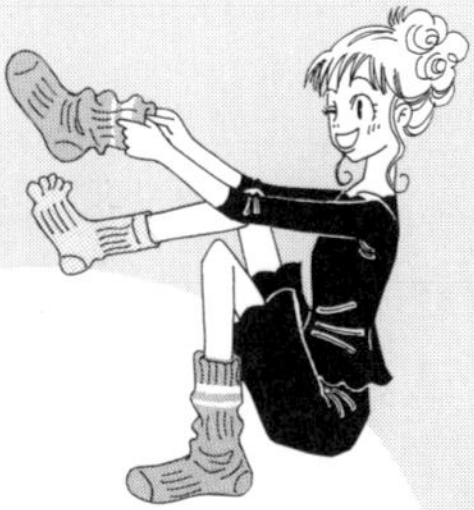

寝る前に
すべきことは

menu 18　menu 17　menu 16

menu 01

朝、ベッドで伸びをする

How to

寝ている状態でOK。手足をひっぱられるようなイメージで、ぐ〜っと伸ばしてみて。伸びきったら、瞬間的に力を抜いて。くりかえし10回くらいトライ。

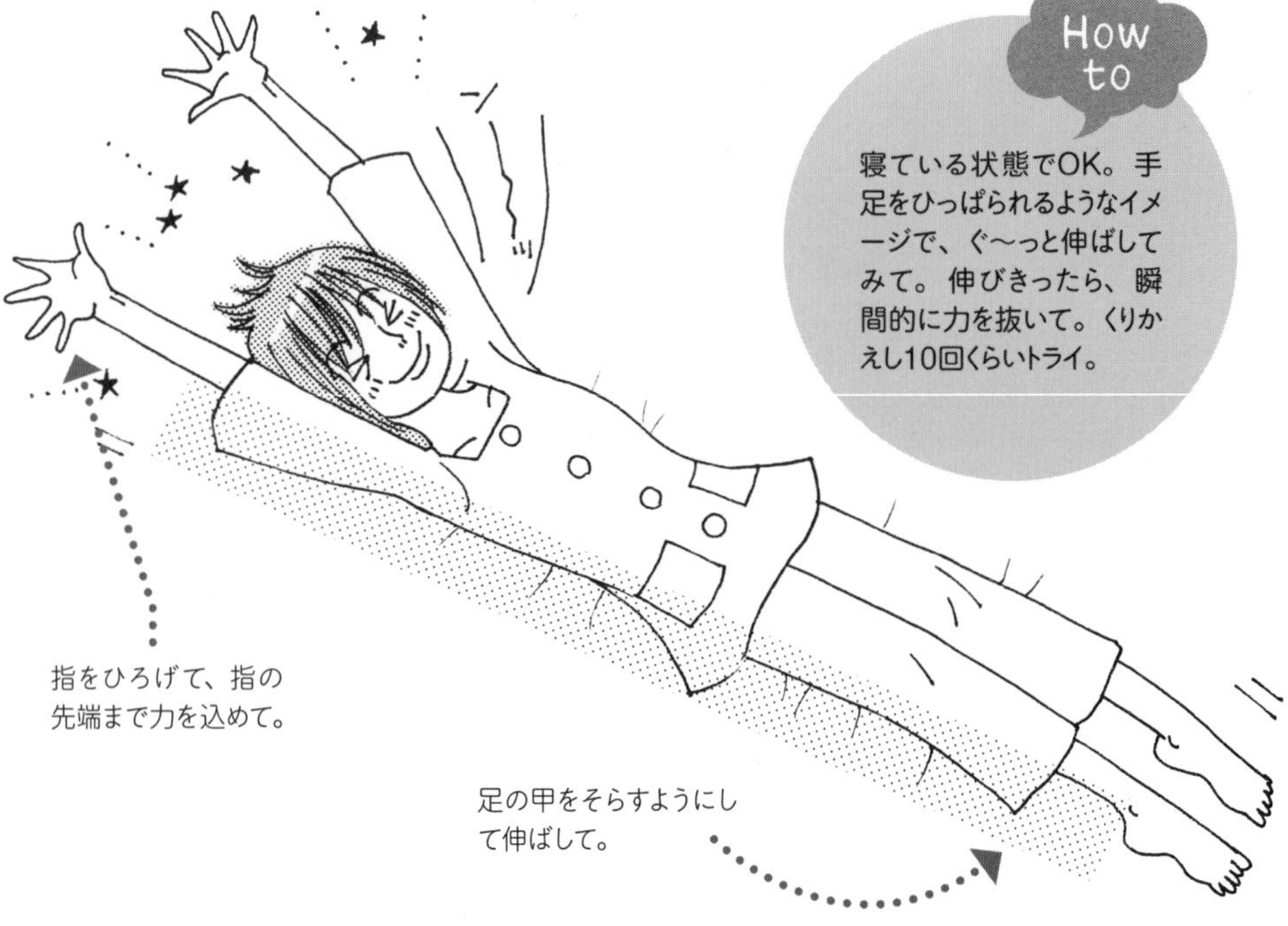
指をひろげて、指の先端まで力を込めて。
足の甲をそらすようにして伸ばして。

朝、どうやって血めぐりをよくするかで、その日一日の冷え具合が決まります。ベッドからだらだら起き上がるようでは、からだも寝ぼけた状態のまま。血めぐりがわるくて目覚めもスッキリしません。

ベッドの中で簡単にできるのが〝伸び〟。手足をぐ〜っと伸ばして、脱力。これを10回くらいくりかえしてみましょう。手先、足先まで血液がめぐり、だんだん全身があたたまっていきます。

伸びをするときに息を吸い込み、脱力するときに、息を吐くようにしてみてください。10回伸びをおえるころには、新鮮な酸素が血液にのって脳にまで運ばれ、頭がはっきりして、視界もクリアに。冷えだけでなく、**低血圧で朝起きられない人**や、いくら**寝ても、だるくてしかたない人**にもおすすめです。

menu 02

朝、お湯を1杯、ゆっくり飲む

赤やオレンジなど、暖色系のカフェオレボウルを使うと、視覚的にもあたたかさが伝わりホット効果がアップ。

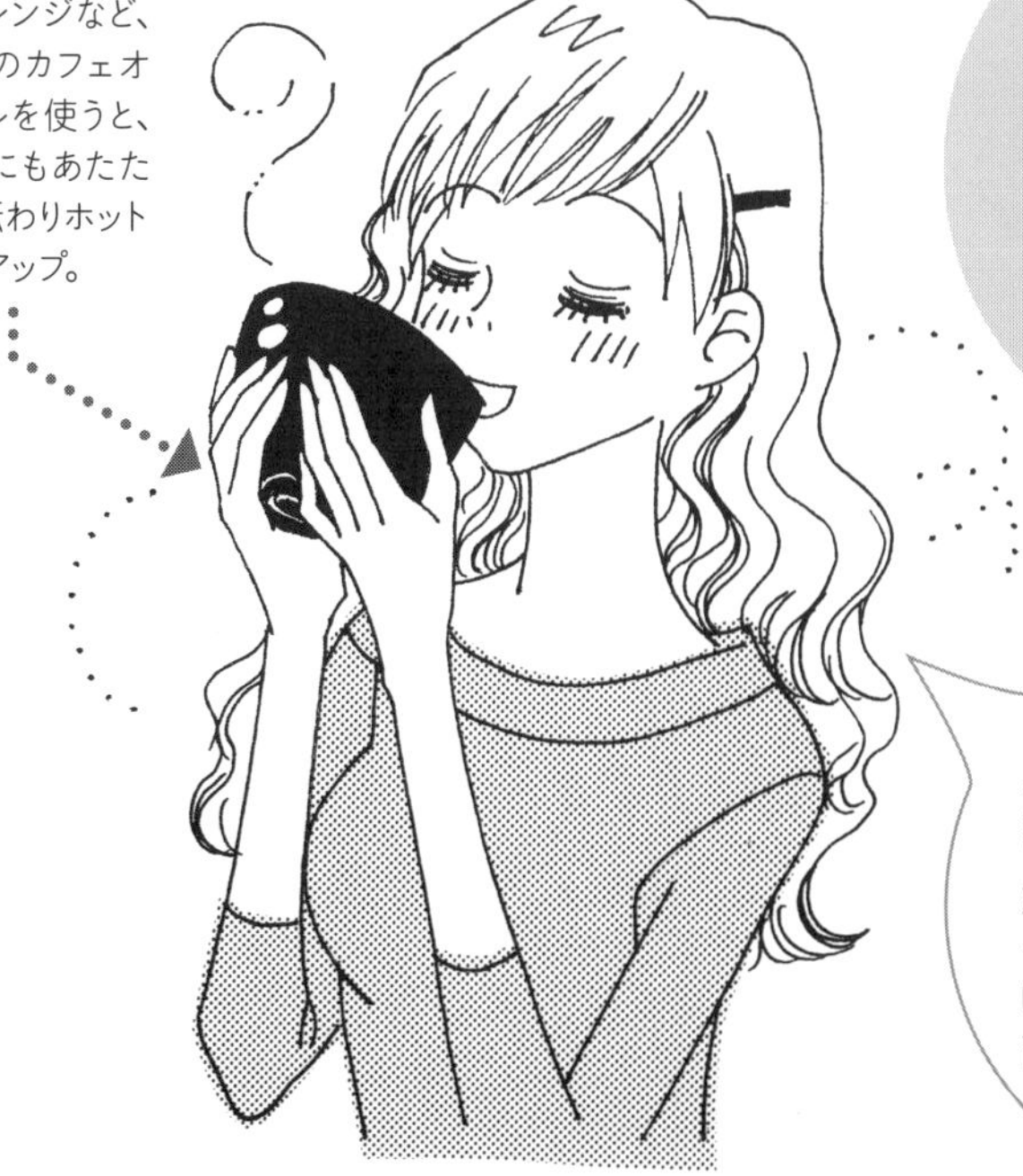

How to

朝、お湯をカップに入れて飲めば、胃腸があたたまり、からだの中心部からポカポカに。カップにカフェオレボウルを使うと、両手からお湯の熱が伝わり、手先もあたたまるので一石二鳥。

こんなアレンジも！

スープや味噌汁でもOK

好みに応じて、ホットレモンやしょうが紅茶、スープや味噌汁など、あたため効果の高い飲みものでもOK。

冷えるなら、からだの外から熱をとり込んでしまうのが、手っとりばやい冷えとり方法。朝いちばんに実行するメリットは、**代謝を上げて、一日中熱を生み出しやすいからだをつくれる**という点です。

朝食をとる時間がなくても、お湯なら簡単。すんなり熱が胃に送られるので、即内臓から血めぐりがよくなります。各内臓機能がアップするため、代謝が上がります。からだの中でエネルギー変換がおこなわれやすくなるので、そのあとに、食事をとったり、からだを動かしたりすると、スムーズに熱が生み出されます。新陳代謝もアップして、髪にも肌にもよい効果が。

お湯を、**呼吸を整えながらゆっくり飲むと、自律神経のバランスがよくなります**。血めぐりがさらによくなる、ダブル効果が得られます。

menu
03

シルクの腹巻きで おへそをかくす

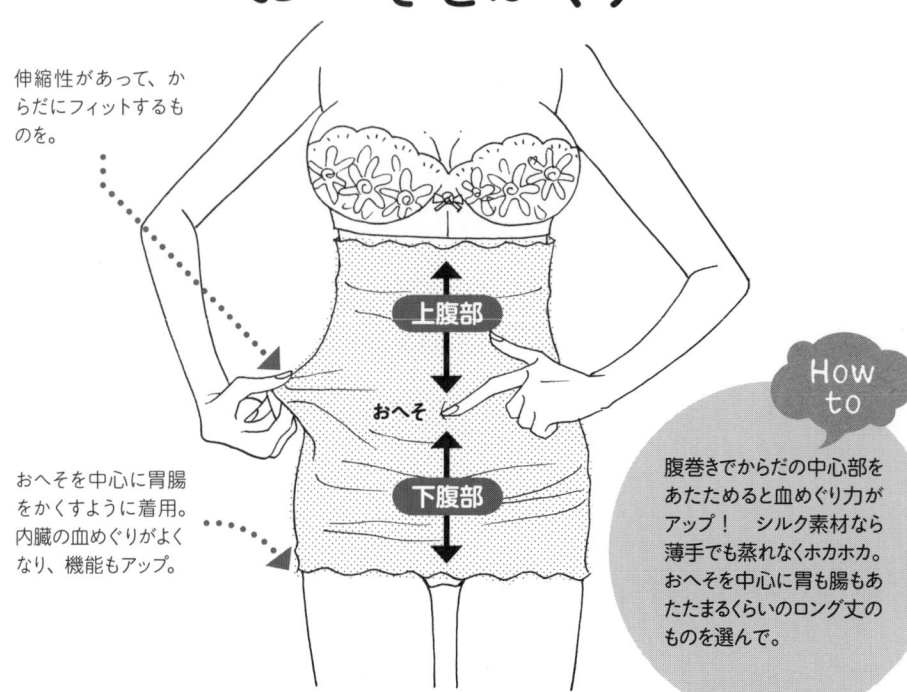

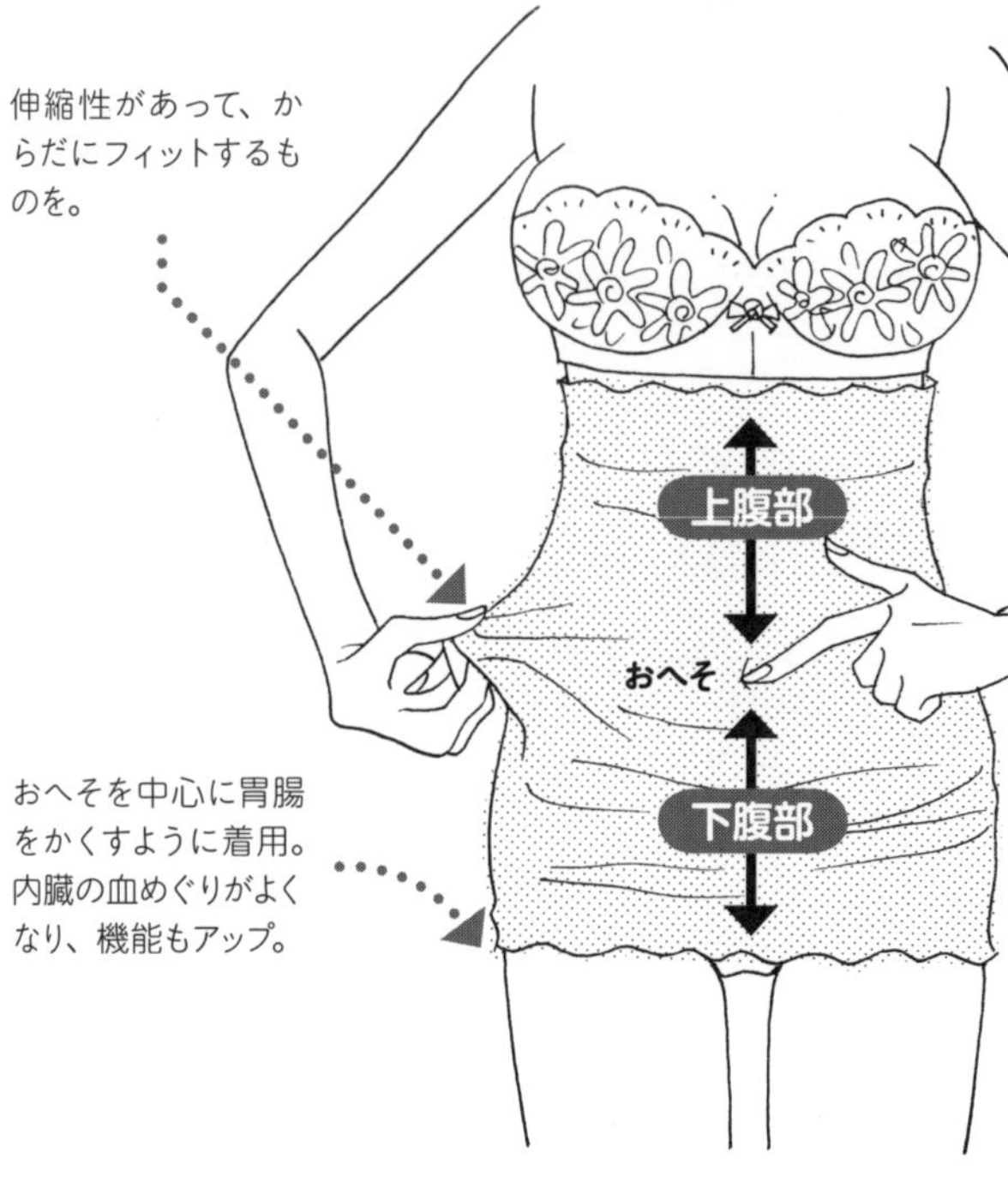
伸縮性があって、からだにフィットするものを。
上腹部
おへそ
下腹部
おへそを中心に胃腸をかくすように着用。内臓の血めぐりがよくなり、機能もアップ。

How to

腹巻きでからだの中心部をあたためると血めぐり力がアップ！　シルク素材なら薄手でも蒸れなくホカホカ。おへそを中心に胃も腸もあたたまるくらいのロング丈のものを選んで。

冷え症対策グッズといえば腹巻きです。**おなかまわりをあたためておくことで、全身の血めぐりをよくする**ことができます（p114）。おなかのガードで、手足の冷えまでふせぐことができるのです。

　腹巻きは、かわいくて機能的なものがふえています。TPOにあわせて選ぶといいでしょう。パンツ一体型やキャミソール型などもあります。

　腹巻きをすると、アウターにひびくから、家の中でしか着用していないという人は、薄手のシルクの腹巻きを試してみて。シルクは**保温力があり、汗をかいてもかわきやすく、地肌にふれたときに心地よい**、3拍子そろったすぐれものです（p88）。

　薄くてもあたため効果大。ウエストまわりもスッキリ。冬はもちろん、夏に**涼しげな格好をしたいとき**にも腹巻きをしておくと安心です。

menu 04

ストール1枚で冷気をガードする

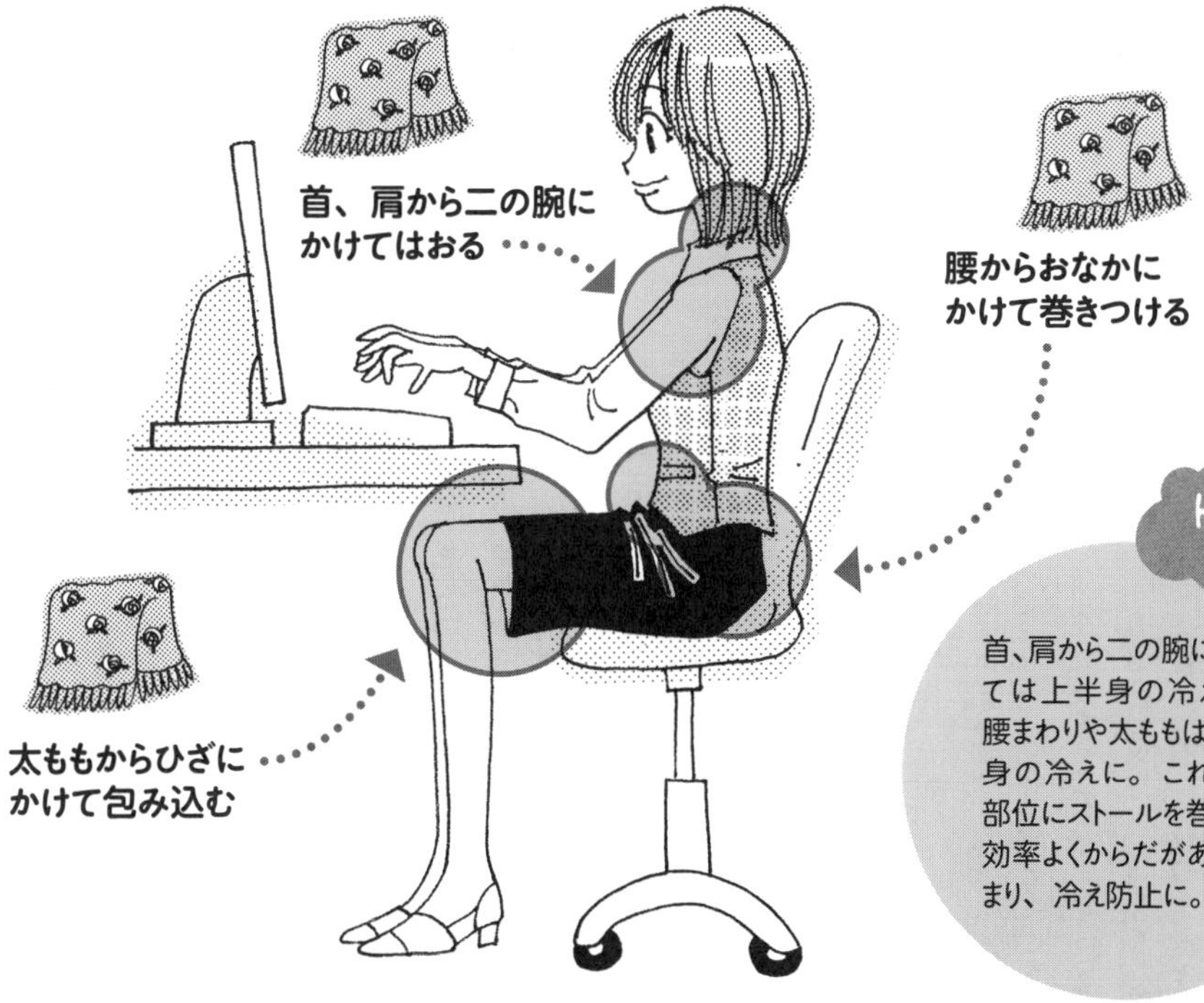
首、肩から二の腕にかけてはおる
腰からおなかにかけて巻きつける
太ももからひざにかけて包み込む

How to

首、肩から二の腕にかけては上半身の冷えに、腰まわりや太ももは下半身の冷えに。これらの部位にストールを巻くと、効率よくからだがあたたまり、冷え防止に。

オフィスが寒いけれど、制服を着ないといけないから、着込むことができない……という人も。でも、ストールが1枚あれば、すぐ着脱でき、たいていの冷気もガードできます。**夏なら綿、冬ならアンゴラやカシミヤ、ウール**などのストールを。シルクや、カシミヤの繊維を紡いでつくったパシュミナのように、薄い素材なら通年使うことができます。

ストールを巻くポイントは、腹巻きと同じように、おなかまわりをあたためること。**太い血管の通っている首まわりや、大きな筋肉がついている二の腕、太もも**などをガードすること。効率よく血めぐりをよくすることができます。

冷気をシャットアウトするだけでなく、自分の体温をストールで閉じ込めることで、冷えとり効果が高まるのです。

menu 05

貼るカイロでからだをあたためる

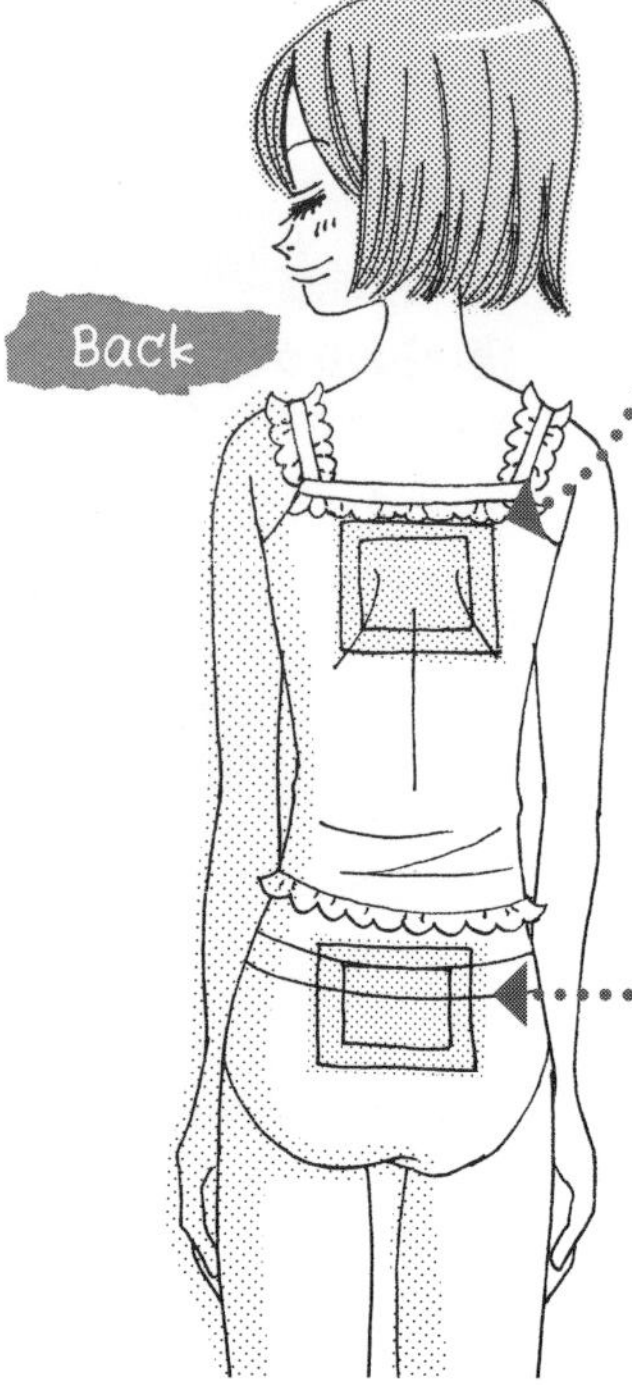

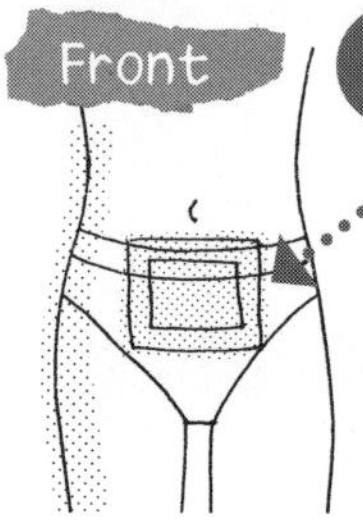

1 肩甲骨のあいだ

左右の肩甲骨のあいだをあたためると、首や肩の血流がアップ。首、肩のこりがつらいうえに、冷えのある人はトライして。

2 下腹部

下腹部をあたためると、下半身の冷えはもちろん、腸、子宮、卵巣などの臓器の血流がよくなるため、全身の体調もアップ。

3 腰（仙骨《せんこつ》の上）

仙骨と呼ばれる、腰の逆三角形の骨の上にカイロを。下腹部とダブルでカイロを貼ると体幹部がホカホカに。足や背中にも熱が伝わる。

How to

手先にかけて冷える人は、肩甲骨のあいだに。おなかや足にかけて冷える人は、腰とおなかにカイロを貼ると血行がたちまち回復。

手軽にからだをあたためたいときには、使い捨てカイロが便利。ミニサイズの貼るカイロを3つ用意すれば、おどろくほど全身の血めぐりがよくなり、からだが熱くなっていきます。

まず、肩甲骨のあいだ。**手先が冷える人は、肩がこっている人が多い**のです。手先の冷えがとれるだけでなく、上半身がポカポカに。

次におなかと腰を、前後にダブルガード。カイロで腹巻き効果（p38）をより強力に得ることができます。下腹部（骨盤内）には、腸や子宮、卵巣、膀胱《ぼうこう》などのたくさんの臓器が詰まっています。下腹部の臓器の血めぐりがアップすると、全身の代謝もアップして、不調がとれていくのです。生理（月経）痛や腰痛でも、ここにカイロを貼ると痛みが軽くなります。

menu 06

ペットボトルの湯たんぽをひざにのせて仕事する

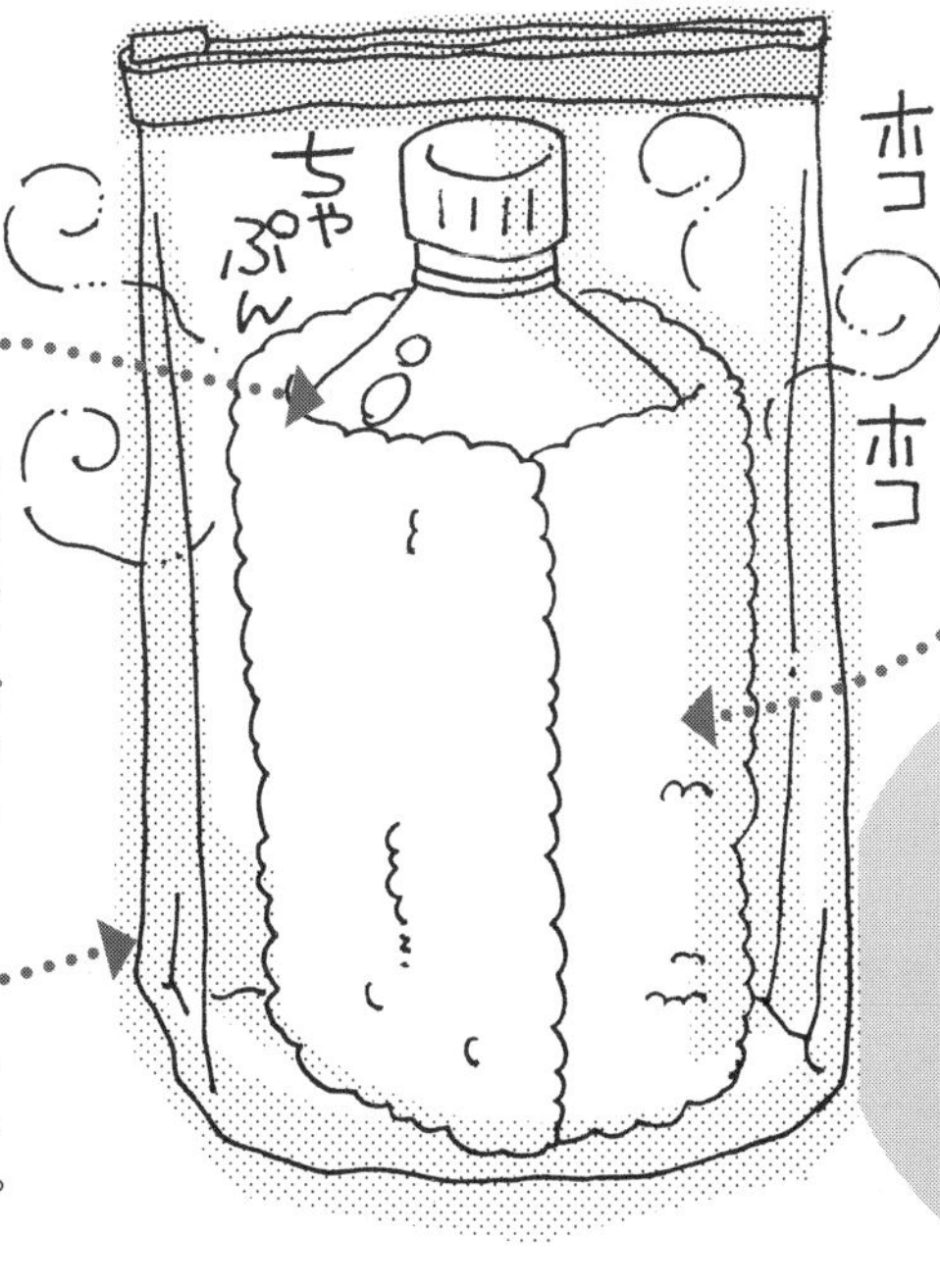

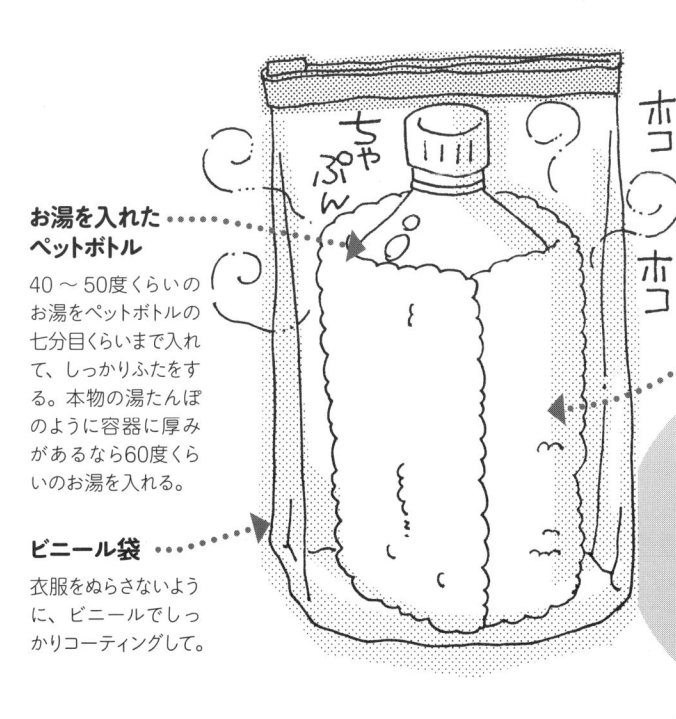

ホットタオル

ぬらしたタオルをラップでくるみ、レンジで1分 (p43)。蒸気が熱を伝わりやすくしてくれる。

お湯を入れたペットボトル

40 〜 50度くらいのお湯をペットボトルの七分目くらいまで入れて、しっかりふたをする。本物の湯たんぽのように容器に厚みがあるなら60度くらいのお湯を入れる。

ビニール袋

衣服をぬらさないように、ビニールでしっかりコーティングして。

How to

40 〜 50度くらいのお湯が入ったペットボトルを用意。ぬらしてレンジであたためたホットタオルでくるみ、さらにビニール袋に入れれば、簡易湯たんぽが完成。

湯たんぽ、というと夜寝るときだけのものだと思っていませんか?ペットボトルを使えば、オフィスで簡単に湯たんぽをつくることができます。

湯たんぽは、**自然に暖をとれるところが魅力**。最初はあつあつ。でも、時間がたって、からだがあたたまるにつれて、お湯もぬるくなっていきます。熱くなりすぎて、汗をかいてしまうようなことはありません。ホッとできるあたたかさなのです。

オフィスで忙しく仕事をしているときは、神経もピリピリモード。ペットボトルの簡易湯たんぽをひざにのせて仕事してみてください。**気持ちまでリラックス**できます。

ペットボトルはホットドリンク用を使って。ただお湯を入れるより、**ホットタオルでくるむと、蒸気のパワーであたたかさが長持ち**します。

menu
07

健康サンダルとレッグウォーマーで足元から蓄熱&発熱

How to

レッグウォーマーのたわみに熱がたまり、保温効果が。健康サンダルをはけば、足裏が刺激され、足先からももへと血がもどる。下半身冷えだけでなく、むくみ防止にも。

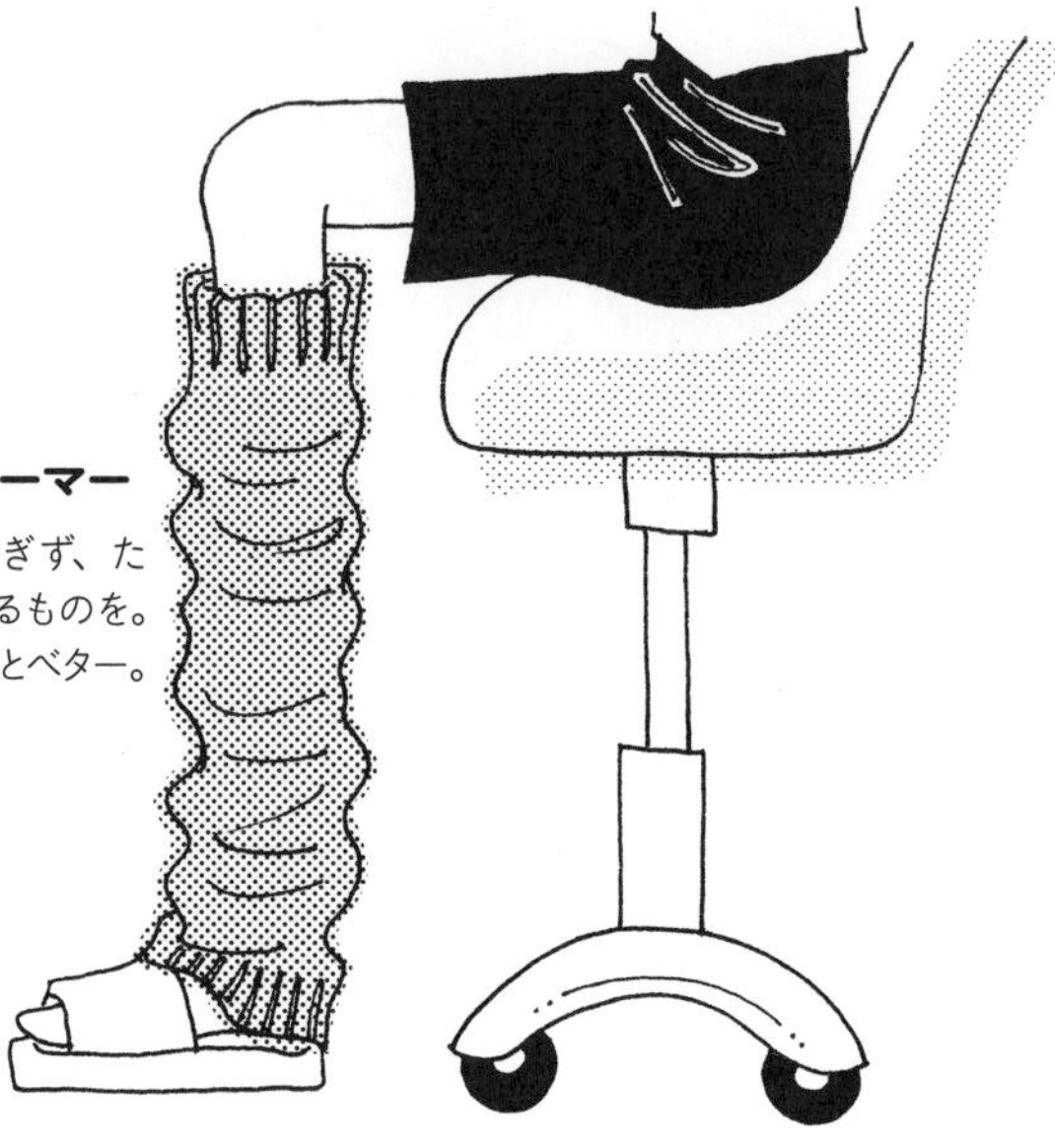

レッグウォーマー

しめつけすぎず、たわみができるものを。天然素材だとベター。

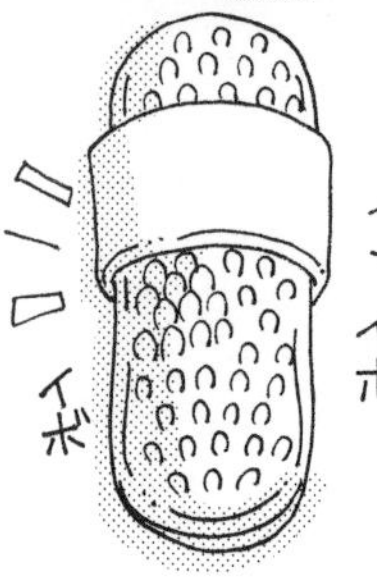

健康サンダル

足ツボの効果をうたっている、デコボコした足底のサンダルを。

下半身冷えがひどい人は、足の血めぐりがわるい証拠。**冷えといっしょにむくみがある人もこのタイプ。**

血液は、全身をまわり、心臓にもどっていきます。ところが足の血液は、重力の影響で心臓にもどりにくいのです。心臓に血液をもどす手助けをしているのが、第二の心臓と呼ばれるふくらはぎの筋肉。

そこでレッグウォーマーを使って**ふくらはぎを重点的にあたためて**あげましょう。腰から足先まで、血がめぐるようになります。

レッグウォーマーは**パンツスタイルでもつけ外し簡単。**自宅やオフィスでだけでなく、**電車の移動中、映画の観賞中などにも活躍。**

また、健康サンダルも足ツボが刺激されて血めぐりアップの効果が。下半身冷えの対策には、このふたつの組み合わせが強い味方になります。

menu 08

ホットタオルで目や首をあたためる

How to

ホットタオルで目や首をあたためると簡単に血行アップ。蒸気には、熱を伝えやすくし、あたたさかをキープするだけでなくリラックス効果もある。

眼精疲労はもちろん、顔まわりの血行がよくなり顔色が明るくなる。

ソファや枕などにビニールを敷いて、ホットタオルを。入浴時にあてるのも効果的。

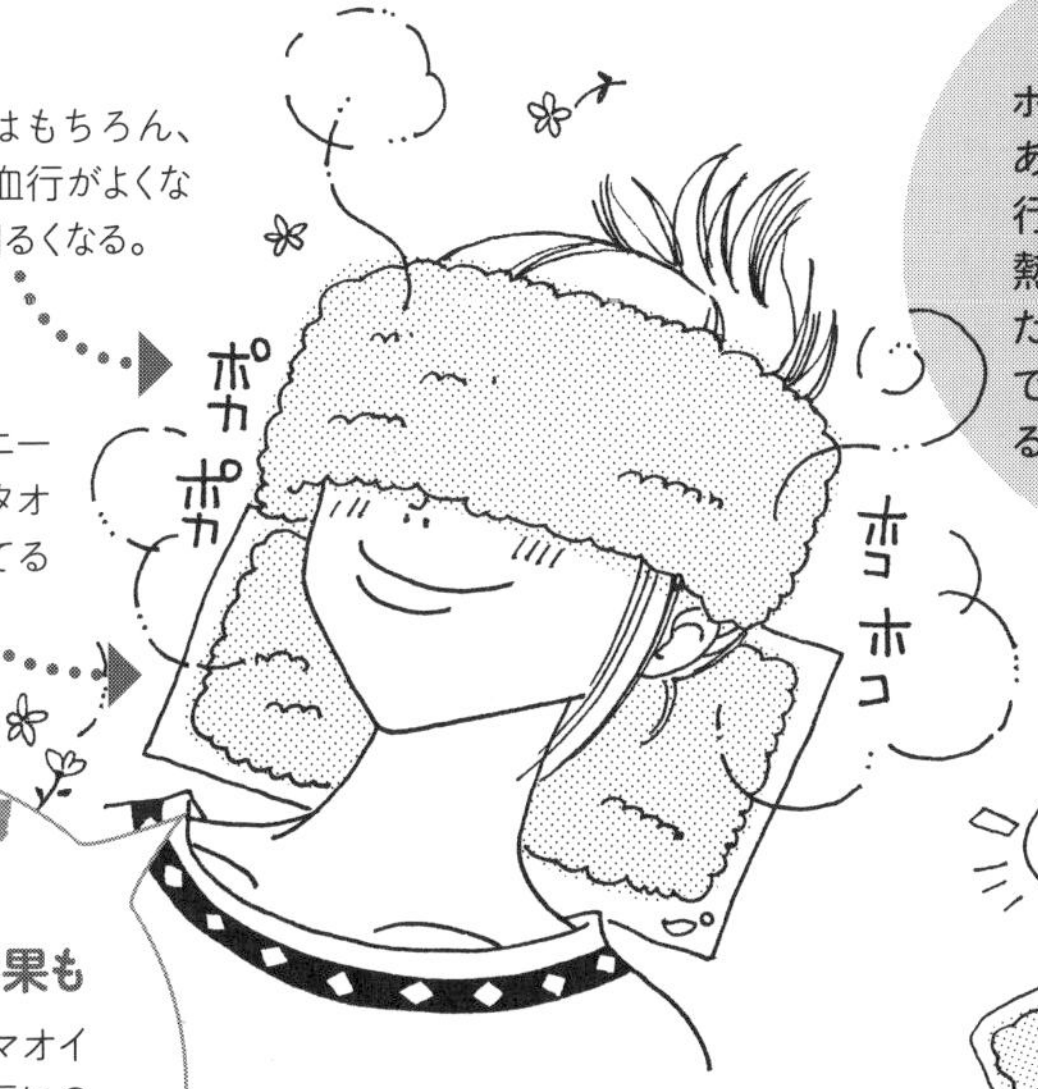

こんなアレンジを！

アロマオイルをたらして香りの効果も

ホットタオルにアロマオイルを1滴たらすと蒸気にのってアロマの香りの効果も。効能別に市販されているオイルを選んで。

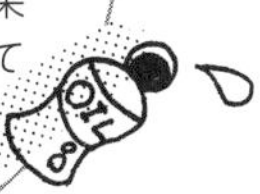

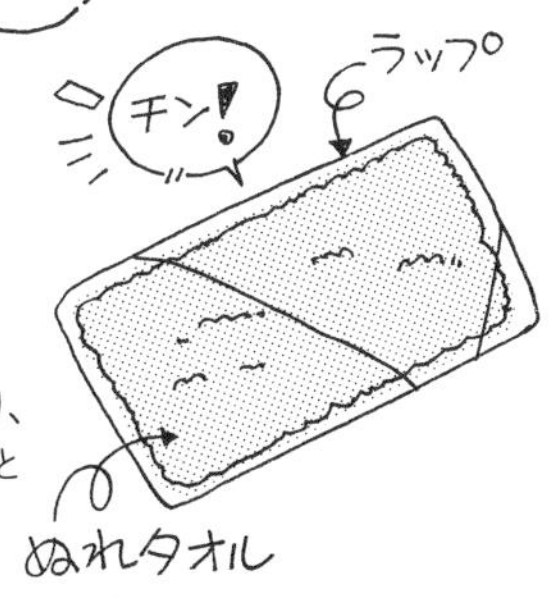

ぬらしたタオルをかたくしぼり、電子レンジで1分あたためると簡単にホットタオルができる。

ヘアサロンで目や首にホットタオルをあててもらうと、じんわり気持ちいいもの。緊張がほぐれ、からだの内側から熱が生まれていきます。

これは、ホットタオルの**熱だけでなく、蒸気のパワーがプラス**されているから。乾燥した状態とくらべて、蒸気があることで熱がひろがりやすく、また、からだの深部に伝わりやすくなります。〝じんわり気持ちいい〟秘密はここにあるのです。

OA機器と格闘している人たちは、家に帰ったら、ホットタオルで目のまわりの筋肉をほぐしてあげて。眼精疲労がとれるだけでなく、**顔の血行がよくなり、くすみもとれて**いきます。

また、太い動脈が通っている首の後ろにタオルをあてれば、頭部全体の血行も改善。**肩こりからくる頭痛や手先の冷えなどもラクに**なります。

menu 09

冷たい水、ビールはNG!
飲むなら常温、熱燗で

NG
冷えたビール

OK
熱燗
焼酎のお湯割り

アルコールには血めぐりをよくする効果が。でもビールはからだを冷やすのでNG。熱燗《あつかん》や焼酎のお湯割りを少量に。

NG
コーヒー

OK
紅茶、チャイ、ココア、中国茶

コーヒーがからだを冷やす飲みものなのに対して、紅茶や中国茶、チャイ、ココアにはからだをあたためる働きがある。

How to

食べもの、飲みものは直接胃腸に入っていく。冷たいものはできるだけ避けて。食べたい、飲みたいと思ったら、あたため効果の高い代用品を。

NG
アイスクリーム、ケーキ

OK
和菓子

精製された白砂糖には、体内でからだを冷やす作用が。アイスクリームはさらに冷えをうながす。甘味は和菓子にして。

NG
冷たい水

OK
白湯、常温の水

水分をとって代謝がよくなるのは、食事も含めてトータルで一日2ℓまで。冷水はダメ。お湯か常温でとって。

「モデルの○○ちゃんが水をたくさん飲むといいっていっていた」「飲み会のスタートは、とりあえずビールよね」「仕事帰りにコンビニでアイスを買うのが楽しみ」……こんな会話、飛び交っていませんか?

冷たいものや、からだに入ってから体内を冷やす働きのあるもの（p70）をとれば当然胃腸が冷えてしまいます。**内臓の血めぐりがわるくなり、冷えがますますひどくなります。**

なにがからだを冷やすのか、あたためるのか、覚えるのが大変だったら、上に挙げたようなルールだけでも実行してみましょう。

どうしても冷たいものを口にしなくてはならないときは、**すぐに飲み込んでしまわず、いったん口の中にとどめてから、**飲み込みましょう。これだけでも、からだにかかる負担は軽くなります。

チューブしょうがを持ち歩き、なんにでも入れてみる

生しょうが（ジンゲロール） →加熱→ **あたため成分ショウガオールに変化**

しょうがを加熱すると、あたため成分が増して効果が高くなる。外食にプラスするときも、スープや紅茶などに入れるのがおすすめ。

How to

しょうがにふくまれる辛味成分にからだをあたためる効果が。一日10〜15gとれば、エネルギー消費がアップ。効果はチューブしょうがでも同じ。

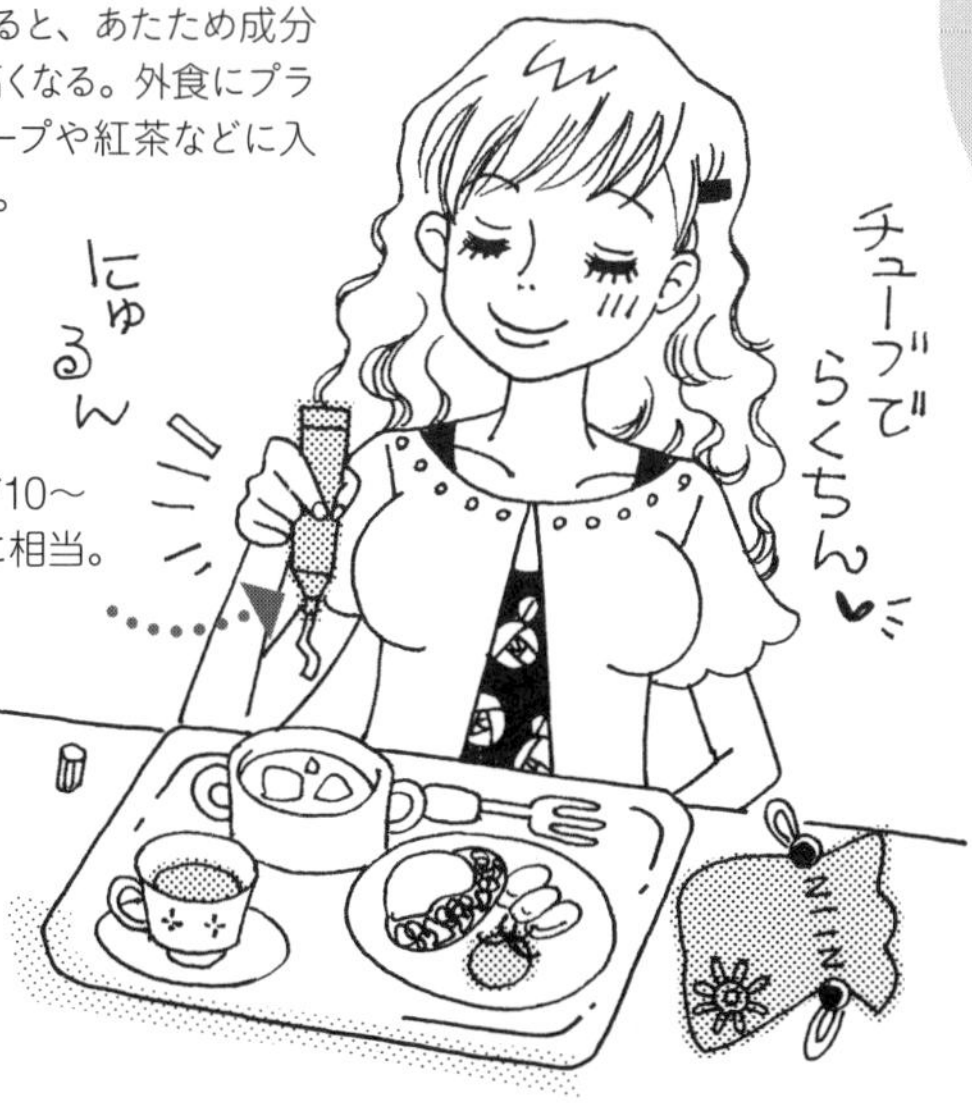

チューブのしょうが10〜15㎝が10〜15gに相当。

親指の先くらい＝10〜15g

生しょうがなら、親指の先ぐらいの大きさが10〜15g。1日ぶんの目安に。

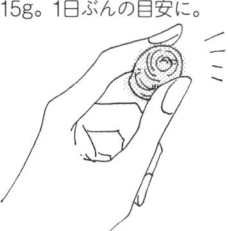

しょうがは、からだをあたためる温《おん》の食べものの代表です（ｐ70）。しょうがに含まれる**ジンゲロールという辛味成分に、血めぐりをよくするパワー**があります。

しょうがをたっぷりとると、からだの深部からポカポカしてきます。今日は冷えがつらい！　と思ったら、しょうがたっぷりの食事を。即効性も高い食べもので、**食べて1時間後くらいからエネルギーの消費量が高まる**といわれています。

もちろん日ごろから積極的に食習慣にとり入れれば、**代謝がよくなり、免疫力もアップ。体質改善にも役に立ちます**。

生しょうがはすって小分けにしてラップを。すぐ使えるように冷凍庫にキープ。外食が多い人はチューブしょうがでもOK。メニューにどんどん入れてみましょう。

menu 11

夕食を1週間毎日鍋ものにする

How to

鍋ものを食べれば、胃腸からホットに。発熱、発汗し、新陳代謝も増す。不調つづき……というときは、1週間鍋ものにして。ねぎを入れるとさらにあたため力がアップ。

～ 1week 新陳代謝アップ鍋レシピ ～

SUN	MON	TUE	
水炊き とり肉は筋肉をつくるたんぱく質源であり、からだをあたためる温の食べもの。唐辛子たっぷりのもみじおろしといっしょに。	**豆乳鍋** 大豆製品は低カロリーで良質なたんぱく質。女性ホルモン同様の効果も。にんじん、だいこんなどの根菜類を加えて。	**チゲ鍋** 唐辛子やコチュジャン、味噌など、さまざまなスパイスが含まれ、芯からあたたまる。豆腐、卵、豚肉など、良質なたんぱく質も豊富。	
WED	**THU**	**FRI**	**SAT**
カレー鍋 和風だしにカレールウを加えてつくる鍋。カレーにはターメリック（ウコン）をはじめ、数十種類のスパイスが。食欲増進効果も。	**すき焼き** 牛肉、とくに赤身は、血液の材料となる鉄分が豊富。あたため効果の高いねぎをたっぷりとれば血めぐりもアップ。	**湯豆腐** 豆腐はからだを冷やす食べものだが、熱を通して、ねぎ、しょうがを加えて。温の食材のたらを加えると、あたため力が増す。	**石狩鍋** さけと根菜類、調味料に使われる味噌や酒にも、からだをあたためる温の働きがある。さけはコラーゲン豊富な皮まで食べて。

食事は熱エネルギーをつくる源。**一日1食は、からだが内側から熱く**なっていくような、代謝アップメニューをとり入れてみましょう。

もっとも手っとりばやく、簡単なのは鍋もの。あたたかいスープと煮立った具を食べれば、すぐに芯からあたたまります。試しに1週間、鍋ものを食べてみてください。全身の血めぐりがよくなり、代謝が上がります。**お肌も髪の毛もツヤピカ**。

ひとり暮らしの人でも、ひとり用の土鍋などが市販されています。1週間鍋ものにすれば、数種類の野菜を買っても、使いきることができます。

おすすめしたいのが上記の鍋もの。なかでも**ねぎは、しょうがと並んで温《おん》の食べものの代表**（p70）。鍋ものには欠かせない野菜です。たっぷりとるようにしましょう。

menu 12

正しいフォームで30分歩く

How to

冷えて調子がわるい、生理（月経）痛がつらい……こんなときはとにかくスニーカーやローヒールにはきかえて、30分歩いてみて。

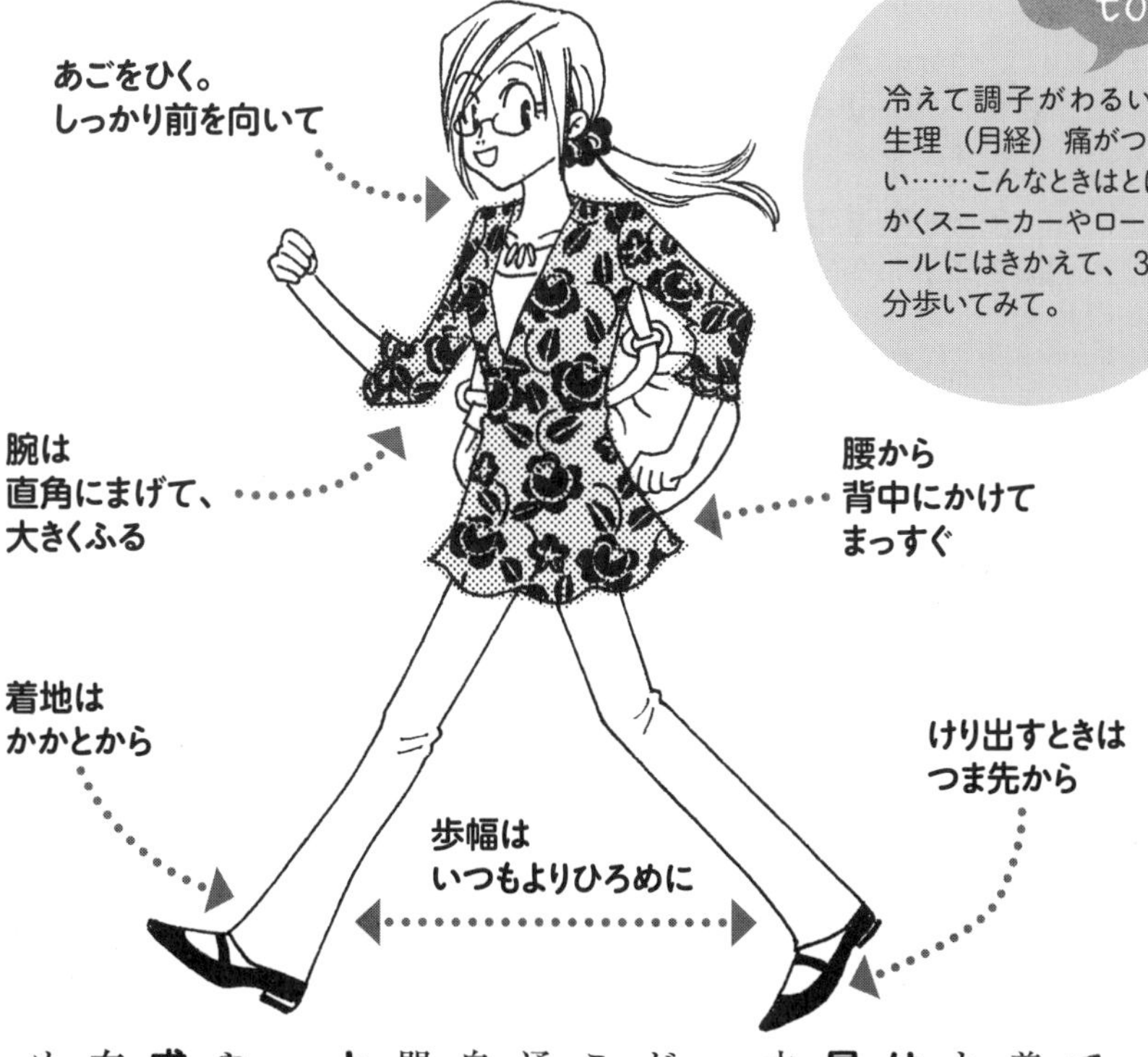
あごをひく。
しっかり前を向いて
腕は
直角にまげて、
大きくふる
腰から
背中にかけて
まっすぐ
着地は
かかとから
けり出すときは
つま先から
歩幅は
いつもよりひろめに

運動すると、血液循環がよくなって、からだのすみずみまで酸素と栄養がいきわたります。とくに酸素をとり込みながらおこなう**有酸素運動は、新陳代謝をよくして、体温を上昇させます**。ジョギングやエアロビ、水泳などがおすすめ。

そうはいっても、忙しい人や運動が苦手な人には難しいものです。そこで、提案したいのがウォーキング。通勤時間や子どもの送り迎えなど、自転車やバス、電車を使っている時間の一部を、ウォーキングに。**移動と運動を兼ねられる**ので一石二鳥。

カロリーを消費して、筋肉量をふやす、いわゆる**ダイエット効果まで求めるなら、30分以上歩く**のが理想。有酸素運動は20~30分つづけてはじめて、脂肪分が燃えはじめます。でも、**10分程度のウォーキングでも、血行をよくする効果**はあります。

menu 13

38～40度の湯船に胸下まで20分間つかる

How to

胸下までお湯をはる半身浴なら長い時間入れて、芯からあたたまることができる。下半身の水圧によるマッサージ効果で血めぐりもアップ。

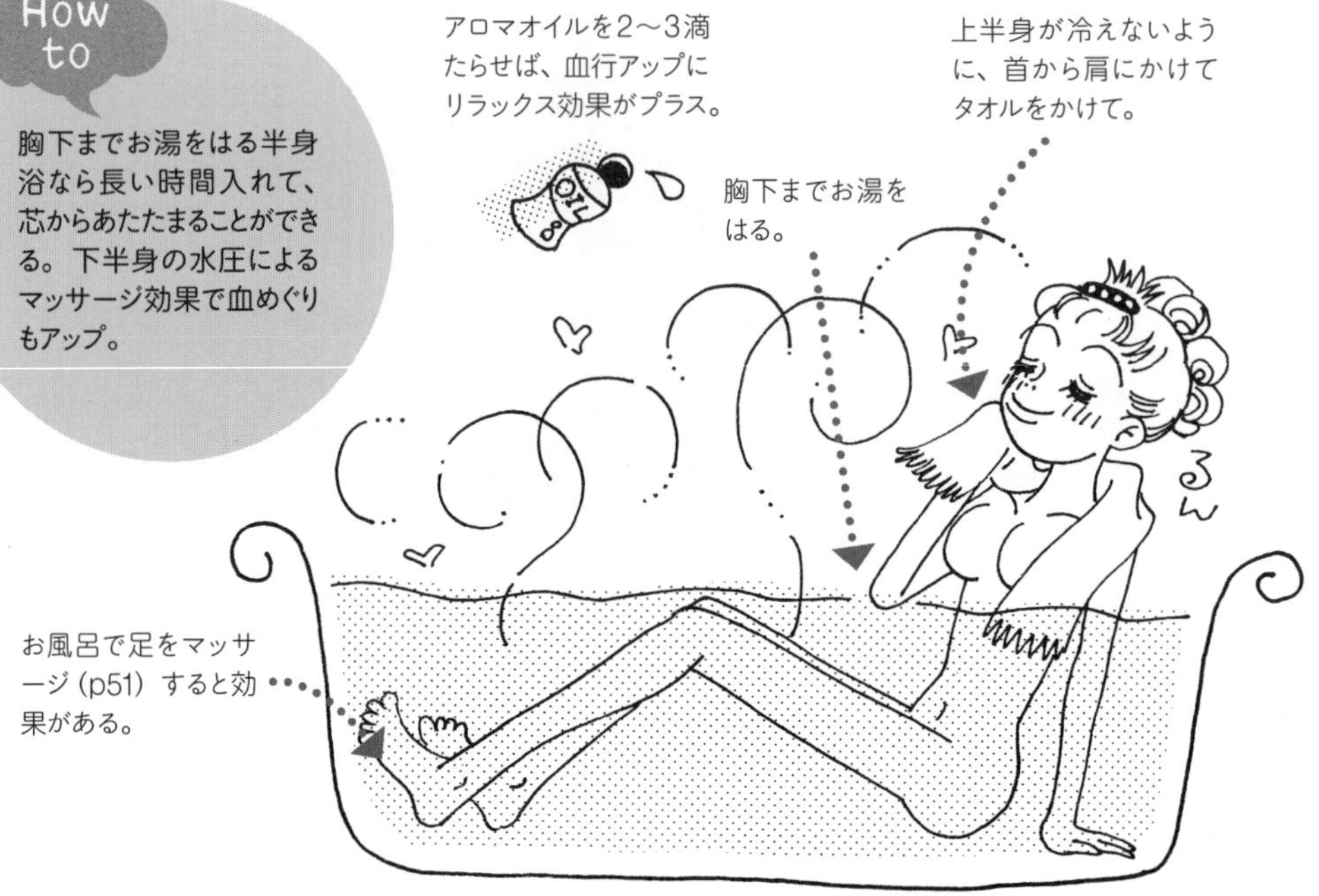

アロマオイルを2～3滴たらせば、血行アップにリラックス効果がプラス。
上半身が冷えないように、首から肩にかけてタオルをかけて。
胸下までお湯をはる。
OIL
るん
お風呂で足をマッサージ（p51）すると効果がある。

バスタイムこそ、冷えとりの絶好のチャンス。今までシャワー派だった人はとくに、入浴時間を30分確保して、半身浴にチャレンジして。

半身浴には血液循環をよくするパワーがたくさんあります（p82）。重要なのが温度設定。38～40度の温度が理想です。この温度は、**副交感神経の働きを優位にして、心身ともにリラックス**できる温度。**入浴中に、トータルで20分くらい湯船につかる**と、手足の先の毛細血管までひろがって、すみずみまであたたまります。また、入浴後も体内の熱をキープでき、ポカポカが持続します。

これ以上熱いと、交感神経が優位になって、血管がキュッと縮まり、のぼせの原因になるので注意して。

また、アロマオイルなどをお湯にたらして、芳香浴を楽しむのもおすすめ。リラックス効果が増します。

menu 14

交代浴でお風呂の保温効果を長持ちさせる

1回目 → 2回目 → 3回目 → 4回目

シャンプー&トリートメントタイム

1回目に湯船につかったら、シャンプーとトリートメント。次の湯船タイムでトリートメントをなじませて。

トリートメントを流す

2回目がおわったら、トリートメントをしっかり流す。3回目を利用し、フェイスパックなどをしてもいいかも。

ボディケアタイム

3回目がおわると、肌の角質もやわらかくなっているはず。ボディを洗って。4回目は、保温のためにさっと湯船につかって。

How to

38～40度のお湯につかって、交代浴をするのもおすすめ。湯船に入ったり、出たりをくりかえすことで、血管が開いたり閉じたりして血流がよくなり、保温効果も長持ちする。

半身浴のように長い時間つからなくても、効率よく血めぐりアップできるのが**38~40度のお湯での交代浴**。これは1回の入浴中に、湯船につかったり出たりする方法。つかっているときには血管が開き、出たときには血管が閉じる。これをくりかえすことで、血流がよくなり、からだのすみずみにまで血がめぐります。

湯船につかる時間、湯船から出ている時間は厳密に考えなくてもOK。ボディやヘアケアタイムとうまく組み合わせ、湯ざめしないようにして。

column

入浴前にホットドリンクを1杯

あたたかいドリンクを飲んで、内臓をあたためた状態で入浴してみて。内側からも外側からも効率よくからだをあたためることができます。

menu 15

足湯で下半身を重点的にあたためる

好きな雑誌や本などを読みながらリラックス。

太ももや腰のあたりにブランケットなどをかけて。

足首までお湯につかると、あたため効果がアップ。

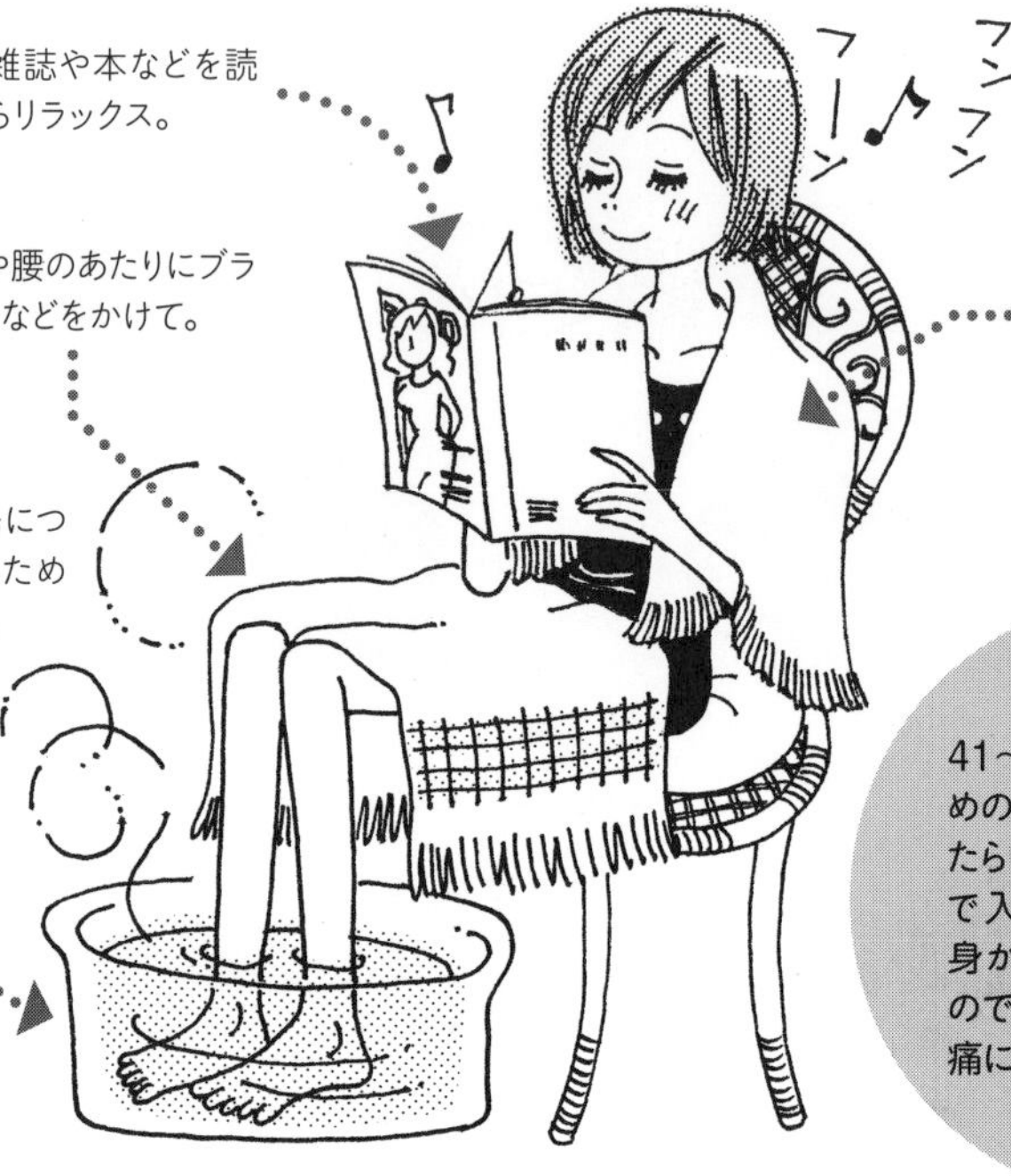

部屋をあたたかくしておき、さらにショールなどで冷え防止。

How to

41〜42度くらいのやや熱めのお湯を大きなバケツやたらいにそそいで、足首まで入れて約30分。下半身が重点的にあたたまるので、足腰の冷えや生理痛に効果大。

今日はお風呂に入りたくない……そんな日には、足だけお湯につける足湯を試してみて。

足湯のときは、41〜42度のお湯を使います。ちょっと熱めですが、足だけなので30分くらいつけておきます。そのあいだに、**お湯がぬるくなってきたら、とりかえたり、熱いお湯を足したりして**みて。

ポイントは足首までお湯につけるということ。足首は血管やリンパが密集している部分。ここをあたためることで、効率よく下半身から腰にかけてあたためることができます。

足冷えがひどかったり、腰痛や生理痛などで腰まわりがつらいときには、下半身だけを手軽にあたためることができておすすめです。

半身浴（p48）と同じように、好みのアロマオイルをたらして芳香浴も兼ねると、リラックスできます。

menu 16

指もみで手足の末端をあたためる

指のここをもんで！

爪のつけ根や左右の脇を、キュッキュッともむと、血のもどりがよくなる。足は黒丸のところをもむといい。（くわしい位置はp78・81）

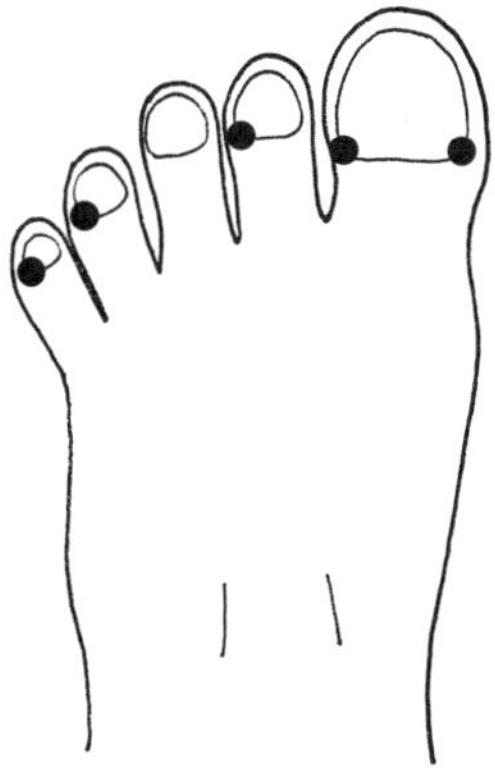

How to

手足の指をよくもむ。末梢の血管が刺激されて、血めぐりがよくなり、手足の先までポカポカに。末端の冷えがとれる。

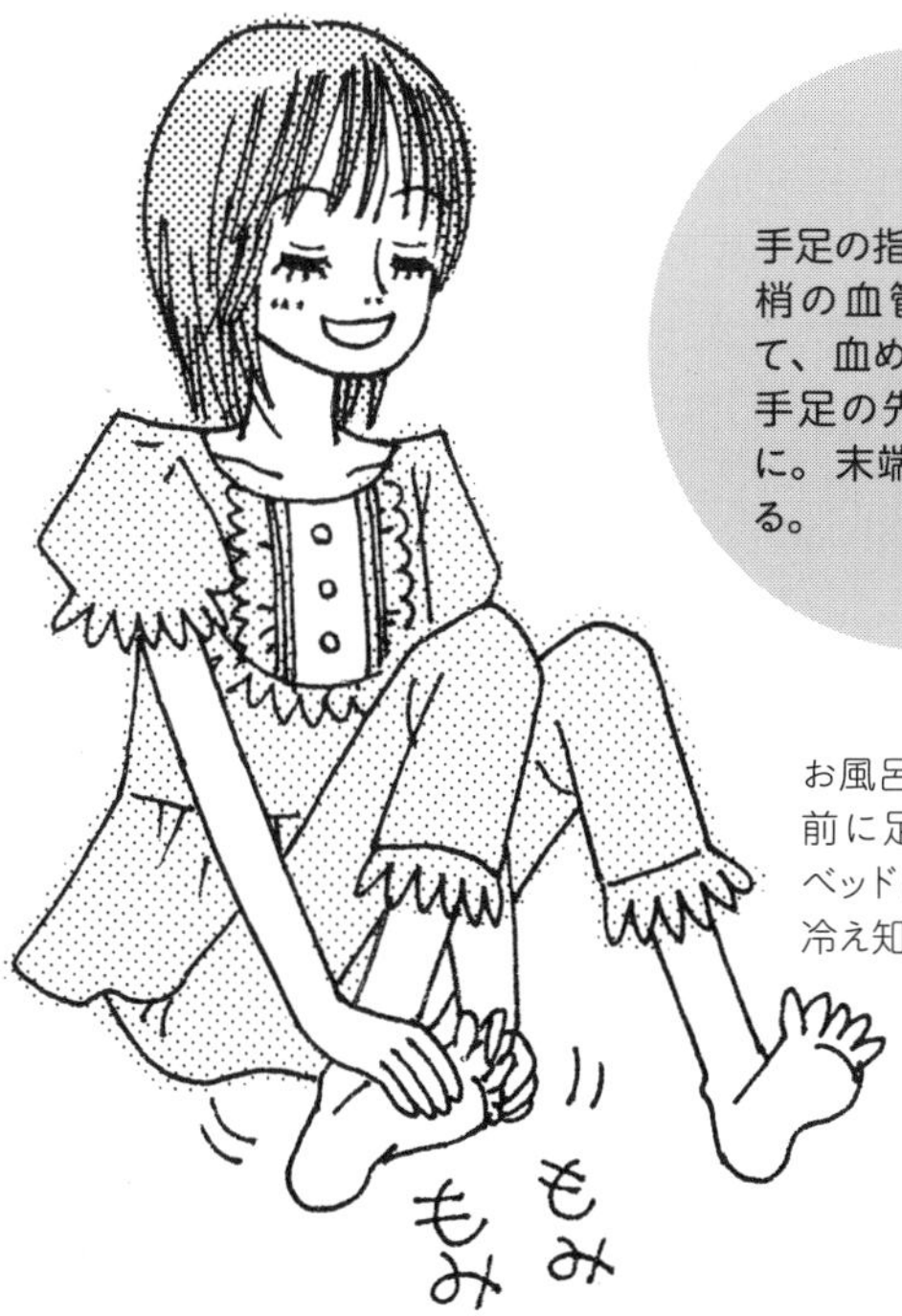

お風呂上がり、就眠前に足の裏をもむ。ベッドに入ってからも、冷え知らずに。

手足の冷えは、末端の血管が閉じてしまって、血行不良に陥っているために起こります。これを解消するのが爪もみです。

基本的にもむのは**手足の指の爪のつけ根の両サイド**。指の第一関節よりも指先に近い部分で、さわるとへこみがあります。

ここに重要なツボが集まっています。ここをもむと冷え改善だけでなく、**全身の機能を高める効果**があるともいわれています。

もむときは手の親指と人差し指で、手足の爪の左右をはさむように。ギューッと圧をかけて、痛いけど気持ちいい、というところではなす。これをくりかえしてください。

また、足の裏にはほかにも血行改善のツボがたくさんありますから、キュッキュッと**ランダムに押す**のも効果があります。

menu 17

5本指ソックスを重ねばきして寝る

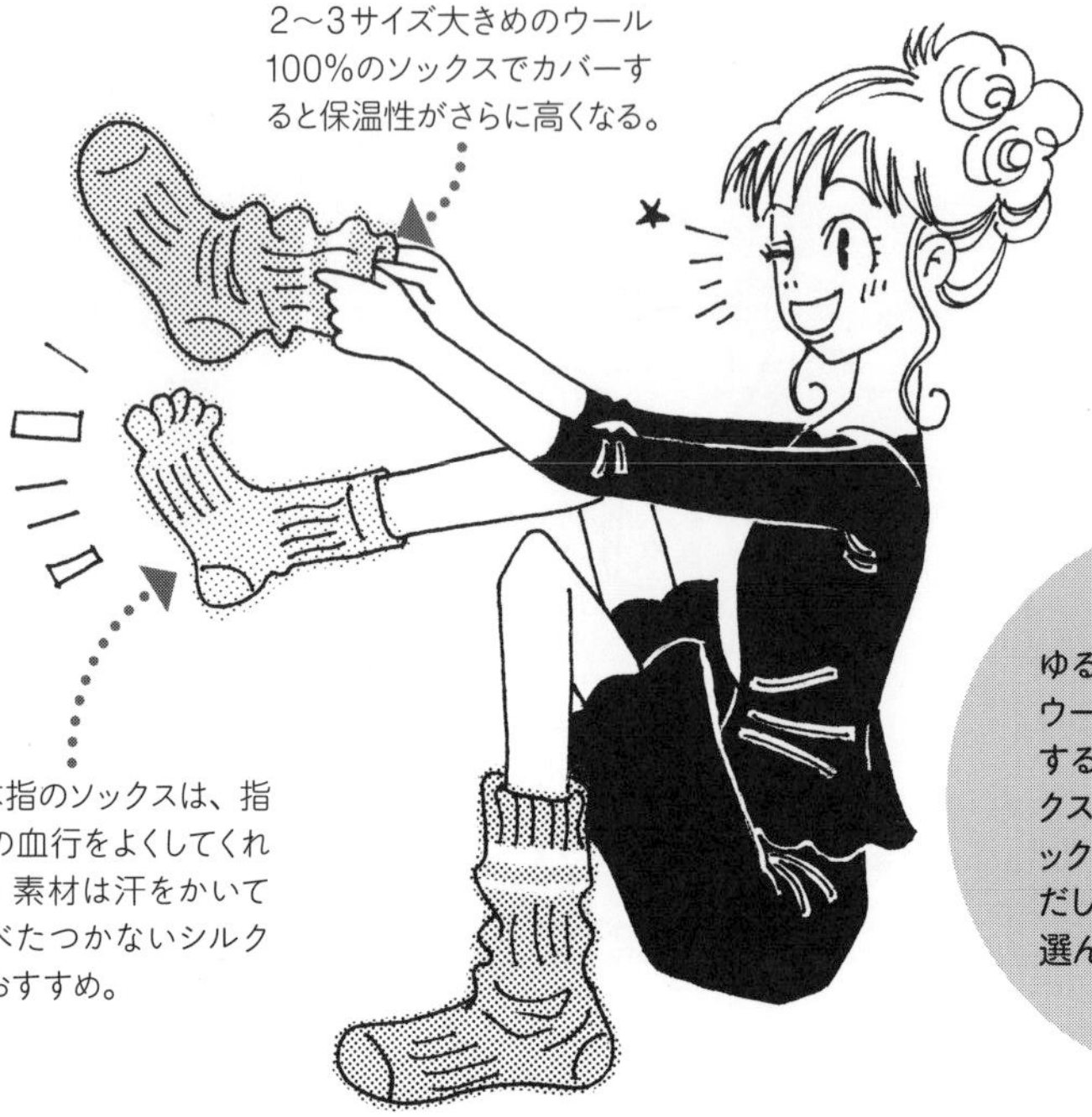
2〜3サイズ大きめのウール100%のソックスでカバーすると保温性がさらに高くなる。
5本指のソックスは、指先の血行をよくしてくれる。素材は汗をかいてもべたつかないシルクがおすすめ。

How to

ゆるめの5本指ソックスにウールソックスを重ねばきする。5本指とウールソックスのあいだに、さらにソックスをはいてもOK。ただしすべてゆるめのものを選んで。

ただはいているだけでも、血めぐりをよくするのが5本指ソックス。**指が開いた状態を保てるうえに、指の先、つけ根に刺激が加わる**ために、足全体の血めぐりがよくなるのです。

ふだんストッキングの人も、**ストッキングの下に、インソウルタイプの短めの5本指ソックス**をはいてみて。寝るときに足先が冷えてつらい人は、就眠用に使えるしめつけのないソックスを。インターネットや通販などで市販されています。

シルクは、保温性が高いのに、通気がよく、汗をかいてもさらりとしています。**お風呂上がりにはくと、あたたまった体温をキープ**できます。

また、ウールなどの大きめのルーズソックスを重ねばきすると、効果アップ。2枚のソックスのあいだにできた空気の層で、保温性がさらに高まり、朝までぐっすり眠れます。

menu 18

入浴後は30分でベッドに入る

～ お風呂上がりのタイムスケジュール ～

1　10分
部屋をあたためておき、タオルドライ
入浴前から部屋をあたためて、湯ざめしないように。入浴後はタオルでからだをふき、乳液などで保湿して。

2　10分
ドライヤーでヘアケア＋手足の保温
パジャマを着てから髪の毛をドライヤーでかわかして。カイロがわりに、手先や足先も温風をあてて保温して。

3　10分
ストレッチ&足ツボマッサージ
ストレッチをしたり、ツボを押したり、また手の届く範囲でからだをこすったりもんだりしてもOK。

How to
入浴後は、だらだら過ごさず、30分以内にホットなからだのままベッドに。30分のタイムスケジュールを組んでおく。

せっかくお風呂であたたまっても、そのまま1時間以上薄着で過ごしてしまうと、あっという間にからだは冷えてしまいます。**入浴後にからだから出ている熱をうまく利用する**ことが、ベッドに入ってから熟睡するコツ。そのためにも、入浴後にあらかじめなにをするか決めておくといいでしょう。

とくに、すんなり眠りにつくためには、**毎晩儀式的に過ごすことがよい**といわれています。あれをして、これをして、最後にこれをすれば睡眠。リズムが決まっていると、からだも頭も習慣化されて、すんなり睡眠モードに入っていけるのです。

たとえば上記のように、**入浴後30分間に、血めぐりをアップさせるプラスアルファのメニュー**をおこない、ベッドに入ってみましょう。翌朝の目覚めもスッキリするはずです。

menu 19

ベッドには湯たんぽを入れておく

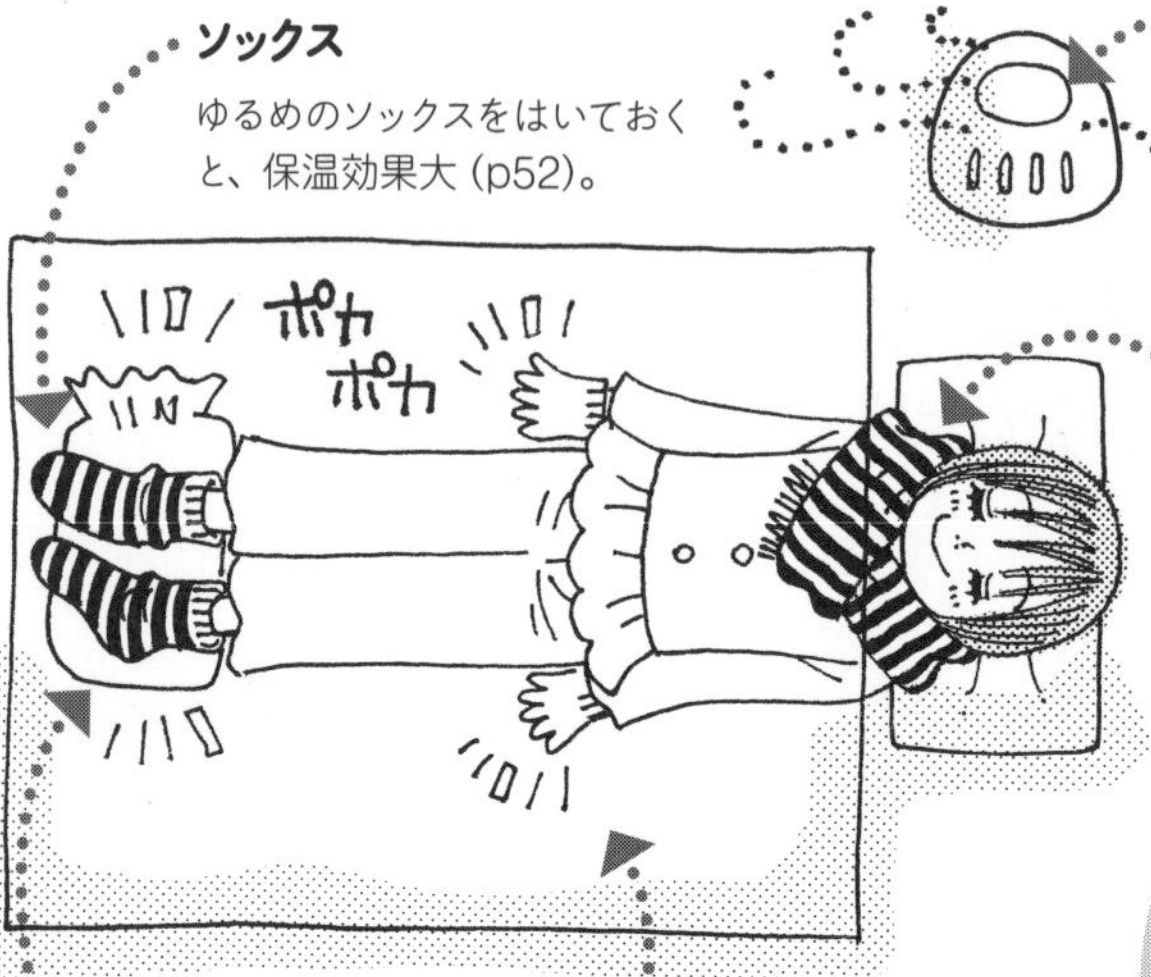

ソックス

ゆるめのソックスをはいておくと、保温効果大 (p52)。

加湿器

加湿器を使って、適度な湿度を保つと冷えや乾燥の防止に。

ストール

首まわりから冷えることが。ストールなどを巻いて。

湯たんぽ

入浴前にベッドの中心部に入れておき、寝るときに足元にうつすと、腰も足もあたたか。

寝具

化学繊維より羽毛など保温性、通気性の高い天然素材のものを。

How to

寝ているあいだにからだを冷やさないように、湯たんぽや加湿器を使って保温・保湿の工夫を。電気製品に頼るより、ナチュラルなものを使ったほうがからだにやさしい。

入浴前に、部屋をあたためておくことと同時に用意しておきたいのが湯たんぽです。あらかじめ湯たんぽを入れておけば、ベッドに入ったときのヒンヤリ感をふせげます。

湯たんぽを**入れるのは、横になったときに腰にくるあたり。ベッドに入るときに、足元に移します**。これでおなかと腰のまわり、足元も両方あたためることができます。

電気毛布などでもいいのですが、温度調節ができないものは、体温コントロール能力を損ねてしまうことが。寝ているあいだは、副交感神経が優位に立つために手足などから放熱されて体温が下がります。外側から熱を補給しつづけると、熱を放出することができなくなり、安眠の妨げに。**時間がたつごとに温度が下がっていく湯たんぽはすぐれた保温グッズ**なのです。

menu 20

ベッドに入ったら電気を消して深呼吸する

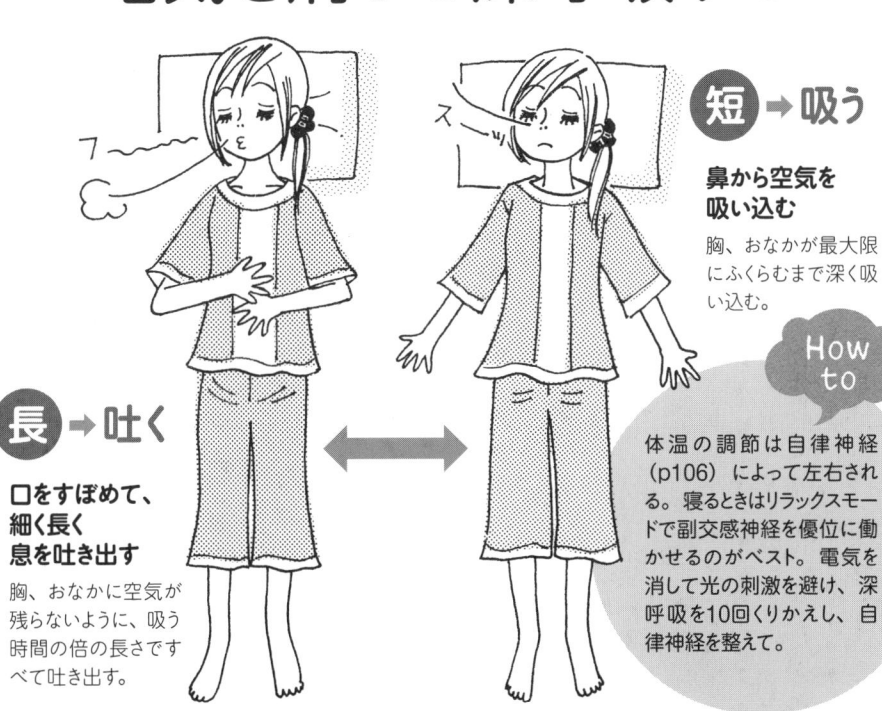

短 ➡ 吸う

鼻から空気を吸い込む

胸、おなかが最大限にふくらむまで深く吸い込む。

長 ➡ 吐く

口をすぼめて、細く長く息を吐き出す

胸、おなかに空気が残らないように、吸う時間の倍の長さですべて吐き出す。

How to

体温の調節は自律神経（p106）によって左右される。寝るときはリラックスモードで副交感神経を優位に働かせるのがベスト。電気を消して光の刺激を避け、深呼吸を10回くりかえし、自律神経を整えて。

血めぐりや体温調節は、交感神経、副交感神経からなる自律神経の影響を受けています。詳細はＰａｒｔ４でお話ししますが、この**バランスがくずれると、血めぐりがわるくなって、冷えの原因**になります。

また、自律神経は体温調節だけでなく、あらゆるホルモンや代謝内臓の働きなどにも影響を及ぼしています。**自律神経のバランスがくずれると、心身の不調**が起こります。

この自律神経のバランスを整える簡単な方法が深呼吸。眠りにつく前に深呼吸をしてみましょう。**副交感神経が優位に立つので、深いリラックス**を得られます。血管もひろがって、からだのすみずみまであたたかくなり、すんなりと眠りに入れます。眠りの質もよくなります。

また、**光は交感神経を刺激**するので、暗くしてからにしてください。

menu 21

寝るときは明日のことを考えない

How to

寝るときは、心身を休めることに専念できる状態にもっていくことが大切。
その日の疲れをその日のうちにリセットするための方法を、いくつか持っておく。

サスペンスより お笑い番組をみて笑う

ハラハラドキドキのサスペンスやホラーより、お笑い番組などで笑って副交感神経をアップ。

オルゴールや ヒーリング系 ミュージックをきく

ロックやテクノなどの興奮するような音楽より、オルゴールやヒーリング系音楽でリラックス。

アロマテラピーや お香を使って瞑想する

アロマやお香は脳にダイレクトに働き、リラックス効果が高い。深呼吸や瞑想を加えると効果大。

明日の予定を あれこれ考えない

手帳をチェックしたりするとストレスに。数時間すれば夜が明ける。あれこれ考えずに眠って。

その日自分が できたことをふりかえる

一日の最後に、できなかったことを後悔するより、自分ができたことだけを挙げていい気分に。

交感神経を優位にさせないようにするのが、冷え防止のポイントです（p118）。交感神経は、ストレスを感じたり、イライラしているときに優位になります。

こんな状態だと、目や頭が冴えてしまい、全身が緊張状態に。血液循環もわるくなります。

とくに**寝る前は、緊張状態をつくらないこと**。からだを冷やすのはもちろん、不眠の原因にもなります。眠りが浅くなれば、翌日に疲れが残ります。**寝覚めがわるいと、朝から活動できず、結果的にからだを冷やすサイクルに陥ります。**

寝る前には明日の予定や心配事などを考えてはダメ。心を落ちつけることに専念しましょう。どうすれば、**楽しくて幸せな気分になれる**のか、自分なりの方法をいくつか持っておくといいでしょう。

Part 3

3週間トライ！ 血めぐりアップで体質改善

自力で熱を生み出せるからだにかわれば、
心身ともに快調になれます。
そのためには、食事、運動、ファッション……
生活習慣全般を見なおして、
血めぐりアップにつながる習慣をつづけること。
まず3週間トライして、〝あたため美人〟に変身。

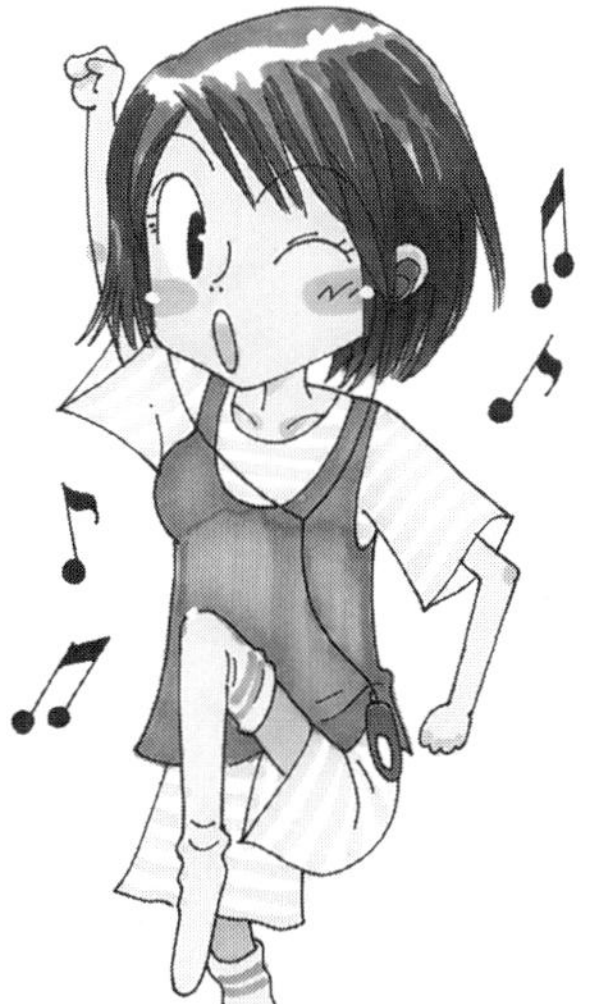

血めぐりアップ行動を3週間つづければ“あたため美人”になれます

からだに痛みがあるときは、鎮痛剤を飲めばラクになります。でも、冷え症は薬を飲んでもなおりません。冷え症の原因は食生活から運動習慣、遺伝的な体質など、複雑で多岐にわたっています。一か所に効果があることをしてもダメ。さまざまな角度から生活を見なおして、体質改善をしなければなりません。

まず、血めぐり悪化につながることをやめ、左に挙げたような血めぐりアップにつながることをはじめる。それを習慣化することが大切です。

行動が習慣化されるのには3週間くらいかかります。自分がやっていることを違和感なくできるようになったころに、体質も変化します。

自力で熱をつくり出して、血をめぐらせられるホットな体質にかわっていくのです。

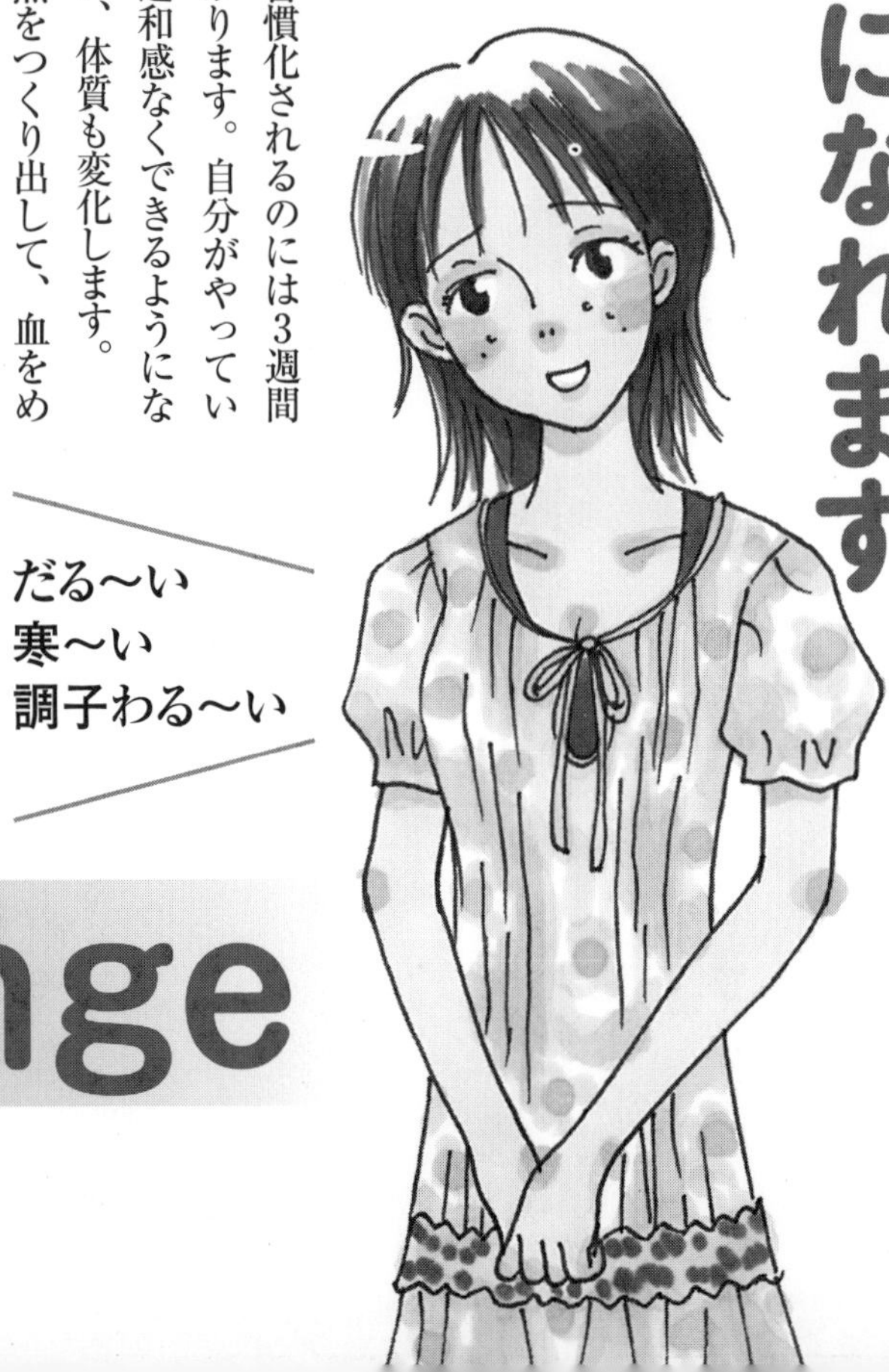

ange

体内リズムで 血めぐりアップ

朝起きて、食事をとり、からだを動かす。自然のリズムにそった生活をすることが大事。

p60

動いて 血めぐりアップ

運動で筋肉を動かせば、血流がよくなる。筋肉が増量すれば基礎代謝が上がり、ホットに。

p62

食べて 血めぐりアップ

食事はからだのエネルギー源。からだをあたためる食べものを積極的にとる。

p68

押して 血めぐりアップ

からだにあるエネルギーの通り道「ツボ」を押すことで、血めぐりがアップする。

p76

お風呂で 血めぐりアップ

湯船につかって、血めぐりアップ。入浴剤などを使うと、効率よくからだがあたたまる。

p82

ファッションで 血めぐりアップ

まず薄着をやめて。ただ厚着をするのではなく、ポイントを押さえて衣類を着用する。

p84

お部屋で 血めぐりアップ

自分の居場所を心地よく、あたたかくすることで、血めぐりをよくすることができる。

p90

脱・鎮痛剤で 血めぐりアップ

鎮痛剤は血管を収縮させて冷えを招く。頭痛持ちで常用しているなら別の鎮痛方法を。

p94

気持ちで 血めぐりアップ

ストレスは冷えの原因に。ストレスをためないように考え方をトレーニングしていく。

p96

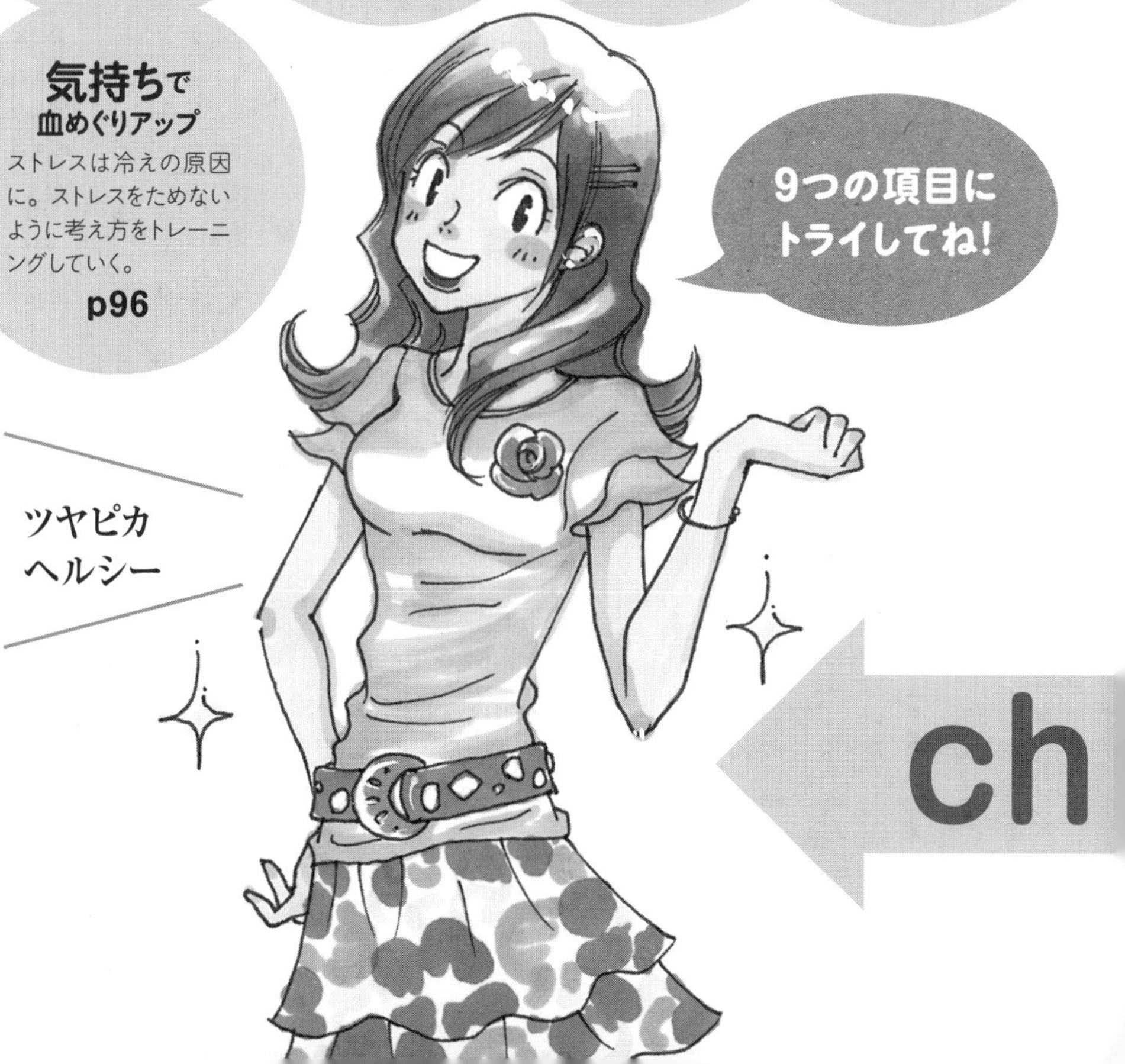
9つの項目にトライしてね！
ツヤピカ
ヘルシー
ch

体内リズムで血めぐりアップ

早起きして、食べて動けば、あたたかいからだのベースがつくれます

いいリズム

ストレッチと朝食で発熱して血めぐりアップ

朝起きてストレッチ。朝食をとってから活動開始。筋肉をほぐすと血液循環がスムーズに。食べものが胃に送られると、からだの内側からエネルギーがわいてくる。

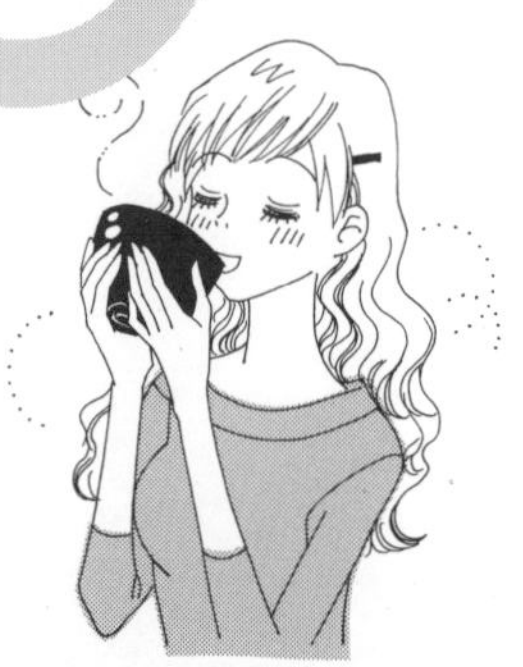

morning

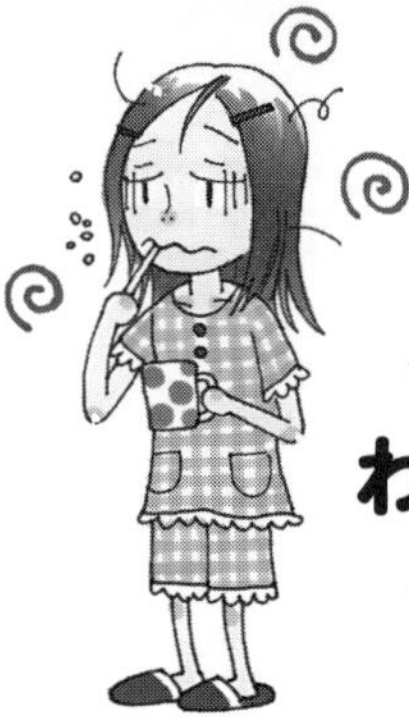

わるいリズム

寝坊して朝食抜き! エンジンがかからない

前夜からの不摂生がたたって寝坊。心身ともにボーッとして食欲もわかない。からだを動かさず、食事もとらないでいると、からだの中で熱が生まれずに冷えてだるい状態に。活動性も上がらない。

朝寝坊と夜更かしが根深い冷えをつくる

夜更かしした翌朝、目覚めがわるくてなかなか起き上がれなかったりすると、食欲がわかず、朝食も食べられません。エネルギー源が体内に入ってこないため、血めぐりがよくならず、体温が上がりません。活動スイッチが入らず、午前中ボーッと過ごしてしまいます。

頭がスッキリするのは、昼食をとったあと。そこから仕事や家事をはじめ、調子がよくなるのは夕方から夜にかけてです。

そのままずるずると活動をつづけると、やっぱりその晩も夜更かしに……。こんな悪循環をつづけていると、自律神経も乱れていきます。

根深い冷えは、こんなライフスタイルがつくり出しているのです。

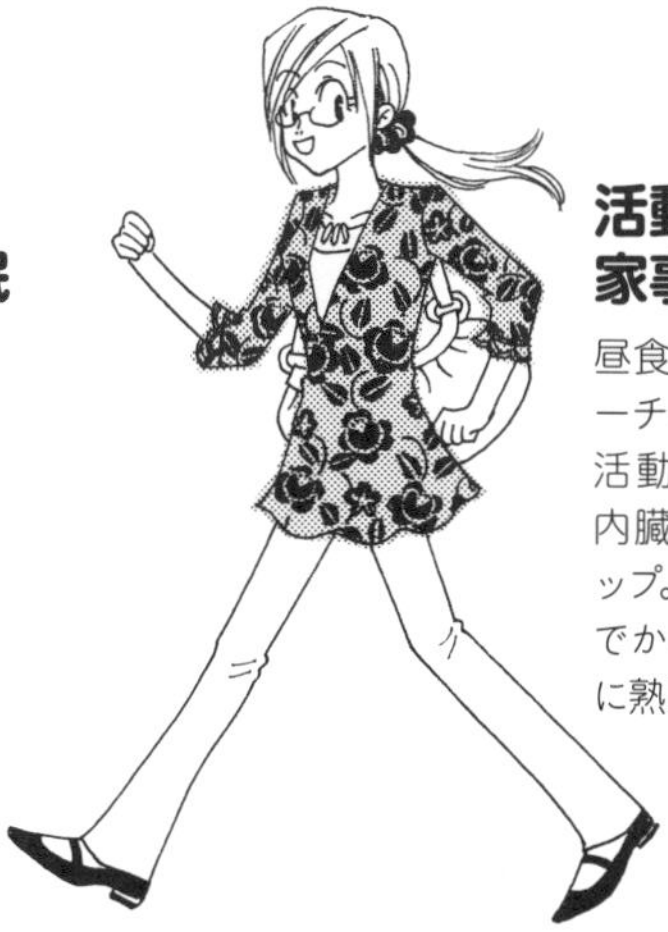

活動性がダウン。ゴールデンタイムは就眠

午後3時以降は活動性が低下。夕食をすませ、お風呂に入りはやめに就寝。午後10時～午前2時までは成長ホルモンが分泌され、新陳代謝が促進されるゴールデンタイム。よく寝ることが美人につながる。

活動性がピーク！家事も仕事もばっちり

昼食をとって、さらにエネルギーチャージ。午後のひとときは活動性がピークになる時間。内臓も活発に働き、代謝もアップ。この時間に家事や仕事でからだを動かしておくと、夜に熟睡できる。

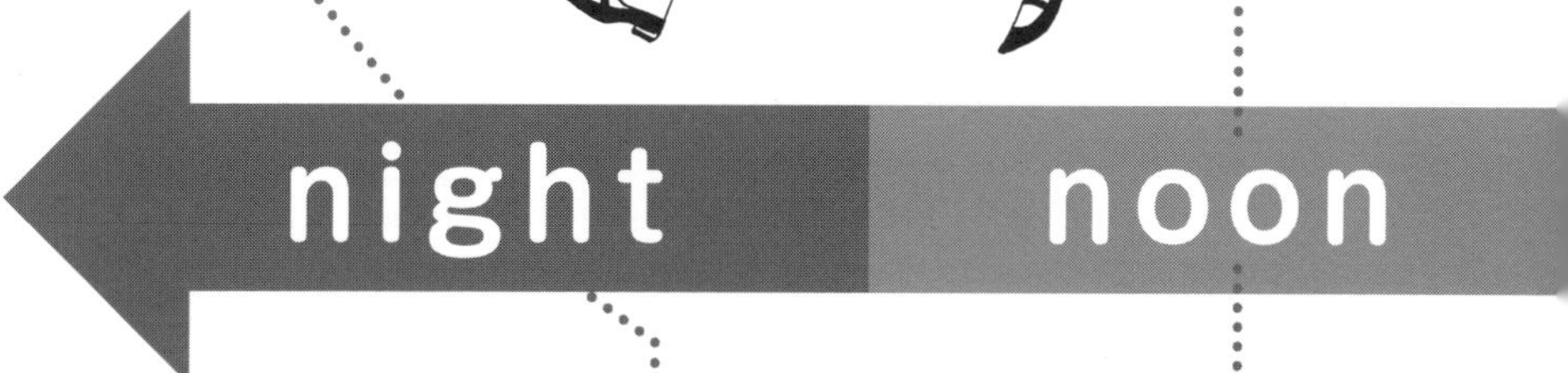

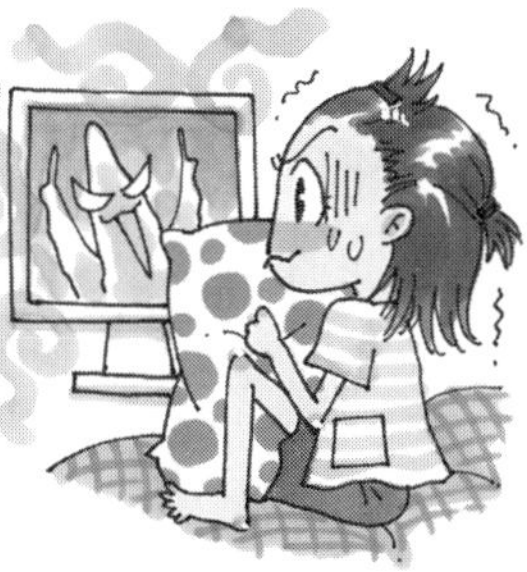

どんどん目が冴えて神経が休まらず睡眠不足

活動性の高まりが、いいリズムの生活（上）にくらべて、数時間ずれ込む。夕方から目が冴え、元気に。仕事や遊びがはかどり、夜に向けてどんどん調子を上げていくため、深夜眠れず、疲れがとれない。

昼食まで冷えダルモードやるべきときにボーッ

仕事をしても家事をしても身が入らない。昼食をとって、ようやくエンジンがかかりはじめる。でも、スロースターターなため、忙しく働くべき時間帯にボーッとしてしまい、仕事がおわらない……。

本来の体内リズムにもどし、冷えないからだづくりを

人間は昼行性といって、日の出とともに活動して、夜に休養をとる生き物です。朝きちんと起きて、食事をとることで、体温を上げて活動をはじめます。午後3時くらいまでのあいだが、活動性のピーク。日が暮れてくると、からだのほうもリラックスモードに入り、活動性が低くなっていきます。夜になると、完全に休養体勢になります。これが正しいリズムです。

私たちの生活は電化され、昼夜問わず明るくなり活動できるようになりました。でも、その便利さが、本来の体内リズムを無視することに……。早起きして、体内リズムをリセットしてみて。冷えないからだのベースを手に入れましょう。

動いて血めぐりアップ

筋肉をきたえると じっとしていても からだから熱が生まれます

筋肉は血液をめぐらせるポンプ

からだを動かせば、血めぐりがよくなります。筋肉がポンプのような役割をして、血液の動きをうながすためです。筋肉は、からだの中で熱を生み出し、さらにそれを運ぶ役割を担っています。

筋肉には、アウターマッスルとインナーマッスルとがあり、どちらも熱を生み出すのに大事な筋肉です。

アウターマッスルは腹筋や背筋、大胸筋などのからだを支える大きな筋肉。瞬発的にものを投げたり、持ち上げたりするときに使います。この筋肉を動かすと、熱をたくさん生み出すことができます。

インナーマッスルは、からだの深部にあり、関節の動きをしなやかにしたり、アウターマッスルを支え

運動をつづけるコツは？

コツ1 1日1～2回、10分を目標に

長くつづけるためには、短時間でよいので、生活習慣の中に時間割として組み込むことが大事。
起床後や就眠前の10分、昼休みの5分というように、誰にも邪魔されない時間を選んで習慣にして。こま切れの運動でも、血めぐりをよくする効果は十分にあります。

コツ2 呼吸はゆっくり、チョイキツまでがんばる

ゆっくり酸素をとり込みながらおこなう有酸素運動が基本。筋肉を縮めるときに、息を吐き、筋肉をゆるめるときに息を吸って。ちょっときついかな、と思ってから数回くりかえすと適度な負荷がかかり、筋肉が強化されます。

コツ3 水分補給とトレーニング前後のストレッチを忘れずに

トレーニング中にのどがかわいたら、体内は水分不足ぎみ。血液がドロドロで血めぐりがわるくなります。こまめに水分補給を。また、筋肉トレ前後は軽くストレッチを。無理な負荷や疲労で、筋肉が傷つき、硬直するのを避けられます。

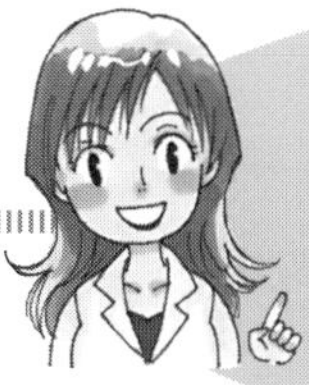

習慣にするなら これがおすすめ！

ヨガ・ピラティス

体系だてられた理論を持つ エクササイズとして人気

ヨガはヒンドゥー教の修行のひとつ。ピラティスは負傷軍人のリハビリだった。現在では体系だてられた理論を持つ筋肉強化のエクササイズとしても人気。スクールに通うのがおすすめ。

ラジオ体操

楽しく毎日つづけられる 第2は筋トレ効果が大

音楽にのって楽しく体操でき、毎日決まった時間におこなえるので習慣化するには最適。ひとつひとつの動きを正確に丁寧におこなうこと。ラジオ体操第2は第1より筋肉強化の要素が多い。

バランスボール エクササイズ

ふだんのイスをボールに かえて腹筋まわりを強化

バランスボールを使っておこなうエクササイズ。ふらつかずにまっすぐボールに座るだけで、自然と腹部のインナーマッスルが強化。ふだん使っているイスをボールにかえるといい。

ダンベル体操

自宅で簡単にはじめられ 運動強度も自由に選べる

自分にあう重さのダンベルを用意。ゆっくりと動かし、筋肉を強化。ダンベルはペットボトルなどでも代用可能。自宅で簡単にはじめられるうえに、自分のペースで運動の強度をかえられる。

たりする役割をはたしています。

筋肉強化で基礎代謝も上がる

　これらの筋肉をきたえると基礎代謝（ｐ１１１）がアップするので、からだがポカポカしてきます。

　とくにインナーマッスルは、深部についているため、意識して動かさないときたえにくい筋肉。インナーマッスルをきたえるときは、瞬発力を求める運動より、呼吸を整えながらゆっくりおこなう有酸素運動がおすすめ。ストレッチやヨガなどでゆっくり筋肉を伸縮させて強化します。

　筋肉を強化することで、からだがあたたかくなるだけでなく、関節のゆがみもとれて、からだ全体がひきしまっていきます。しなやかで魅力的なボディへと変身できるのです。

自宅で簡単にできる

部位別 マッスル強化エクササイズ

部位別に効率よく筋肉を動かし、強化するエクササイズを紹介します。
とくに下半身とおなかの筋肉をきたえておくと、下半身冷えはもちろん、
全身の血めぐりがよくなります。毎日つづけてみてください。

下半身をきたえる

踏み台昇降

踏み台を上り下りするエクササイズ。右足、左足とふんだら、右足、左足の順に下ろす。数回ごとに先行させる足をチェンジ。単純な動作でも、20分つづけると汗がじんわり。下半身全体がきたえられます。

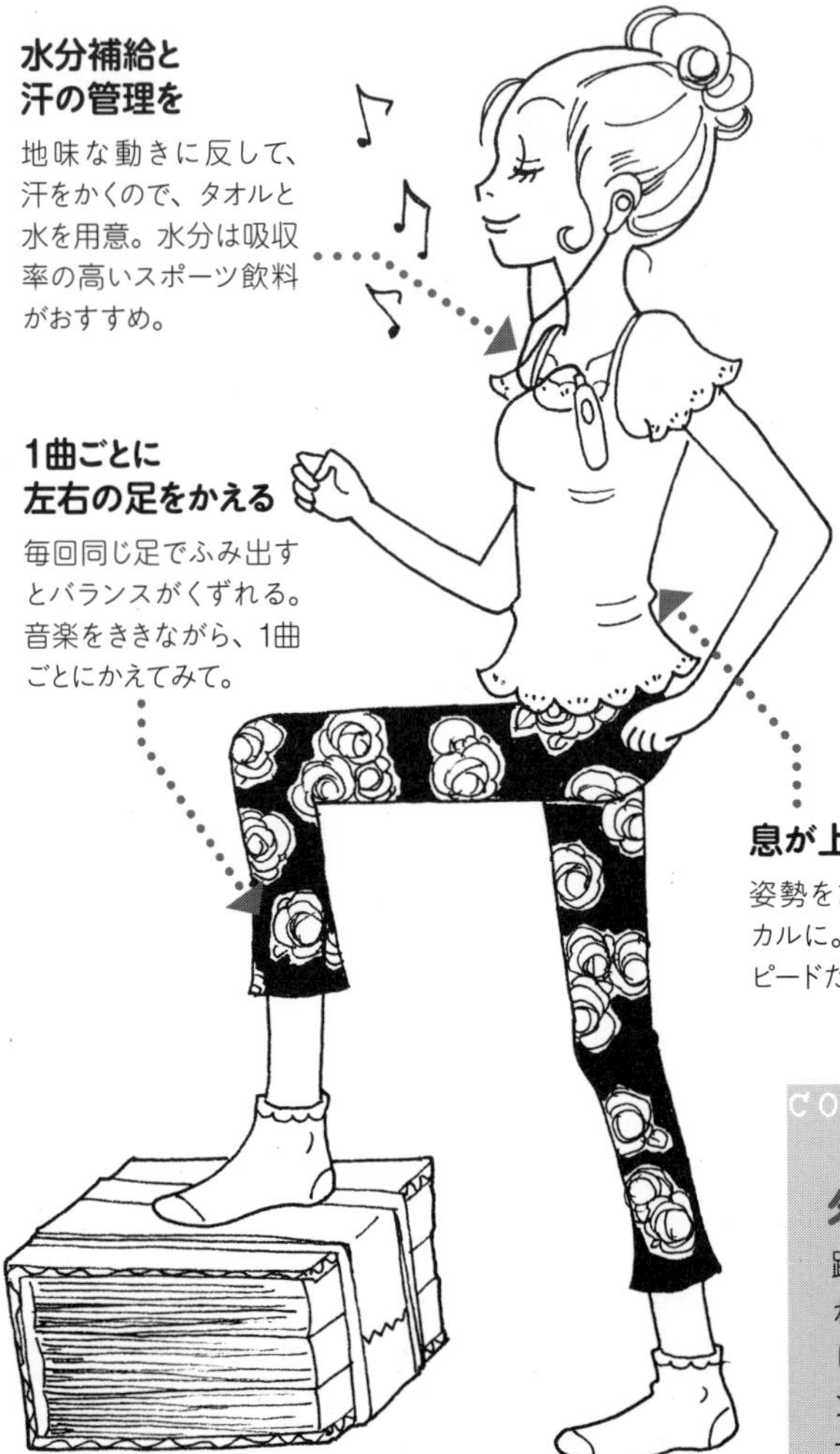

水分補給と汗の管理を

地味な動きに反して、汗をかくので、タオルと水を用意。水分は吸収率の高いスポーツ飲料がおすすめ。

1曲ごとに左右の足をかえる

毎回同じ足でふみ出すとバランスがくずれる。音楽をききながら、1曲ごとにかえてみて。

息が上がるくらいのスピード

姿勢をまっすぐにして、リズミカルに。息が上がるくらいのスピードだと筋力アップに。

column

踏み台は雑誌にダンボールを巻いてつくる

踏み台昇降用の階段が市販されていますが、雑誌などを束にして、10～30cmの高さにし、ダンボールで全体を巻いて補強すればOKです。

下半身をきたえる

スクワット

肩幅より少しひろめに足を開き、イスに座るように腰を落としたり、もどしたりして屈伸します。ひざがつま先より前に出ないようにすると、足が太くなりにくいので安心。

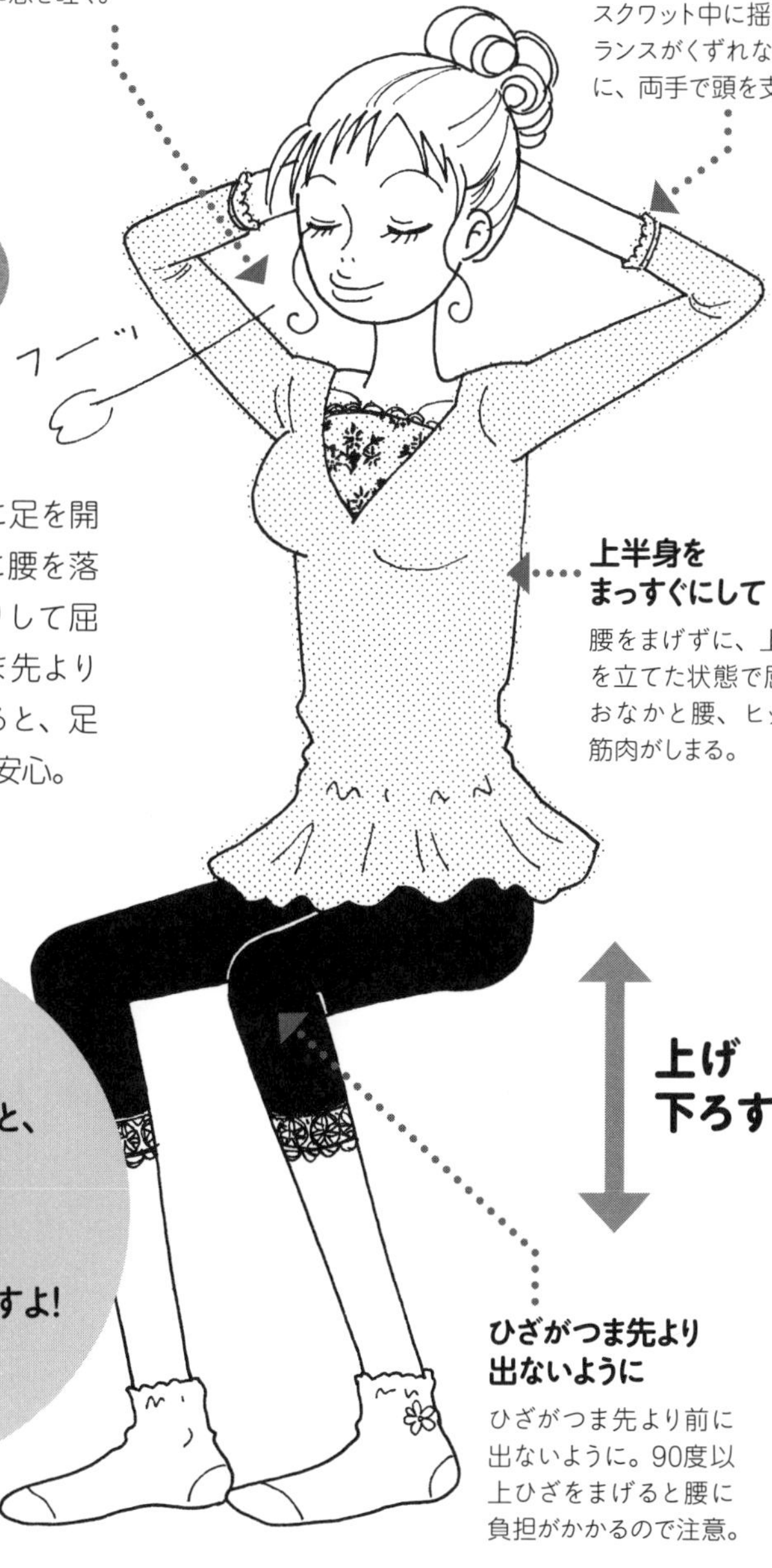

筋肉が収縮するとき息を吐く

腰を下ろすときに息を吐き、いったん息を吸う。ふたたび腰を上げるときに息を吐く。

手で頭を支えて

スクワット中に揺れてバランスがくずれないように、両手で頭を支えて。

上半身をまっすぐにして

腰をまげずに、上半身を立てた状態で屈伸を。おなかと腰、ヒップの筋肉がしまる。

上げ下ろす

ひざがつま先より出ないように

ひざがつま先より前に出ないように。90度以上ひざをまげると腰に負担がかかるので注意。

下半身に筋肉がつくと、歩いているだけで血行がよくなって、効率よくからだがあたたまるようになりますよ！

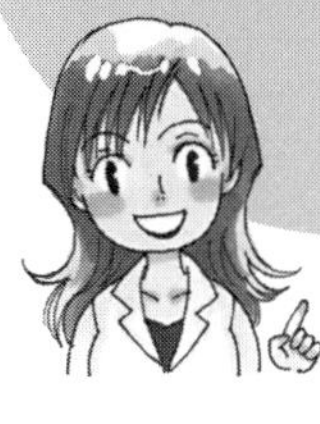

腹筋を縮め、
下腹に力を入れて

下腹に力を入れてへこませながら、腹筋を縮めるようにして起き上がっていく。

息を吐きながら
おへそをのぞく

細く長く息を吐きながら、起き上がる。その位置からおへそをのぞき込むようにする。

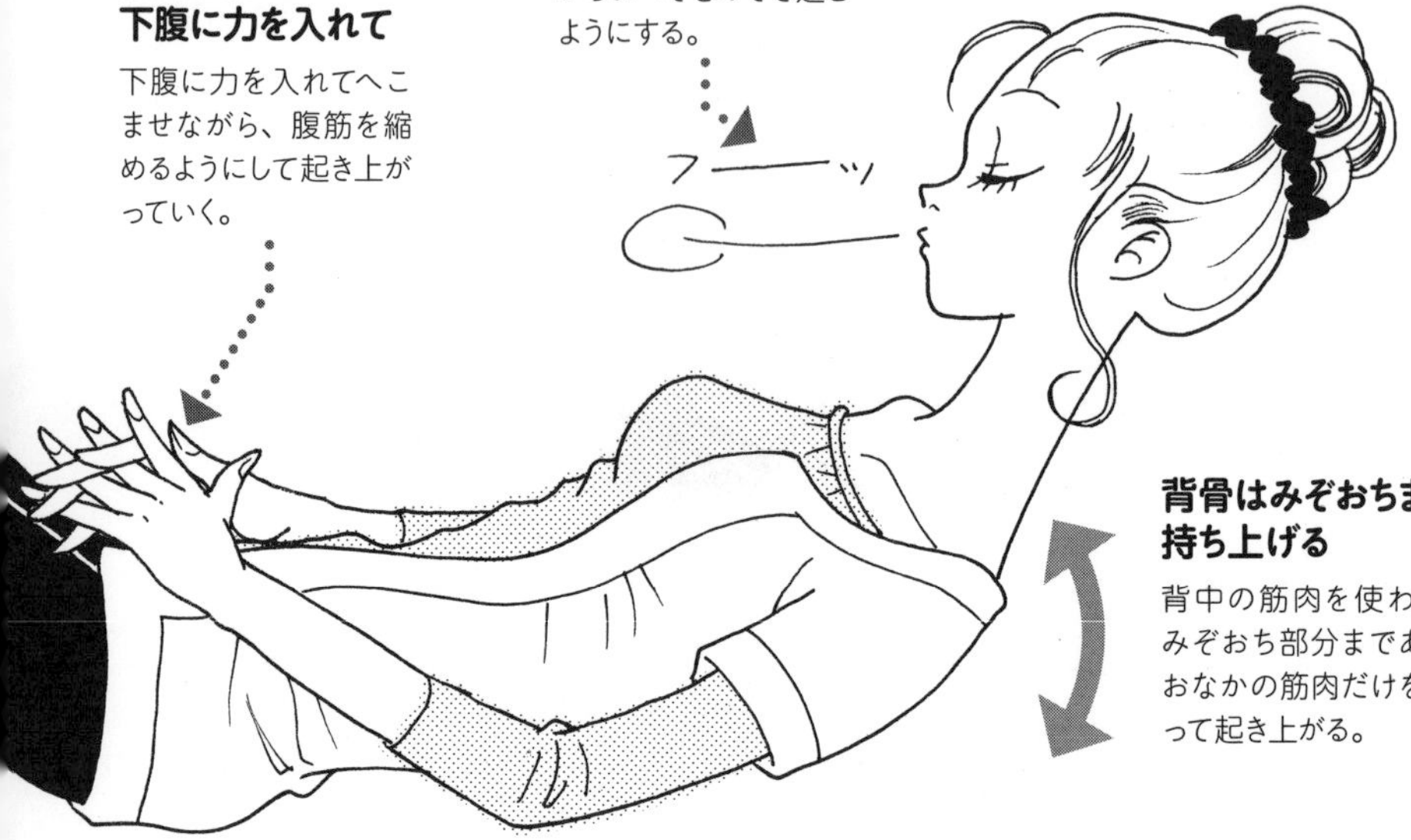

背骨はみぞおちまで
持ち上げる

背中の筋肉を使わず、みぞおち部分まであるおなかの筋肉だけを使って起き上がる。

肩の筋肉を
やわらかく

肩甲骨まわし

肩周辺の筋肉をほぐすことで、上半身の血めぐりをよくします。左右の肩甲骨のあいだは、エネルギーを燃やす褐色脂肪細胞が多いため、このエクササイズで、代謝が上がり、熱を生み出しやすくなります。

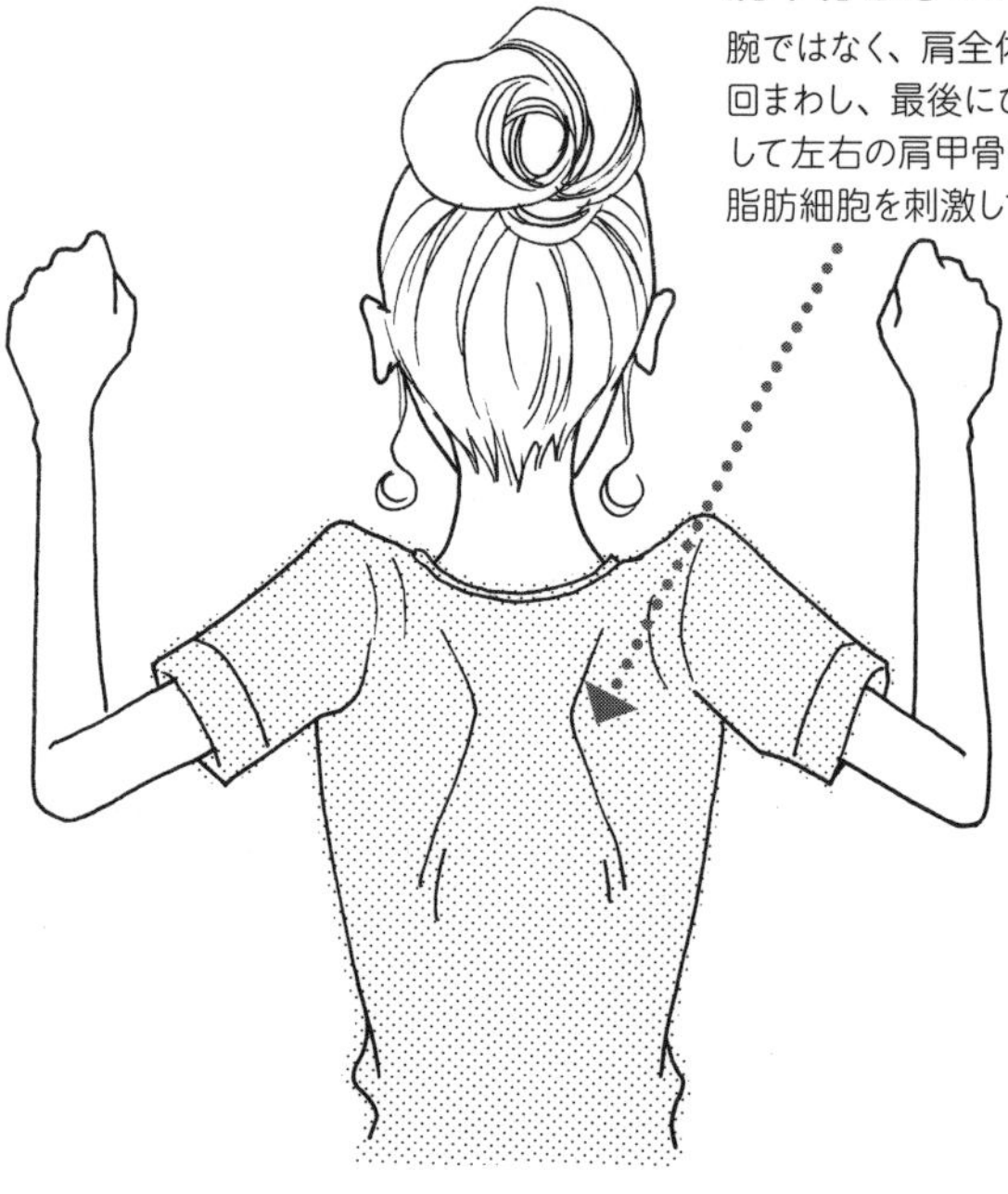

ひじをそらして
肩甲骨を寄せる

腕ではなく、肩全体を2〜3回まわし、最後にひじをそらして左右の肩甲骨を寄せる。脂肪細胞を刺激して。

おなかをきたえる

腹筋

おなかまわりの筋肉をきたえ、腹部の血めぐりをアップ。初心者は足を軽くまげた状態がラク。息を長く吐きながら、あばら骨をせばめ、おなかを縮めるイメージでからだを持ち上げて。

ひざを軽くまげておく

ひざをまげた姿勢をとると、腹部の無駄な緊張がとれて腹筋がしやすくなる。

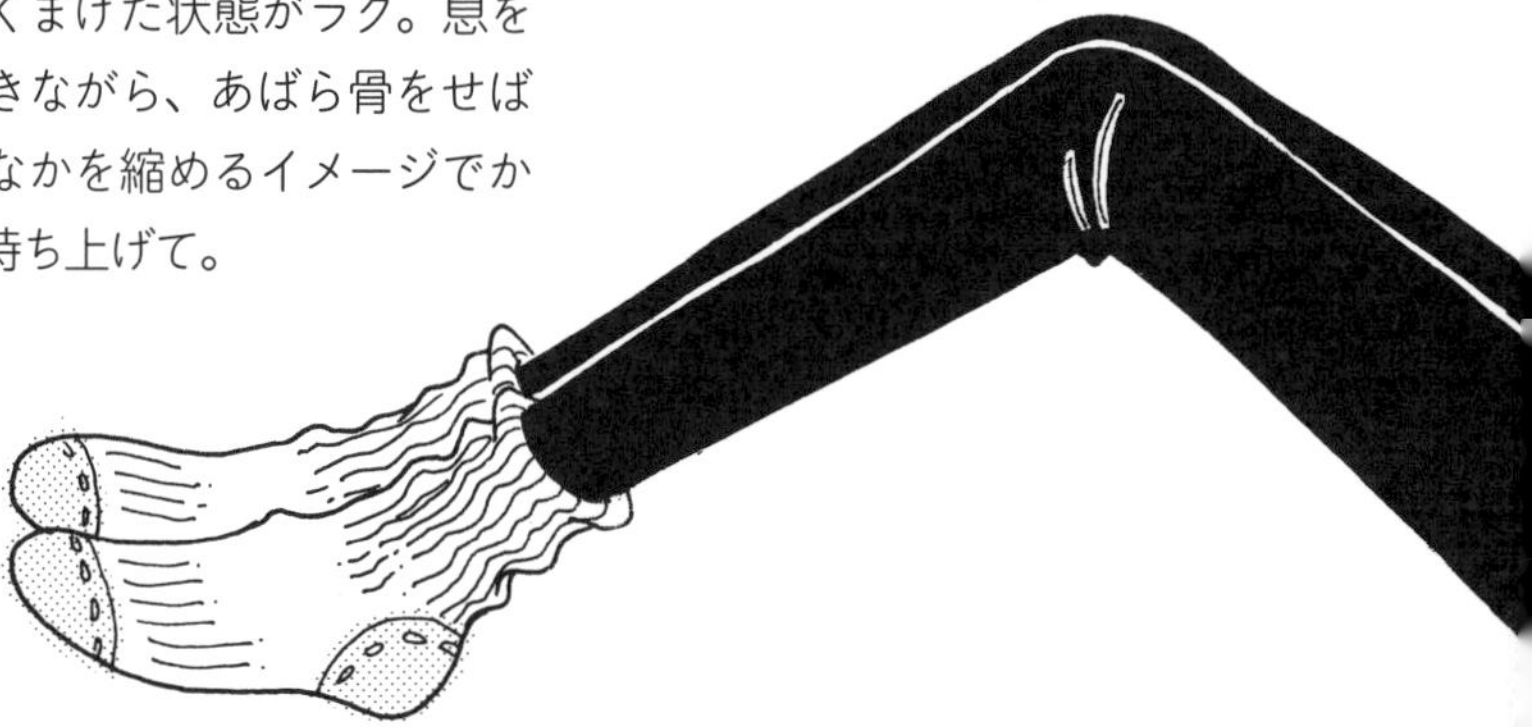

反対の手でひじをつかんで寄せる

手を使ってひじを寄せることで、肩甲骨を動かせる範囲をひろげて、筋肉を伸ばす。

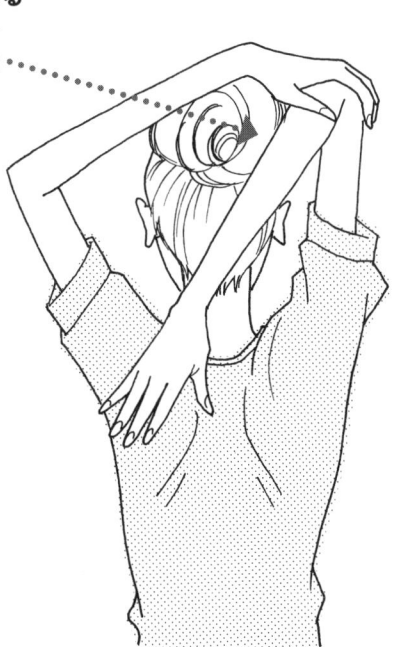

インナーマッスルを強化するならほかのエクササイズでもOK。ひきしまり、血めぐりのいいボディに変身!

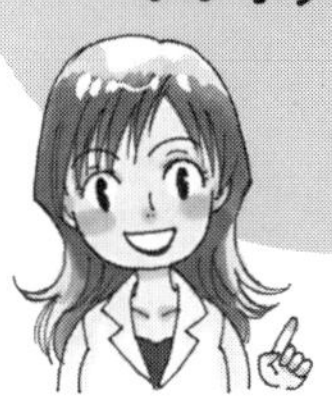

食べて血めぐりアップ

ダイエットこそ太る原因。"食養ルール"が美人への近道です

5つのルールで健康美人

ルール1

薬《やく》食《しょく》同《どう》源《げん》

薬と食べものは一体である

薬と食べものは一体だという考え方。薬でからだの調子を整えるように、からだをつくる源となる食べものも同じ働きをする。

アドバイス

良薬を見つけるように、食べものの生産過程や栄養素とからだに与える効果などを調べて食べる。

ルール2

食《しょく》性《せい》

あたためる食べもの冷やす食べものがある

食べものには、大きくわけてからだをあたためる食べもの、冷やす食べもの、中間の食べものがある (p70)。これを食性と呼ぶ。

アドバイス

ふだんから食べものの食性を意識して、からだをあたためる食べものを積極的に食事にとり入れて。

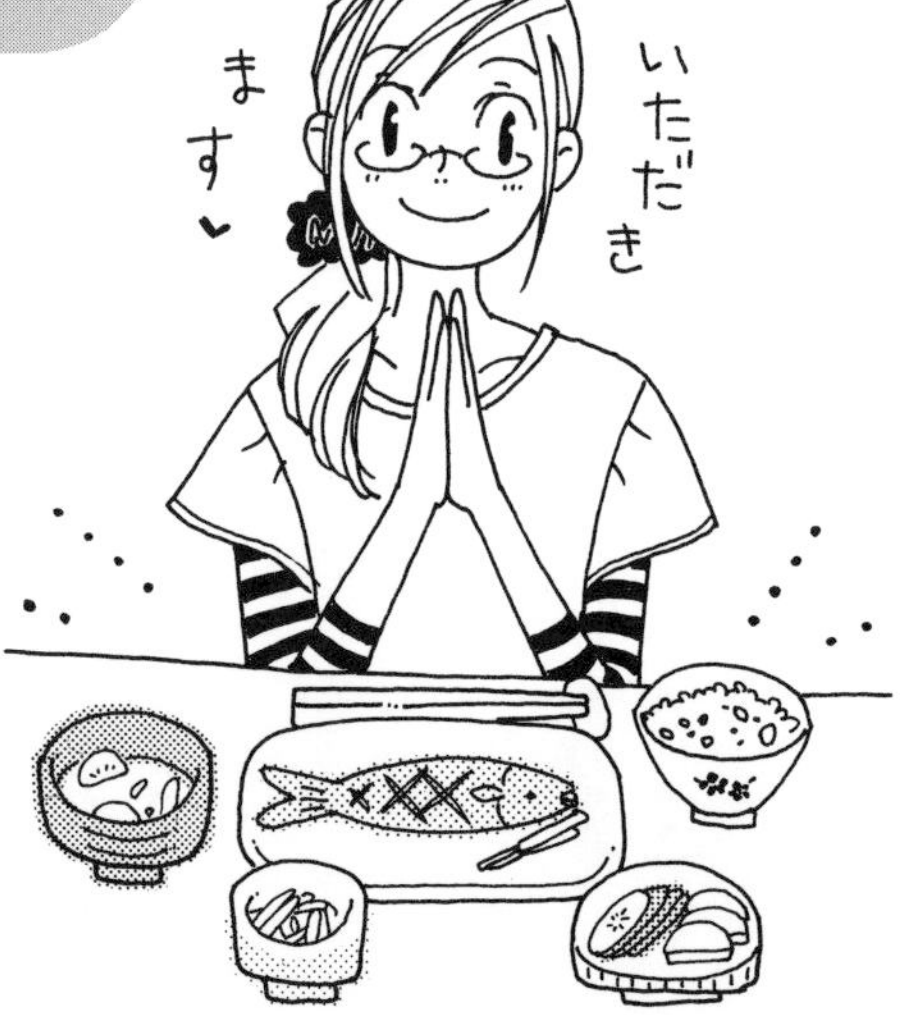

食べなければ活動できない

血めぐりをよくするためには、からだのエネルギー源になる食べものから見なおしていきましょう。

冷えている人によくみられるのが、無理なダイエットです。

極端に食べる量が少ないと、エネルギー不足になります。ガソリンが足りない車のように、動いて血めぐ

食事のときに心がけたい5つの食養のルール。
これらを心がけて食事をとると、自然と必要な栄養素を
バランスよくとることができ、冷え知らずの健康美人になれます。

ルール3
五《ご》味《み》五《ご》色《しき》
5種類の色と味にそれぞれの作用がある

食べものの味を五味（酸味、苦味、甘味、辛味、塩味）、色を五色（青、赤、黄、白、黒）に分類。それぞれからだへの作用がちがうと考える。

アドバイス

一日の食事の中で、5つの味、5つの色を意識して、さまざまなものをバランスよくとることが大事。

ルール4
身《しん》土《ど》不《ふ》土《じ》
育った土地の食べものをとる

人間は自然の一部。土地が食べものを育て、その食べものを食べて人間が育つ。生まれ育った土地でとれたものをとるべきだという考え。

アドバイス

昔とちがって土地の食べものを手に入れることが難しい場合もあるが、なるべく地元でとれた旬のものを。

ルール5
一《いち》物《ぶつ》全《ぜん》食《しょく》
命を丸ごといただき必要な栄養素をとる

命あるものをありがたく丸ごといただくことを大事にする考え方。それと同時にさまざまな栄養素をとることもできる。

アドバイス

切り身魚より小魚を選ぶ、無農薬の野菜を皮ごと調理する。豆類、無精製食品の玄米や黒糖もおすすめ。

りをよくしようと思っても、動く気力すらなくなってしまいます。

また、サラダやフルーツしか食べない、主食抜きで炭水化物をとらない、動物性脂肪を避けるために肉や魚を食べない……このようなダイエットもＮＧ。血めぐりがわるくなって、代謝がダウン。冷えだけでなく太る原因にもなります。

食事で養生すれば冷え症もなおる

漢方の世界では、昔から食養という考え方があります。食事で養生するということです。

食べたものがからだをつくっていきます。食養のルールを実践することが健康な状態を保つ、と考えます。冷え症などの、病気以前の病気（未《み》病《びょう》）も食養によってなおしていくことができます。

温性の食べものをとり、
中間と冷性は加熱する

実際は「熱《ねつ》、温《おん》、平《へい》、涼《りょう》、寒《かん》」の5つに分類されます。

下記では熱と温を「温性の食べもの」、涼と寒を「冷性の食べもの」、平をその「中間の食べもの」として紹介します。

中間の食べもの	**冷性**（冷やす）の食べもの
牛肉、豚肉、鶏卵	馬肉
いか、どじょう、はまぐり、こい、すずき、しらうお、ひらめ、あわび、たちうお	かき、かに、しじみ、たこ
	牛乳、バター
白菜、キャベツ、きのこ類、アスパラガス、春菊、もやし	たけのこ、トマト、にがうり、きゅうり、なす、ほうれんそう、レタス、セロリ、とうがん
米、とうもろこし	そば、小麦
里芋、じゃがいも、さつまいも、やまいも	こんにゃく
大豆、あずき、えんどう豆	豆腐
ごま、くこの実、ココナッツ、落花生、けしの実	
ぶどう、あんず、いちじく、ほし柿	バナナ、マンゴー、パイナップル、すいか、柿、なし、いちご、メロン、みかん、りんご
しょうゆ、精製塩、はちみつ	白砂糖
	緑茶、コーヒー

温性の食べものを中心に食事をとって。冬が旬の食べものや、寒冷地で育つものは温性で、夏が旬の食べものや、温暖地で育つものは冷性だと覚えると便利。冷性をとるときは、加熱すればからだを冷やす性質は弱まります。化学調味料類は冷性、精製された白米、白砂糖は中間や冷性の食べものになります。

おもな食性一覧

種類	温性（あたためる）の食べもの
肉類	羊肉、鶏肉、鹿肉
魚介類	あじ、さば、いわし、うなぎ、あなご、えび、ふぐ、たい、かつお、ぶり、たら、さけ
乳製品	チーズ
野菜類	ねぎ、玉ねぎ、にんじん、にら、しょうが、しそ、にんにく、ごぼう、かぼちゃ、だいこん、かぶ、わさび、れんこん、しそ
穀物	もち米、玄米、ライ麦
いも類	
豆類	いんげん、そら豆、納豆
種・実	くるみ、松の実、くり
果物	桃、ざくろ
調味料	みりん、からし、みそ、山椒、こしょう、シナモン、黒糖
飲みもの	日本酒、紅茶、中国茶、ココア

迷ったら
これで決まり

まちがいなくあたたまる 外食キーワード

すべての食事を自炊するのは難しいものです。外食のときに、
下のキーワードを中心にメニューを選んで。血めぐりアップにつながります。

スパイシー

香辛料は血めぐりをよくして代謝を上げる働きが。カレーやエスニック、中華料理をとって。(※)

とろみ

スープなどでもとろみがあると、保温効果大。熱を逃がさず、そのまま胃まで運んでくれる。

ねぎたっぷり

代表的な温性の野菜で薬効も。薬味としてのせれば、からだをあたためるメニューに変身。(※)

ジンジャー《しょうが》味

しょうがは、温性の食べもの(p45)。加熱したり、熱いものに入れるとさらにパワー上昇。

にんにくたっぷり

にんにくのスコルジニンという成分には血管をひろげて、血めぐりをよくする作用がある。(※)

〜鍋

外食で迷ったら鍋を選んで(p46)。七味、山椒などのスパイス類も多めにふりかけて。

ホット、辛味

こしょうや七味唐辛子などがたっぷり使われた食べもので、代謝を上げてあたためる。(※)

精がつく

うなぎ、やまいもは滋養強壮をはじめさまざまな栄養素がふくまれ、血めぐりに効果大。

※胃腸が弱っているときは少なめに!

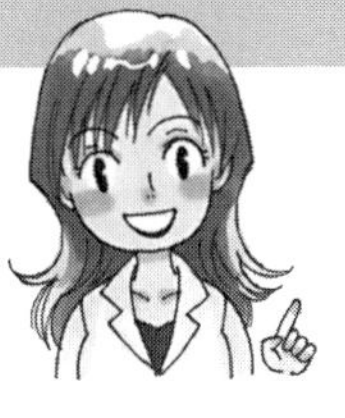

ちょっと風邪ぎみ……と思ったら、「あんかけうどんにしょうがとねぎたっぷり」と注文

食事で体調コントロール

薬食同源というとおり、自分の健康状態をはかり食事をとるのは大事。私は、風邪のひきはじめかなと思ったら、近所のお蕎麦屋さんで「あんかけうどんにしょうがとねぎたっぷりで！」とお願いするんですよ。

七味唐辛子をたっぷりかけて食べると、たちまちからだがポカポカ。

漢方では薬の服用後におかゆを食べるという処方もあるほど。風邪のとき、あたたかい炭水化物をとり、体温を上げてウイルスの増殖を避けるのは、理にかなっているのです。

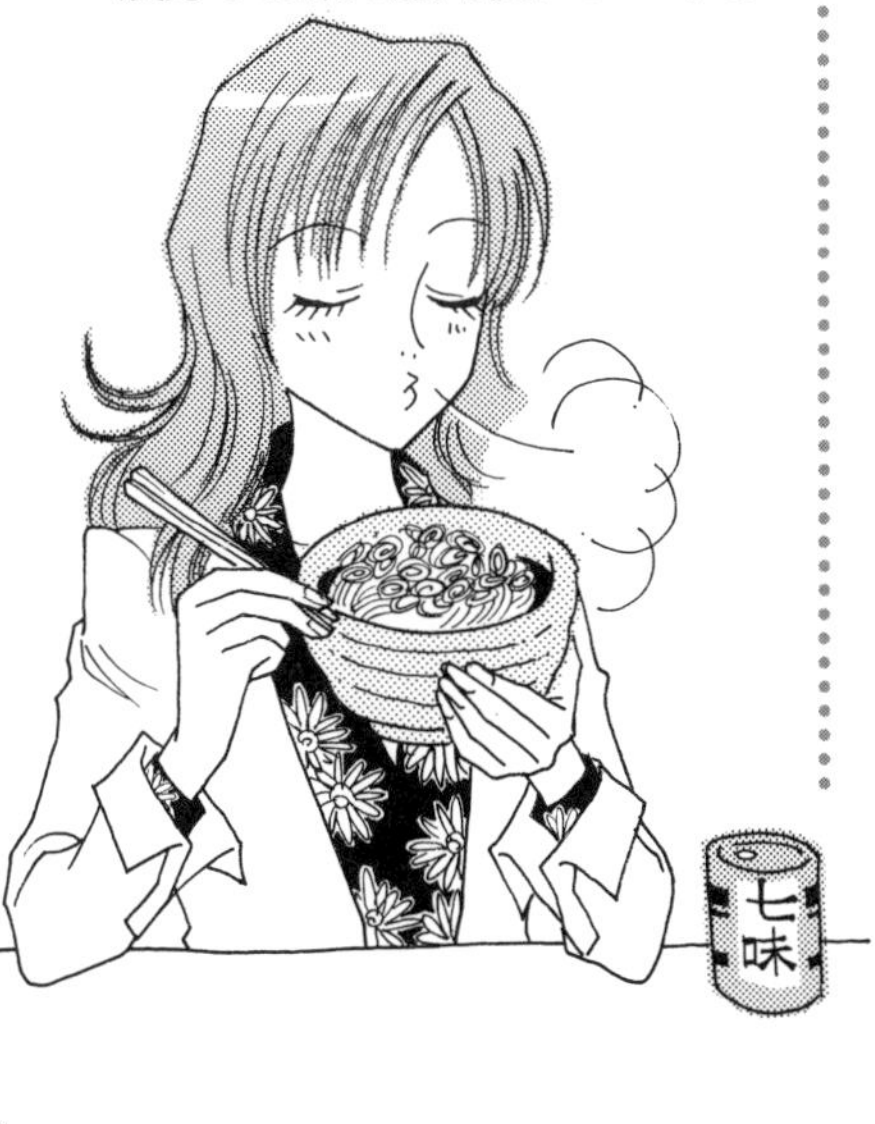

不調にふりまわされないために食事を選ぶ

朝はフルーツや生野菜だけだったり、ギンギンに冷えた水を飲みつづけたり。それを健康的なことだと思い込んでいる女の子って、意外と多いんです。雑誌やテレビでみたりきいたりしたことを、次々と試し、結局からだを冷やして不調だらけに。

冷えでつらい人は、自分の食事を見なおしてみて。食品の流通や保存が変化したので、昔の人のように添加物なしの旬のものを食べるのは難しいかもしれません。でも、食養ルール（p68）にそって、からだの声をききながら、食べものを選んでいくと、不調にふりまわされることがなくなります。

column

葛のパワーで心からポカポカ

葛《くず》にはからだをあたためる効果的な成分がたっぷり。
ティーブレイクに葛湯を飲んで、熱をチャージ。
からだの芯からあたたかくなりましょう。

風邪に有効、葛根湯も「葛」

ティータイムにからだをあたためたいときに、おすすめなのが葛湯。葛の粉をお湯でといた飲みものです。とろみがあって、保温性が高いため、胃腸をあたためることができます。

また、葛はもともとマメ科の植物で、たくさんの薬効成分がふくまれています。

「葛根湯《かっこんとう》」という漢方薬の名前をきいたことがあるでしょうか。葛にはダイゼイン、プエラリン、ダイズインといった成分がふくまれています。血めぐりをよくして、からだをあたためる効果や、解熱、発汗、鎮痙《ちんけい》作用があります。そのため風邪のひきはじめや肩こりなどのトラブル時に飲まれることが多いのです。

成分重視なら本葛100パーセントを

葛湯は、葛の根を精製してしまっているため、成分は漢方薬にくらべたらわずかなものです。

ただ、片栗粉やコーンスターチのようなそのほかのでんぷんや、多くの市販の葛湯（片栗粉などが混ざっている）には、こうした有効成分がほぼ入っていません。効果を求めるなら、本葛１００パーセントのものを飲んだほうがいいでしょう。

本葛も一般的な葛湯も、1回分ずつパックされたレトルトの商品が手軽に手に入ります。お湯をそそぐだけなので便利。オフィスなどでも、簡単に飲むことができます。

1 まず熱湯でカフェオレボウルをあたためて

カフェオレボウルに熱湯を注ぎ、器自体をあたためておきます。その後、お湯を捨てて、葛湯用の葛粉を入れます。こうすると、次にお湯をそそいだときに、熱がさめません。

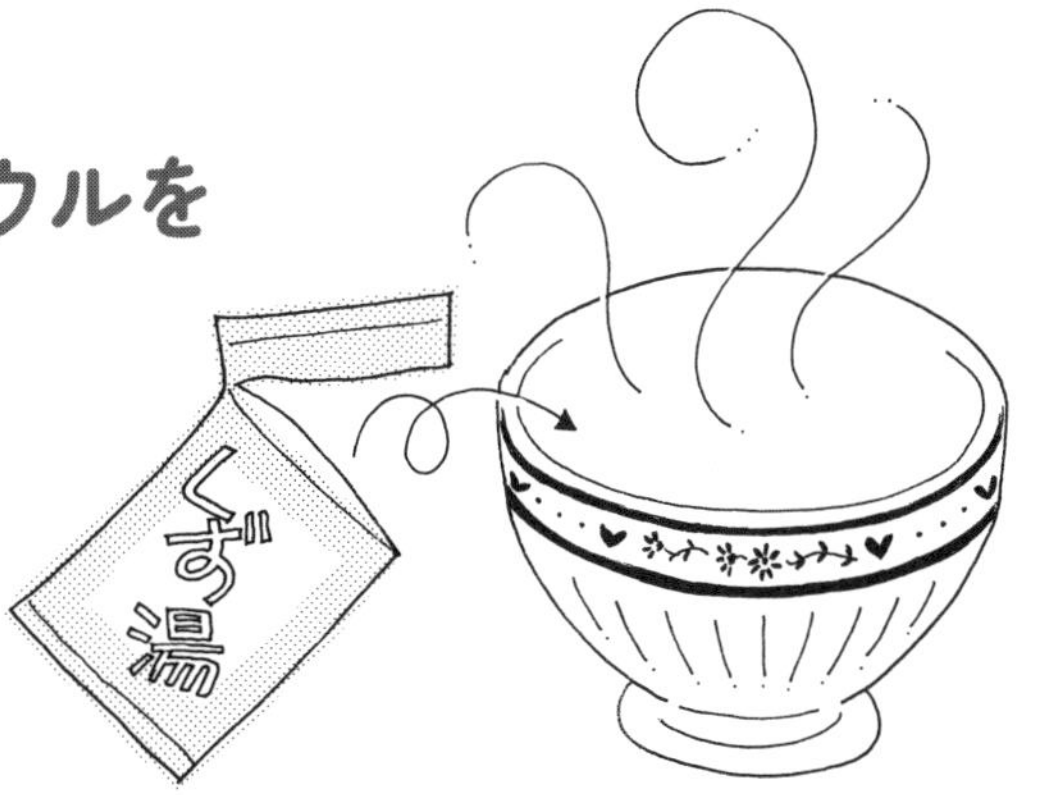

2 透明になるまでよくかきまぜて

カフェオレボウルにお湯を適量そそぎ、木製のスプーンなど、熱の伝わりにくいもので、透明になり、白いダマが消えるまで、よくかきまぜます。そのまま飲むのが熱いときは、別の器に移して。移すごとに、5度くらい温度が下がります。

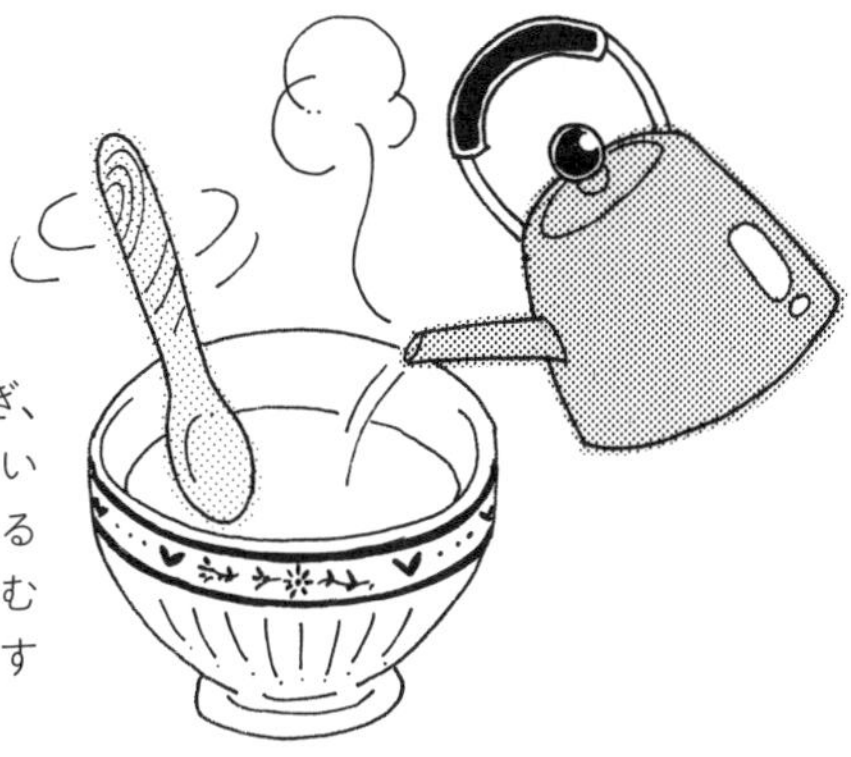

鍋から葛粉でつくるときは……

鍋に火をかけながら、沸騰したお湯に適量の本葛粉を入れ、透明になるまでかきまぜます。そこに、好みの量の甘味を加えればできあがり。冷え症防止には白砂糖より、はちみつや未精製の黒糖などがベスト（p70）。

こんなアレンジも!

甘味だけでなく、さらに好みの味を加え、オリジナル葛湯をつくって。

- 抹茶に葛湯を合わせて …**抹茶葛湯**
- ゆずのしぼり汁と皮を加えて …**ゆず葛湯**
- しょうがのしぼり汁を加えて …**しょうが葛湯**

押して血めぐりアップ

ツボを押すと、自律神経がバランスよく働き、血めぐりがよくなります

上手にツボを押すには？

78ページからを参考にして、息を吐きながらゆっくりツボを押して。骨に近い場所にあるので、指の腹をぐいっと押し込めます。正しい位置で押すと、ツーンとくる痛みと同時に気持ちよさを感じます。

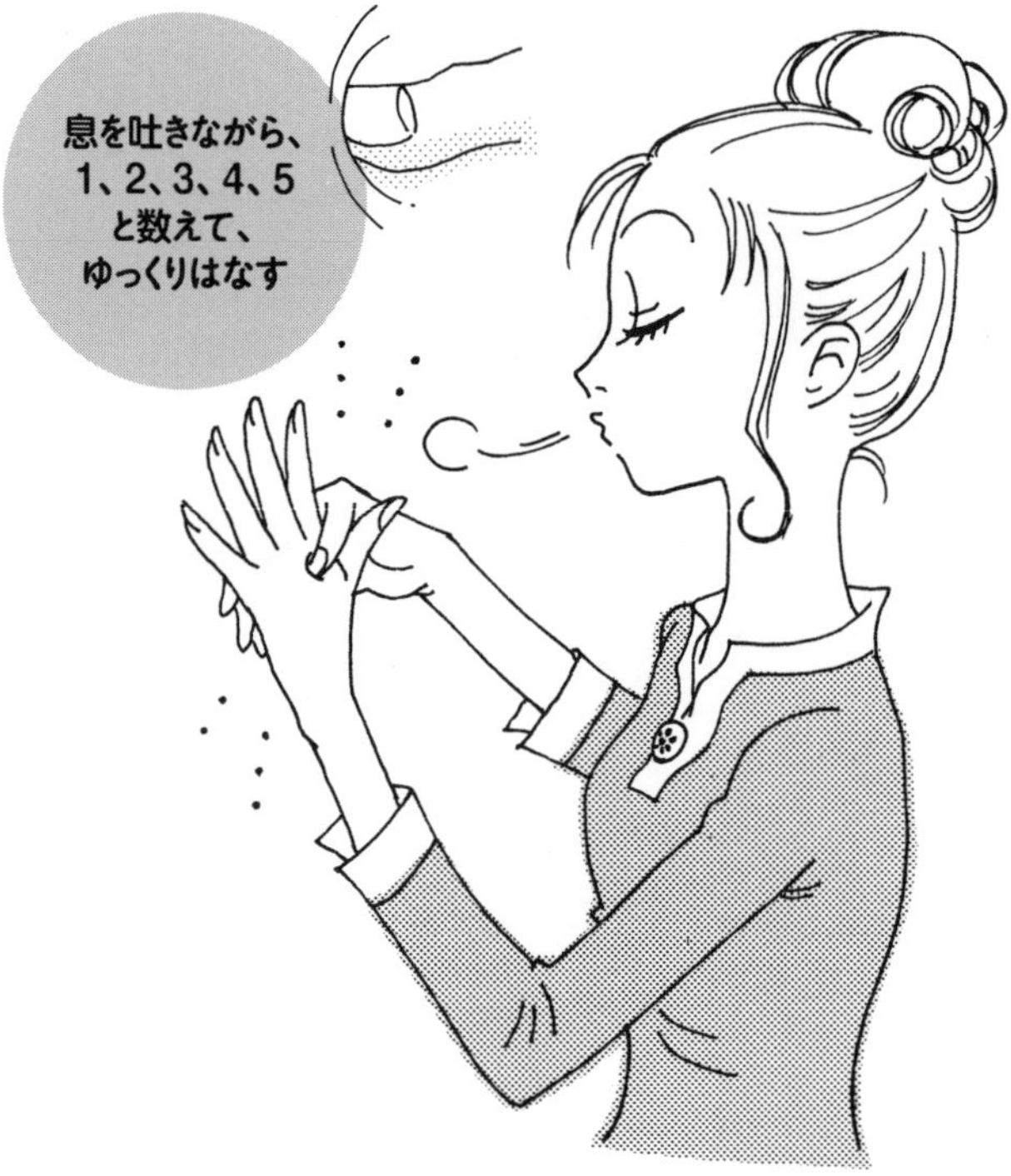
息を吐きながら、
1、2、3、4、5
と数えて、
ゆっくりはなす

自律神経が働き、冷えがとれていく

人間のからだの中には、からだの機能を正常に保つための、エネルギー（気）が循環していると考えられています。

エネルギーの循環する通り道を経絡《けいらく》といいます。その通り道の上に点在しているのが経穴《けいけつ》（ツボ）です。ツボを押したりして刺激すると、経絡の循環がよくなり、自律神経をはじめ、からだの各機能が正常に動くようになるのです。

自律神経は血管の運動もつかさどっていて（ｐ１０６）、血管運動によって体温を一定に保たせています。自律神経は、ストレスや疲労の影響を受けやすく、すぐバランスをくずしてしまいます。そのために体温調節できなくなり、冷えてしま

鍼灸

即効性が高く、血めぐりがよくなる

ツボに鍼をさしたり、お灸をすえて経絡の道筋を整える。自律神経が整い、血めぐりがよくなる。即効性が高い。

リフレクソロジー

臓器の機能と同時に下半身の血めぐりアップ

足裏マッサージ、足ツボなどとも。足裏にはからだ中の臓器や器官の「反射ゾーン」がある。下半身の血めぐりもアップする。

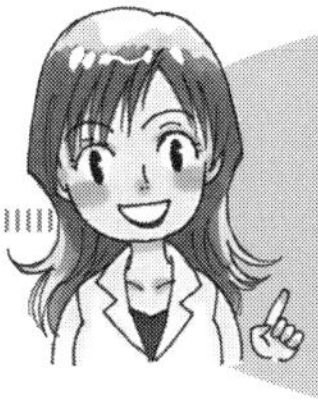

サロンは特徴を知って、かしこく利用

アロママッサージ

ハーブの香りと成分でリラックス効果も

ハーブの製油を使ったオイルマッサージ。リンパや血液の流れがよくなる。ハーブの成分と香り効果で不調を回復。リラックス効果も高い。

整体

筋肉調整でゆがみをとる。施術者選びに注意して

筋肉を調整することで、骨格や関節のゆがみをとる。刺激により血めぐりはよくなるが、病気などがあるときは注意。信頼できる施術者を探す。

うことが。

ツボを押すと、自律神経のバランスをとり戻すことができますから、冷えにも効果があります。

からだのメンテをかねてサロンを利用

自分でツボを押すだけではなく、サロンでプロの施術を受け、押し方のコツなどを教えてもらうのもおすすめです。プロに施術してもらうときは、冷え方やほかの不調についても伝えて。からだにあった工夫をしてくれます。

ツボ押しは代替療法の一種ですが、ほかにもツボを利用した鍼灸《しんきゅう》、西洋のリフレクソロジーなど、さまざまな方法があります。どの療法も、血めぐりアップにつながります。気分や好みでいろいろ試してみてください。

押すだけで美人度がアップ
ツボ押しガイド

**血めぐりのわるさからくる冷えや、
それにともなって起こるトラブルを解消するツボを紹介。
お風呂上がりや運動のあとにツボ押しをすると効果的です。**

万能!

手のツボ

血めぐりアップはもちろん、たいていの不調に効果を発揮する合谷。調子がわるい、と思ったら迷わず押してみて。仕事や家事の合間でも、会議中だって、合谷なら気軽に押すことができます。

手先の冷えに
手の井穴（てのせいけつ）

手の末端にあるツボをまとめて、手の井穴と呼ぶ。さまざまな効能があり、手先の冷えも解消。

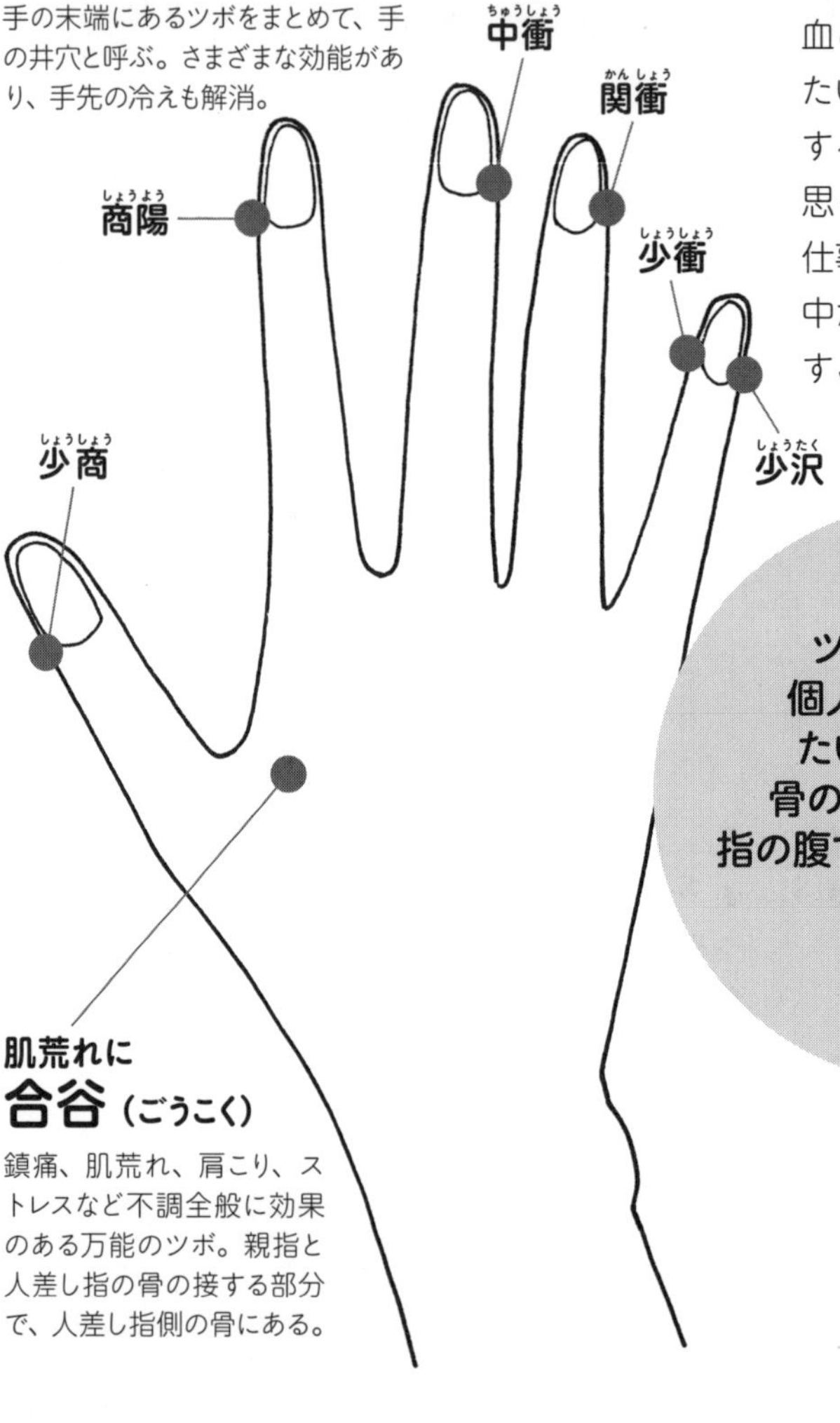
中衝《ちゅうしょう》
関衝《かんしょう》
商陽《しょうよう》
少衝《しょうしょう》
少沢《しょうたく》
少商《しょうしょう》

肌荒れに
合谷（ごうこく）

鎮痛、肌荒れ、肩こり、ストレスなど不調全般に効果のある万能のツボ。親指と人差し指の骨の接する部分で、人差し指側の骨にある。

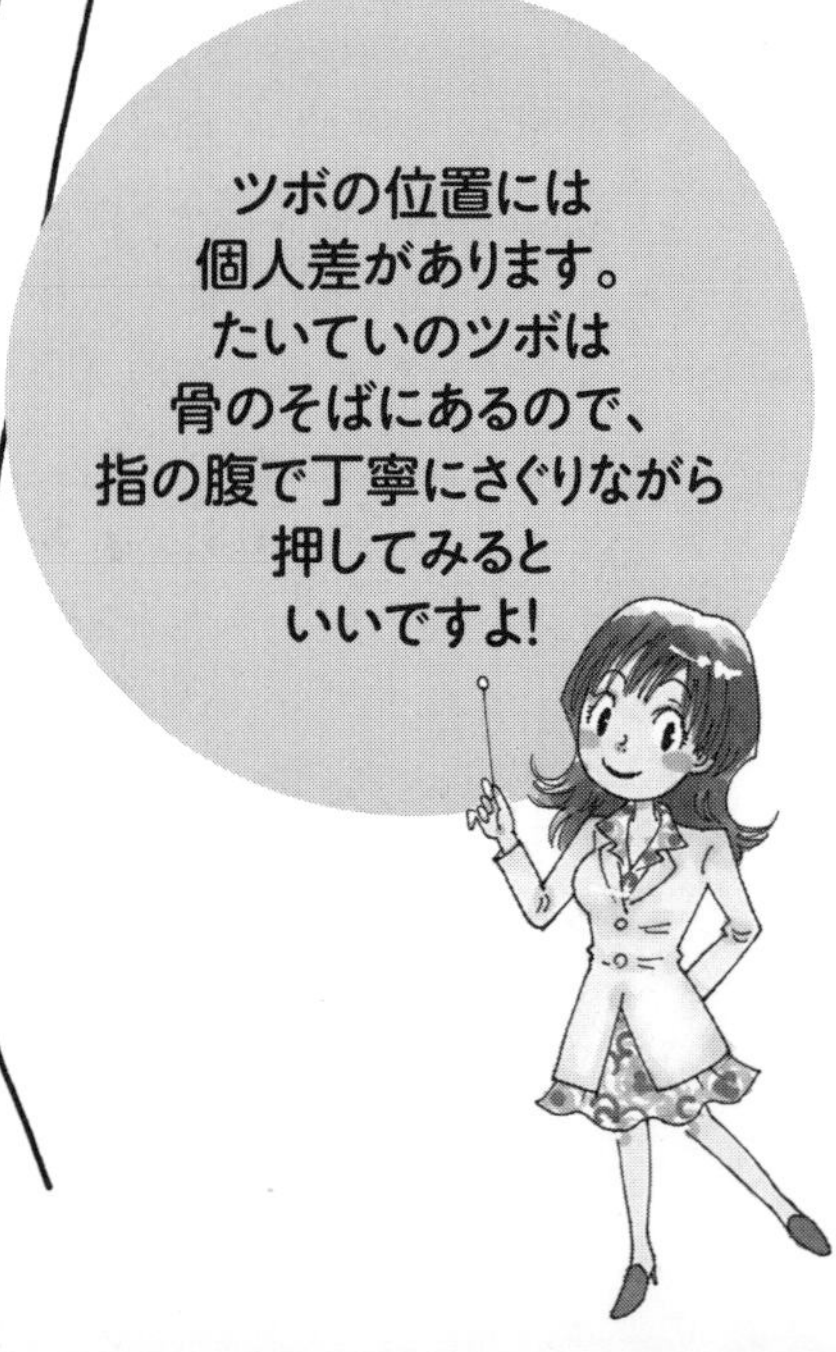
ツボの位置には
個人差があります。
たいていのツボは
骨のそばにあるので、
指の腹で丁寧にさぐりながら
押してみると
いいですよ!

目のかわきに
攅竹（さんちく）
左右の眉がしらの骨の内側にあるくぼみ。目がかわいたり、不眠、疲れたときに効果大。免疫力をアップさせる力も。

目のかわきに
晴明（せいめい）
左右の目がしらにあるくぼみ。正しく押すと鼻の奥がツーンとする。目の疲れやかわきに効果がある。

シミ、シワ、疲れ目に
瞳子髎（どうしりょう）
目じりから指1本ぶんはなれた骨の上にあるくぼみ。目じりのシワやシミ、疲れ目、充血をふせぐ効果がある。

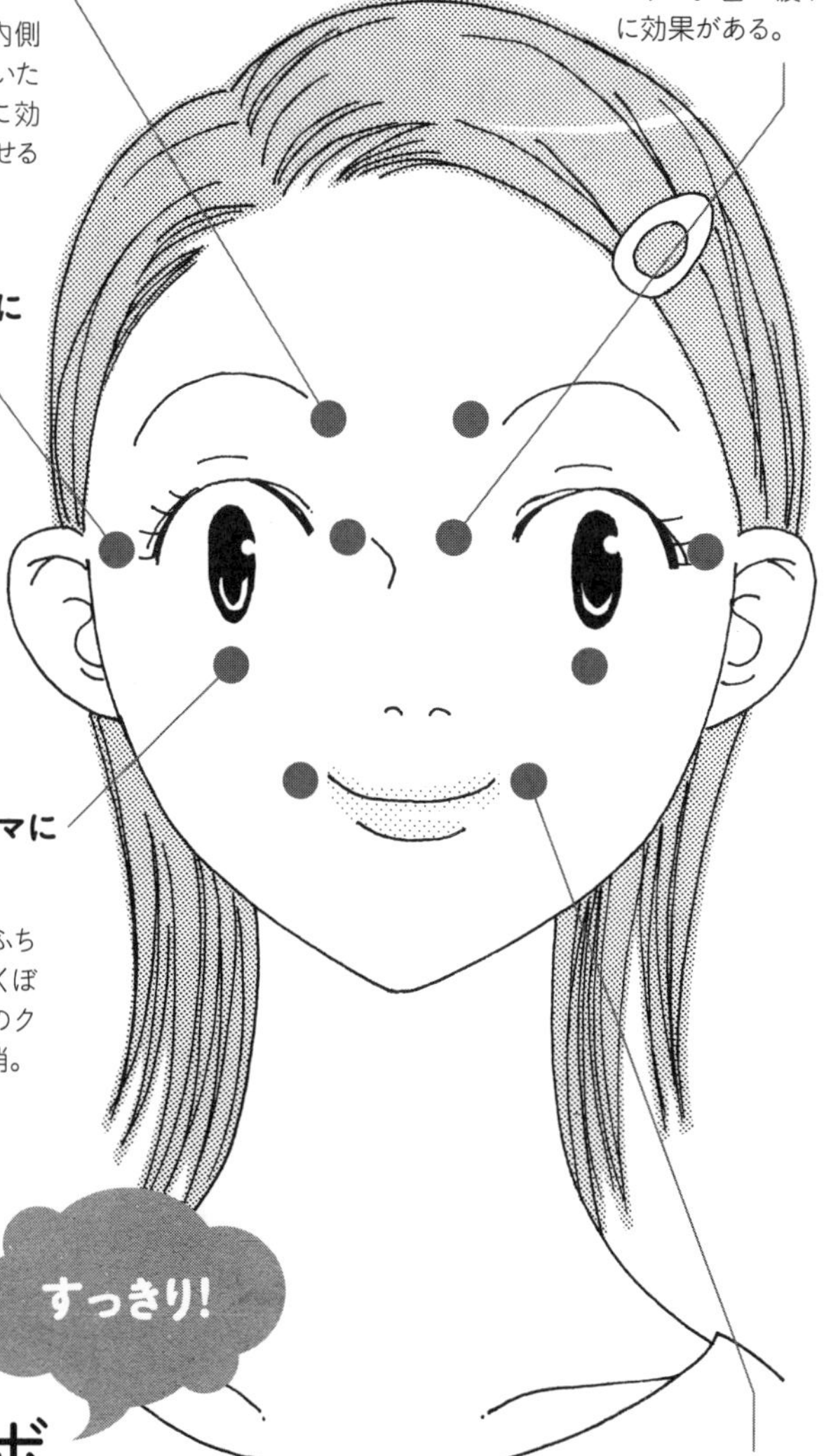

くすみ、目の下のクマに
四白（しはく）
目の中央、真下の骨のふちから指1本ぶん下にあるくぼみ。目の疲れや目の下のクマ、くすみ、むくみを解消。

顔のツボ
血めぐりのわるさから、くすみや目の下のクマ、むくみなどに悩んでいる人がたくさんいます。ツボを押して、顔まわりの血液やリンパの流れをよくしましょう。

ほおのたるみに
地倉（ちそう）
唇を閉じたときに左右指1本ぶんの位置にできるくぼみ。人差し指で押し上げる。ほおジワ、ほうれい線予防に。

全身の
血行改善

足のツボ

足のツボを刺激すると、下半身はもちろん、心臓への血液のもどりがよくなるため、全身の血めぐりもアップ。足裏は、ゴルフボールをふんでゴロゴロ動かすのもおすすめ。簡単にいろいろなツボを刺激できます。

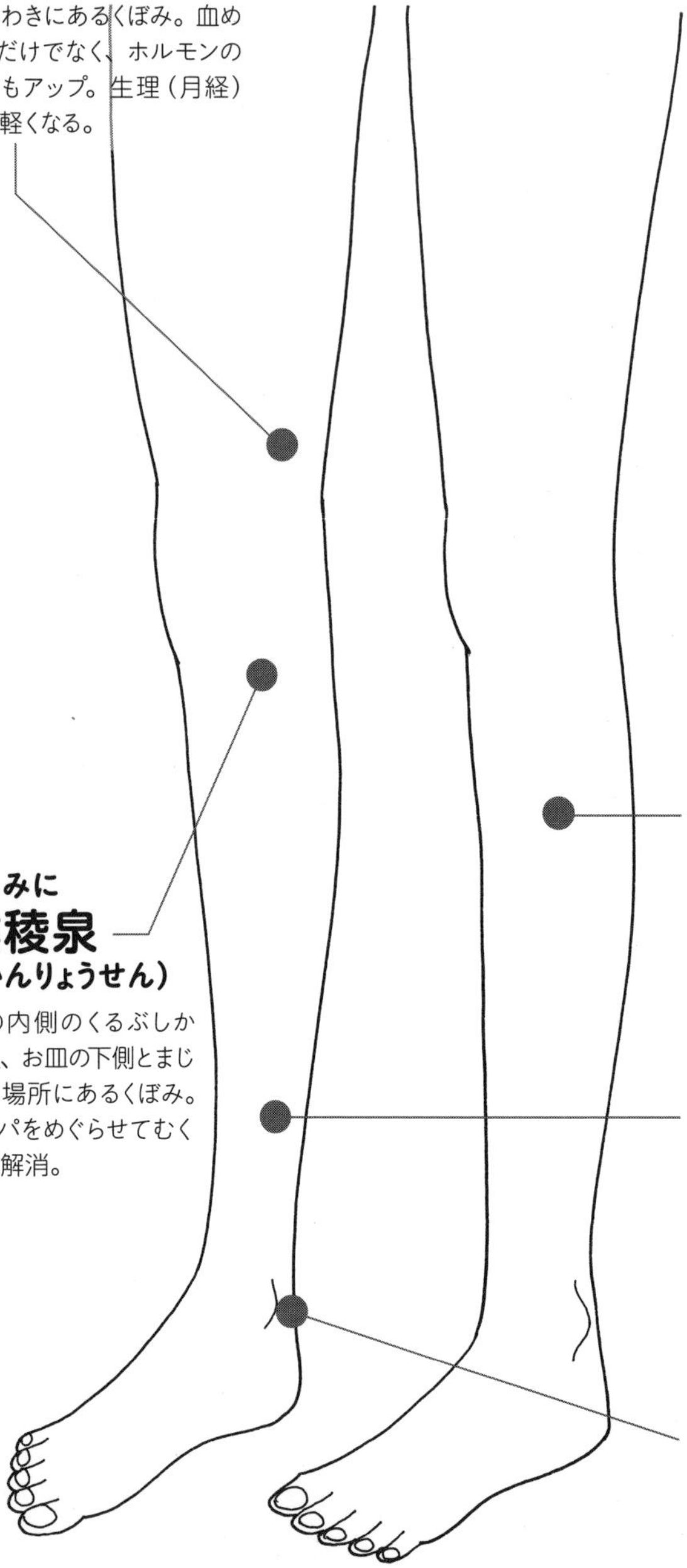

生理痛に

血海（けっかい）

ひざのお皿の上から指４本ぶん上のところにある、足の骨のわきにあるくぼみ。血めぐりだけでなく、ホルモンの働きもアップ。生理（月経）痛も軽くなる。

むくみに

陰稜泉（いんりょうせん）

足の内側のくるぶしから上、お皿の下側とまじわる場所にあるくぼみ。リンパをめぐらせてむくみを解消。

胃腸の働きがアップ

足三里（あしさんり）

足の外側、ひざのお皿の下から指４本ぶん下にあるツボ。ひざに向かって押し上げるように押す。血めぐりをよくし、内臓にも効果がある。

冷えや生理痛に

三陰交（さんいんこう）

足の内側のくるぶしから、指4本ぶん上にあるツボ。押すとひびく感じがある。冷えや生理痛に効果がある。

冷えや生理痛に

大谿（たいけい）

足の内側のくるぶしと、アキレス腱のあいだにあるツボ。冷えや生理痛に効果がある。

内臓が元気に！

おなかのツボ

おなかにあるツボは、腹部の血めぐりをよくするため、内臓全体の機能がよくなります。消化、代謝がよくなると、食べものも熱エネルギーとして活用されるため、全身があたたまっていきます。

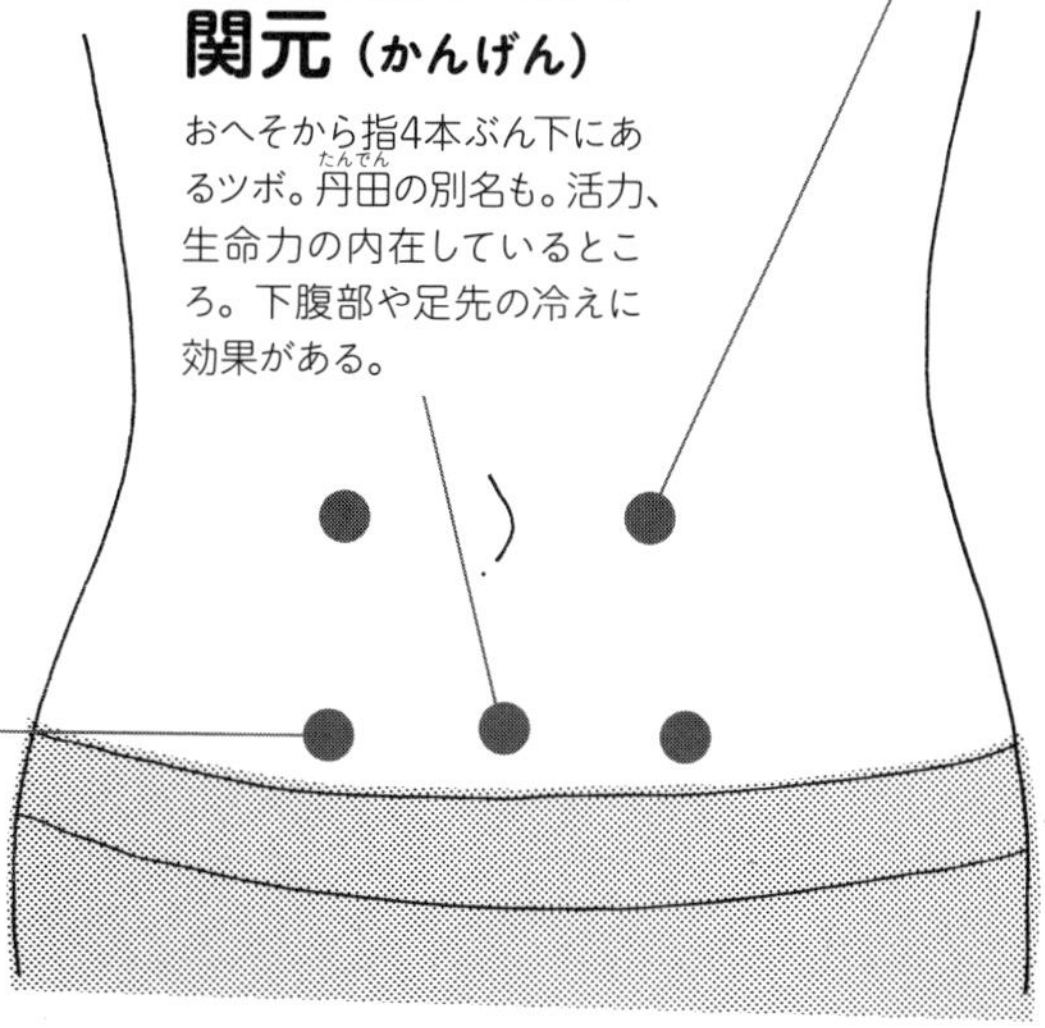

便秘、下痢に

天枢（てんすう）

おへそから左右に指3本ぶんのところにあるツボ。血流がよくなり、腸の機能がよくなる。便秘、下痢に効果大。

下腹部、足先の冷えに

関元（かんげん）

おへそから指4本ぶん下にあるツボ。丹田《たんでん》の別名も。活力、生命力の内在しているところ。下腹部や足先の冷えに効果がある。

便秘に

大巨（だいこ）

天枢の指3本ぶん下にあるツボ。とくに腸の働きがよくなり、便秘解消に役立つ。

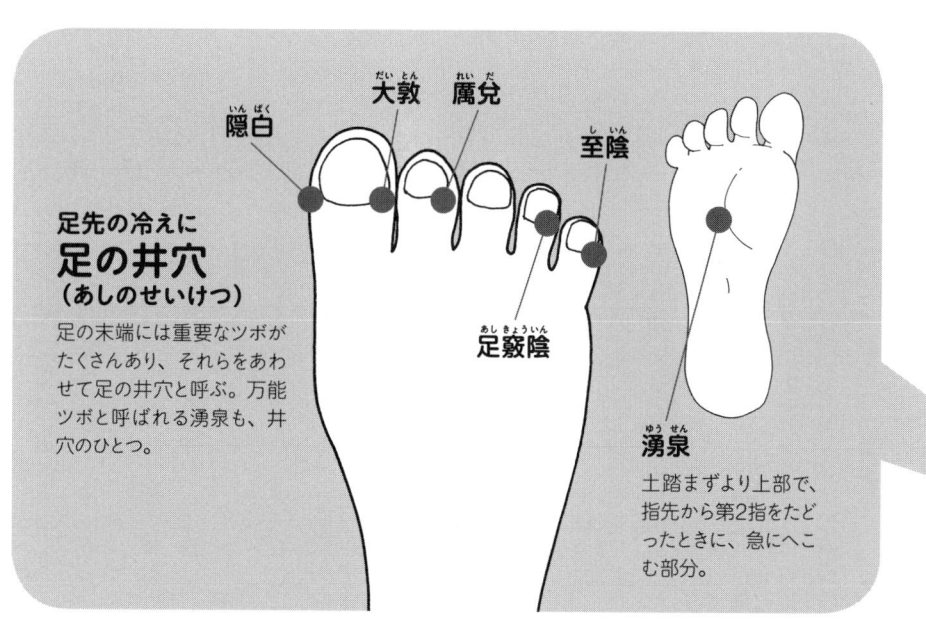

足先の冷えに

足の井穴（あしのせいけつ）

足の末端には重要なツボがたくさんあり、それらをあわせて足の井穴と呼ぶ。万能ツボと呼ばれる湧泉も、井穴のひとつ。

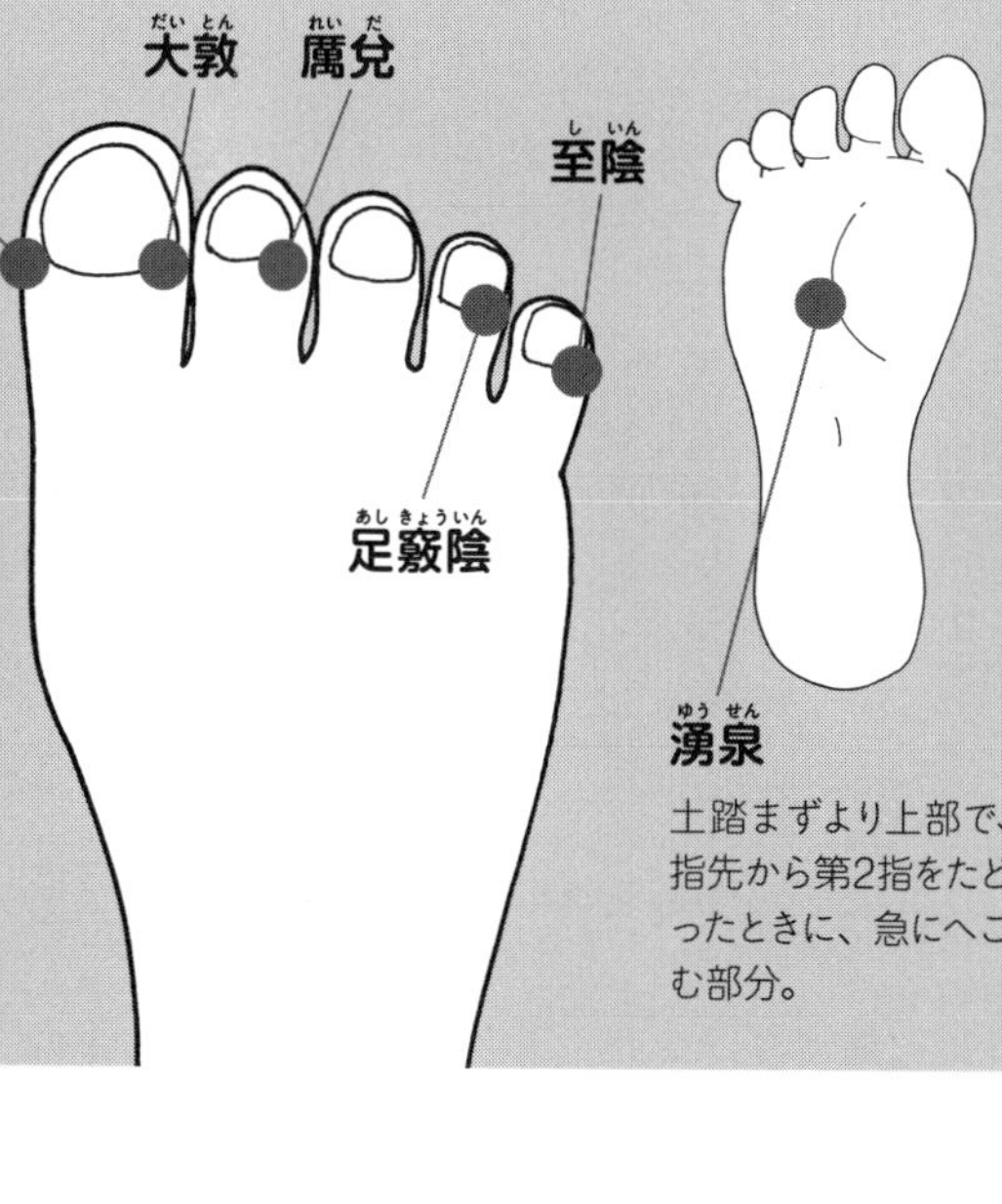

土踏まずより上部で、指先から第2指をたどったときに、急にへこむ部分。

お風呂で血めぐりアップ

38～40度の湯船にじっくりと。血管がひろがる入り方です

お風呂の3大パワー

お風呂には、血めぐりをよくしてからだをあたためる3つのパワーがあります。効果的な入り方をマスターすれば、お風呂で効率よく冷え症を改善できます。

浮力のパワー

浮力の効果で関節や筋肉にストレスがかからず、リラックス。手首、足首をまわすと血めぐりもよくなる。

水圧のパワー

湯船につかることで、水圧によるマッサージ効果が。血管の伸縮がうながされてさらに血めぐりアップ。

温度のパワー

38～40度くらいに設定し、20～30分。リラックスして、毛細血管が自然と開き、指先まで血がめぐり、ポカポカに。

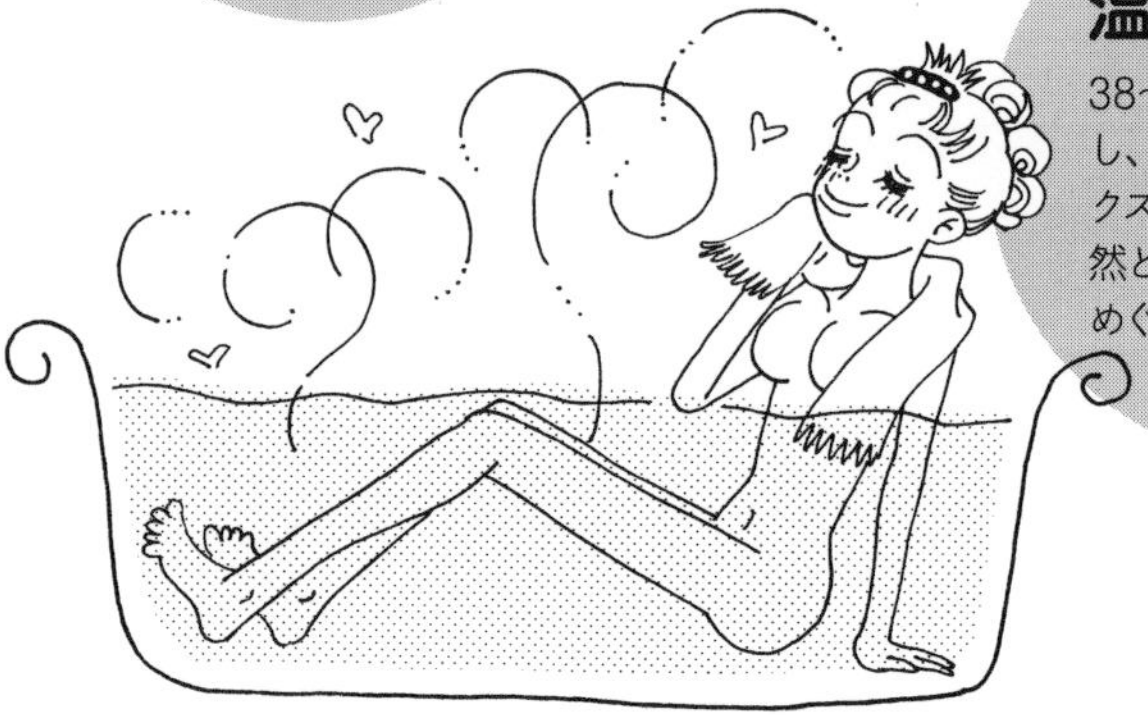

熱いお湯につかるとからだは冷える

お風呂は冷え症をなおす絶好のチャンスです。シャワーだけだと、下半身は冷たいままで、下半身の血液がめぐらないままに。シャワー派の人も、血めぐりをよくしたいなら、湯船につかってください。

38～40度くらいのぬるめのお湯に、半身浴で20～30分つかったり（p48）、入浴と休憩をくりかえす交代浴を実践したり（p49）すると、冷えがとれていきます。

このとき、熱いお湯は禁物。42度以上のお湯につかると、一瞬あたたまったような感じがします。でも、刺激が強すぎて自律神経が乱れ、血めぐり自体はわるくなります（p106）。熱いお湯で交感神経が優位に立ち、からだが緊張して、血管

からだをあたためたいならこれをプラス

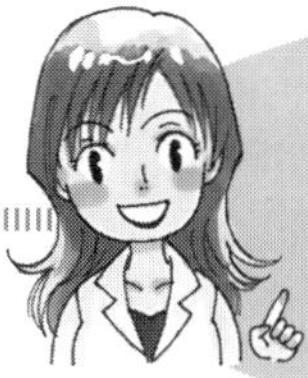

バスソルト

老廃物が出てデトックス効果。新陳代謝がアップ

入浴剤の一種でお風呂用の塩。お湯にとかすことで、お湯と皮膚との浸透圧が働き、老廃物を排泄できる。デトックス効果が高く、新陳代謝も活発になり、血行がよくなる。

日本酒

血めぐりアップで、肌もしっとりポカポカ

日本酒には、保湿効果とデトックス効果がある。お風呂にコップ1～2杯入れると、血行促進する。さらに入浴後も肌がしっとりして、乾燥がふせげ、あたたかさも長持ち。

炭酸ガス入り入浴剤

炭酸ガスに温浴効果が。血行促進で熱をキープ

炭酸カルシウム入りの入浴剤。炭酸ガスに温浴効果がある。ぬるま湯でも皮膚からガスが吸収されて、血行が促進され、からだがあたたまる。入浴後も熱をキープできる。

はっか湯

ひんやりするのに血行改善。夏の半身浴におすすめ

はっか（ミント）の入浴剤を入れたお風呂。ひんやり感じるが、香りと薬効成分で血めぐりがよくなり、からだがあたたまる。清涼感があるのに保温力も高い。夏の半身浴におすすめ。

が縮むため。入浴後も、手足の先から一気に冷めていき、からだがますます冷えてしまいます。

38～40度で長く入ると毛細血管が開く

38～40度くらいのお湯なら、徐々に副交感神経が優位になり、リラックスして血管が開いていきます。毛細血管の末端まで血液がいきわたり、手足の先まであたたかくなります。入浴後も、あたたかさが持続します。

ほかにもお風呂の効果は、水圧によるマッサージ効果や、浮力によるリラックス効果などいろいろ。冷えとりにはプラスになることばかりです。好みの入浴剤を入れたり、音楽をきいたり、マッサージやツボ押ししたり。心身ともにリラックスできる特別な時間にしましょう。

ファッションで血めぐりアップ

〝しめつけ〟をやめて、下半身を重点的にあたためます

血の集まる部分をあたたかくすることが大事

内臓が詰まっている腹部・腰

内臓を冷やすと体表から熱が奪われ、末端の冷え症に（p114）。また腰の中心は自律神経や毛細血管が集まる部分。全身の血めぐりに影響が。

血管が密になっている足首

足首などの関節部分は、細くなっているため、血管が密集した状態に。血流もとどこおりやすい場所なので、靴下やレッグウォーマーでガードを。

column

下半身をあたためると血が全身にもどっていく

頭寒足熱というように、上半身よりも下半身をあたためるのが大事。下半身の血めぐりがよくなれば、心臓のある上半身に血がもどりますから、上半身も同時にあたたまります。

基礎代謝が低くて薄着で熱が奪われる

ファッションで血めぐりがわるくなって、からだが冷えていくことも多いのです。

女の人は、筋肉量が男性にくらべて少ないうえ、最近は運動不足できゃしゃな人が多いため、基礎代謝が高くありません。キャミソールにホットパンツのような薄着で過ごしていると、体温調節が間にあわず、からだから熱が奪われていきます。

当たり前ですが、薄着をしないことがいちばんです。

ただし、なんでも着込めばいいというわけでもありません。内臓が詰まっている部分、大きな血管が通っている部分、細い血管が密集している部分、大きな筋肉がある部分、これらを中心にガードしてください。

太い血管の通る首筋

首の後ろには太い動脈が通っているため、この部分を冷やすと寒さを感じてしまう。首はストールやタートルネックを。

大きな筋肉のある二の腕ゃもも

二の腕や太ももの大きな筋肉をあたためると、その部分を通る血管もあたたまるため、効率よく血めぐりがアップする。

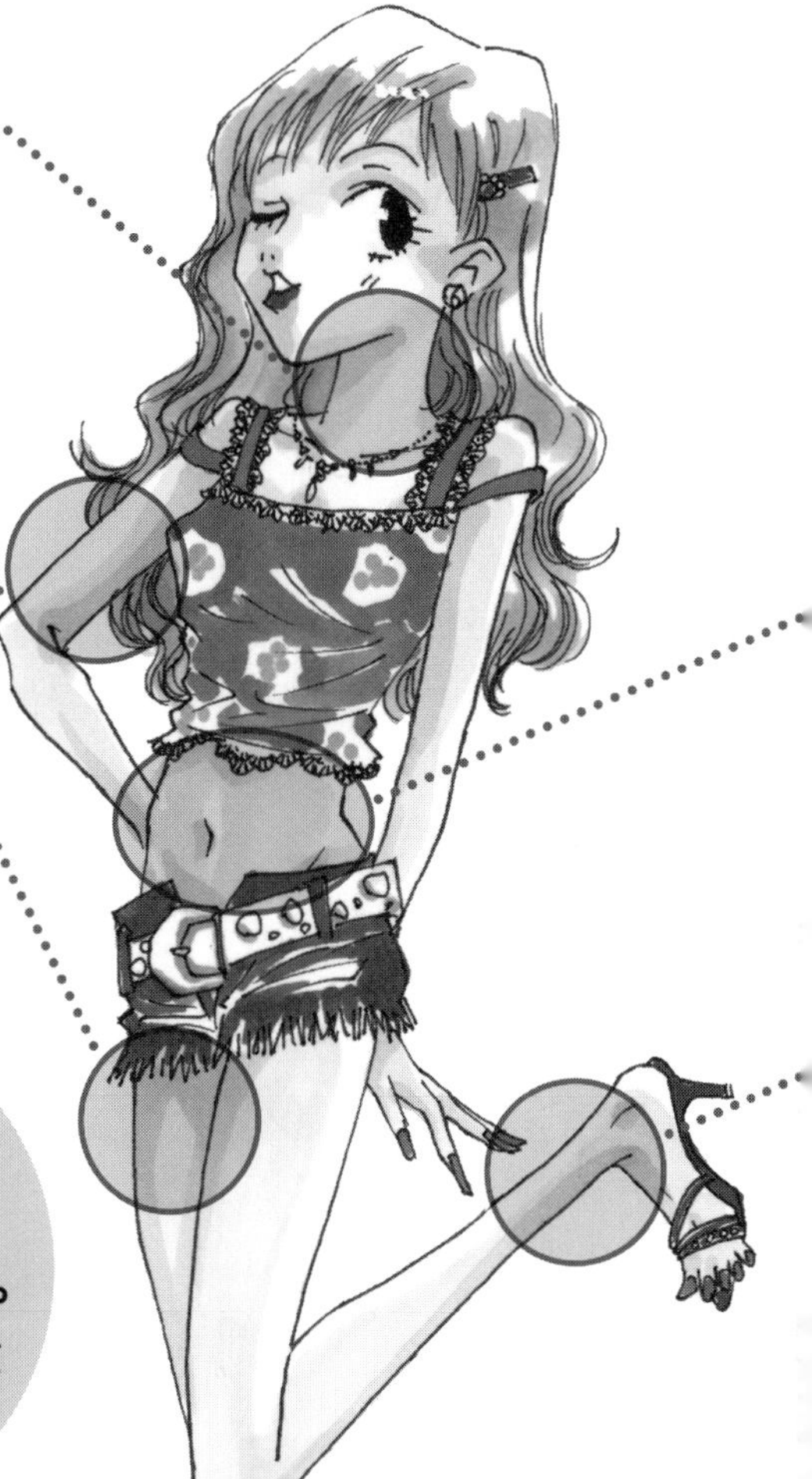

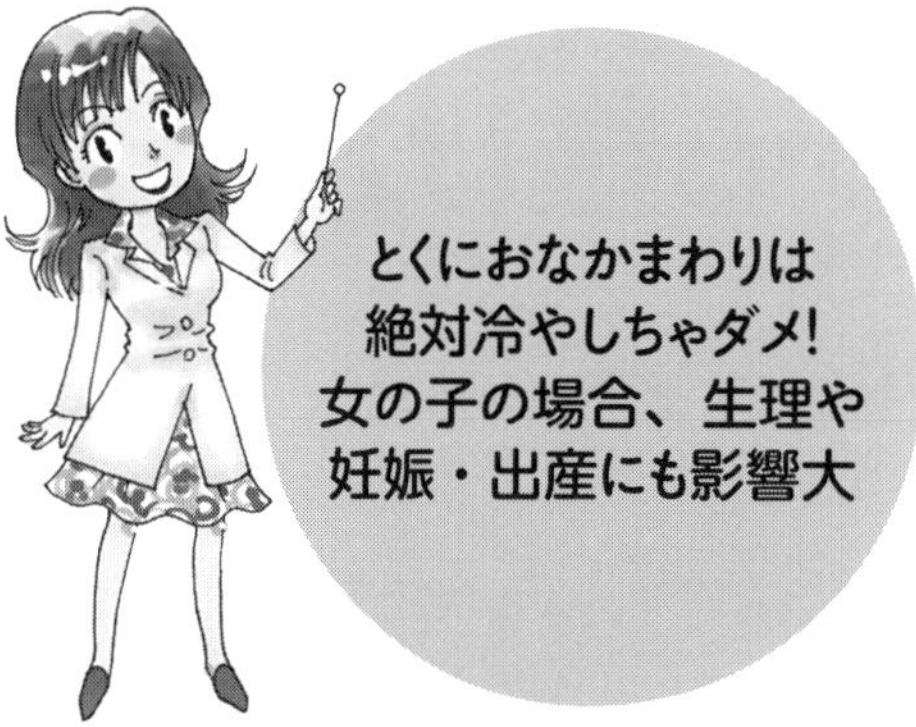
とくにおなかまわりは
絶対冷やしちゃダメ!
女の子の場合、生理や
妊娠・出産にも影響大

夏で薄着をしたいときでも、ここの部分をガードしていれば、冷えを予防することができます。

ガードルも重いバッグもからだを冷やす原因

衣類のしめつけで冷えている人もいます。ガードルやストッキング、重いバッグやネックレスなど、からだに負担がかかるものを身につけると、その部分がしめつけられて血めぐりがわるくなります。

オフィス勤務で、制服があって難しい人もいるかもしれませんが、家に帰ったらルームウエアに着がえてからだを解放してあげましょう。

また、衣類の素材も重要。化学繊維は汗をかいたときにうまくかわかないため、ひんやりしてしまうことが。天然素材や速乾性の高い素材を身につけることも心がけて（p88）。

薄着をやめて、年中重ね着をする

たとえば暑いからといってノースリーブ1枚だけで外出すると、冷房の中で温度調節ができなくなる。一年中重ね着を基本にして。夏でも冬でも温度にあわせて、こまめに脱ぎ着して調節を。

パンツ1枚をやめる

おなかを冷やすと全身不調の原因に。ただし２枚ばきでもガードルなどのしめつけの強いものではなく、タップパンツなどがおすすめ。１枚にこだわるなら腹巻きを着用して。

ファッション宣言で冷えダル体質から抜け出して

冷えの原因となっている今の洋服とサヨナラするためのファッション宣言！

でも、冷えるのはイヤだけど、格好わるいのも耐えられないのが乙女心。

どうしても着たいときにはアドバイスに従って、からだをいたわりつつファッションを楽しんで。

ガードルをはかない

ガードルなどの矯正用の下着は、しめつけが強く、血めぐりが悪化。腹部の血流悪化は腹痛や生理（月経）痛の原因に。矯正したいなら運動で腹筋をつける努力を。

ローライズをはかない

おへそやおしりが見えかくれするようなローライズでは、おなか冷えに。おへそは出さないことに決めて、見せてもかわいい色やデザインの腹巻きやキャミソールを着用する。

パジャマや下着は天然素材を着る

地肌につけるパジャマや下着類は100%天然素材のものを選んで。さわり心地もよく、冷えの予防につながる。化学繊維を着るなら、汗の吸収や速乾を考えたハイテク素材を。

素足をやめる

素足でいると、足先の毛細血管が収縮して血がめぐらず冷え症に。必ず靴下を。５本指の足首まであるものがベスト。素足の日は入浴中にじっくり足裏マッサージで血行改善を。

きつい靴をはかない

サイズのあわない靴や先がとがった靴をはくと、足先の毛細血管が圧迫されて血がめぐらず冷え症に。ハイヒールはここぞというとき、短時間にとどめて。

見えない冷え予防をおこたらない

腹巻きやレッグウォーマー、ストール、インソウルタイプの５本指ソックスなど、冷え予防のアイテムをフルに活用。涼しげに見せたいときでも、これらのアイテムをプラスすると安心。

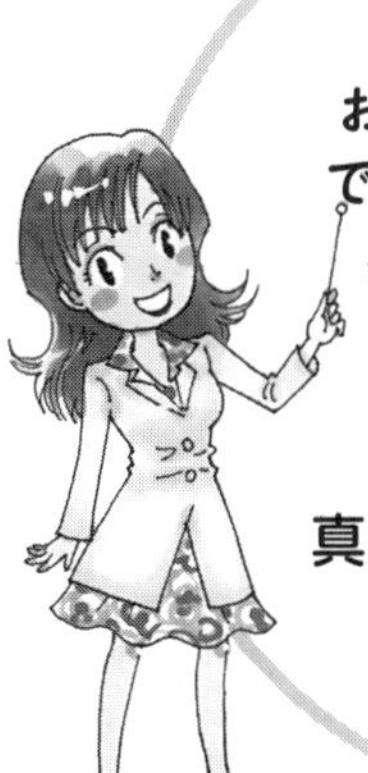

**お洋服は女の子の命！
でも、ファッション優先で
具合がわるくなっては
本末転倒。
血めぐりアップで
冷えをとれば
真の美人になれるんです。**

タイトな服を着ない

からだをしめつける服が原因で血めぐりがわるくなることも。しめつけのないものがベスト。着用した日は、帰宅したら、すぐに脱いでお風呂で全身マッサージをして。

column

汗の調節がカギ！ 天然素材を身につけて

衣類の素材によって、
血めぐりがよくなったり、わるくなったりします。
化学繊維より天然素材のものを着たほうが、
からだへの負担が減って、
冷えの予防にもなります。

冷えて血めぐりがわるくなっている人は、衣類選びの基準に、ぜひ「素材」という基準を加えてください。どんな素材を身につけるかによって、からだへの負担が大きくかわります。

ナイロン、ポリエステルなどの化学繊維は、天然素材にくらべると吸

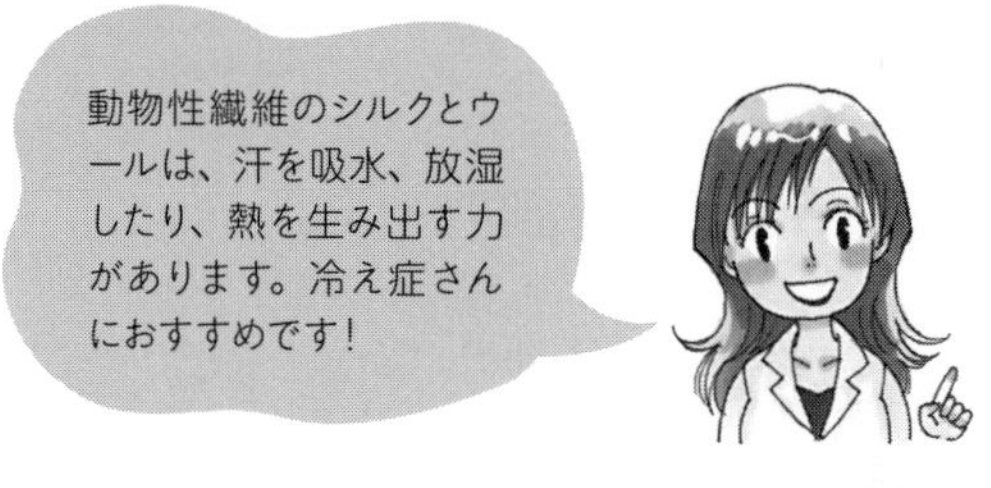
動物性繊維のシルクとウールは、汗を吸水、放湿したり、熱を生み出す力があります。冷え症さんにおすすめです！

綿

汗を吸収してくれる。かわきにくいので注意

綿（コットン）は吸水性と保温性にすぐれているが、放湿性はやや低め。
汗をかいたときに、汗や老廃物を吸収してくれるが、かわきにくいため、そのままにしていると冷えてしまう。汗をかきやすい人やスポーツをするときはこまめに着がえをして。

麻

ハリがあり通気がよい、夏のはおりものに最適

麻のなかでも衣類に使われるのは亜麻《あま》（リネン）や苧麻《ちょま》（ラミー）と呼ばれる種類。吸水性、放湿性がほかにくらべてはやい。繊維にハリがあり、通気もよく、皮膚に密着することがない。
シワになりやすいなどのデメリットもあるが、夏場の暑さ対策として最適な素材。

水性、放湿性がわるいため、汗をかいたときにべたついてしまい、汗がひいたときに、からだを冷やす原因になります。汗といっしょに出される老廃物も吸収しません。それだけからだにも負担がかかります。

ただ、化学繊維の中でもレーヨンはナイロンなどにくらべると、吸水性と放湿性にすぐれていて直接肌につけたときに心地よい素材です。

また、スポーツ用などで速乾性、保温性を考えて開発されたハイテク素材は、すぐれた機能を持っています。

天然素材の場合は、布地自体が呼吸するように汗を調節し、熱をガードしてくれます。それぞれ特徴があるので季節や用途に応じて使いわけるといいでしょう。

ウール

湿気をふくむと熱が出て保温性が高まる

ウール（羊毛）は羊の毛からつくられた素材。繊維が縮れているため、空気をふくみやすく保温性が高い。シルク同様、吸水性が高いうえ、湿気をふくむと繊維自体が熱を放つため汗で冷えることが少ない。
また、抗菌や消臭の機能もある。虫食い、洗濯による縮みには注意。

シルク

熱をとどめてあたたかい。下着にぴったりの素材

シルク（絹）はかいこの繭《まゆ》からつくられている。独特の光沢があり、さわり心地がなめらか。熱の伝導性が低く、保温性が高い。吸水性、放湿性にすぐれているので、汗をかいてもさらりとして、冷えずにすむ。
天然素材の中でも動物性の繊維なので虫食いやカビに注意。

お部屋で血めぐりアップ

五感を満たして冷えとり。ベッドルームの環境づくりがホットな熟睡のコツです

マイルームでストレス解消

自宅の環境を心地よくしておくことが、いちばん簡単なリラックス法です。掃除をし、花や絵を飾ったり、音楽をかけたりして工夫を。もちろん家庭内の人間関係も良好に保つように努力して。

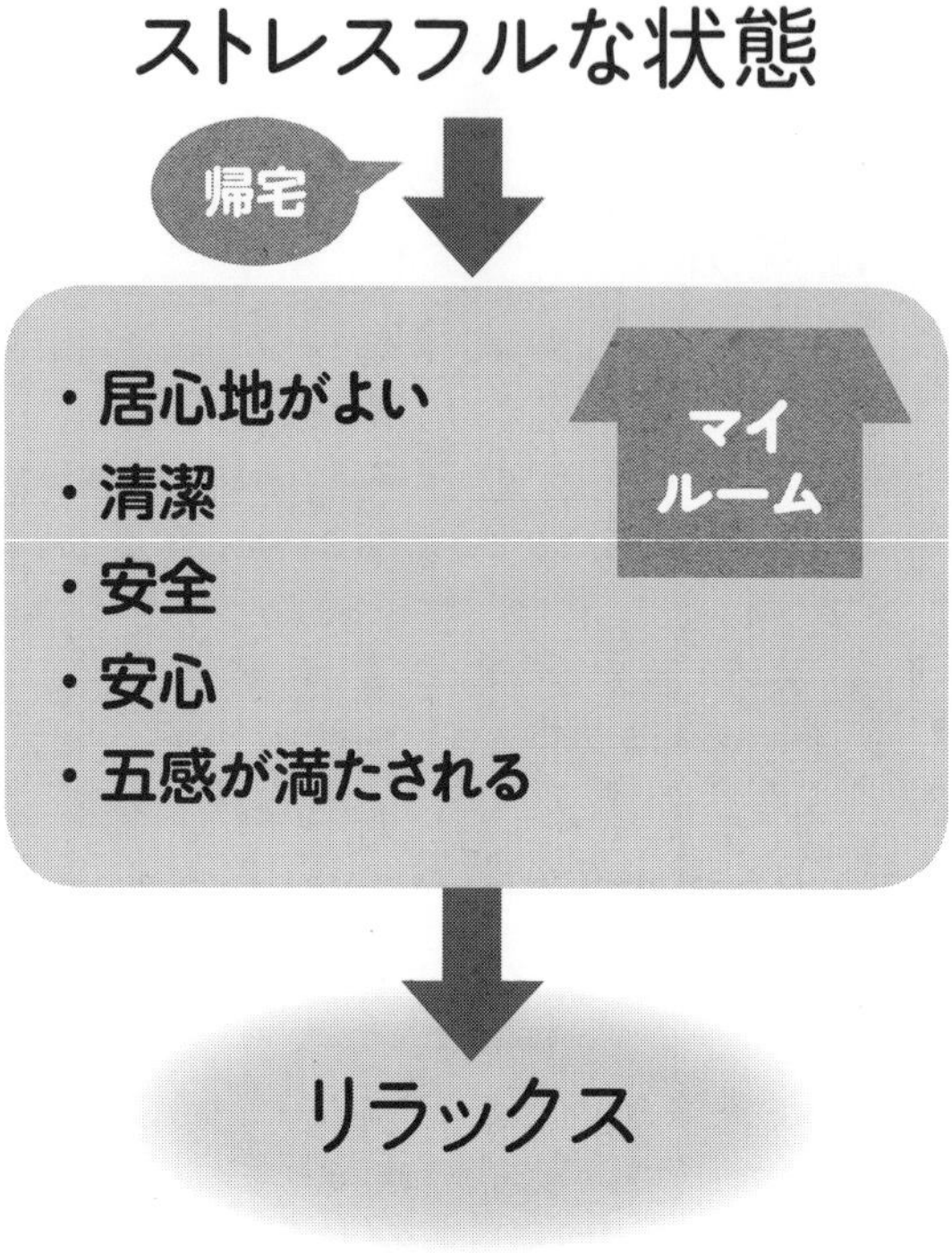

ストレスフルな状態
帰宅
・居心地がよい
・清潔
・安全
・安心
・五感が満たされる
マイルーム
リラックス

五感をいい気分にすると血管が自然にひろがる

自分の家や部屋を心地よい状態にすると、血めぐりアップ効果があります。

仕事などで緊張しているときは、自律神経の中でも交感神経が優位になって、血管が収縮した状態です（p106）。

副交感神経を優位にして、リラックス状態になれば、血管がひろがって、からだのすみずみまで血がめぐり、からだがあたたかくなります。

帰宅したときに、イライラ要素があると、緊張がつづいて冷えはますますひどくなります。すんなりリラックスモードになれるような工夫が必要です。

いちばんおすすめなのが、五感に訴えかける方法。頭でいちいち考え

部屋で五感を満たすには？

視覚
照明を落として

夜になったら蛍光灯などの直接照明を消し、間接照明にかえて。オレンジ色のやわらかい光で光量が落ちてリラックス。

聴覚
ヒーリングミュージックを流す

自然の音（川のせせらぎや鳥のさえずり）やオルゴールの音、クラシック音楽など、気持ちを鎮める効果のある音楽を、小さい音で。

嗅覚
ハーブのにおいをかぐ

ラベンダーやイランイランなど、リラックス効果の高いアロマオイルを、ディフューザーを利用して、部屋中に拡散しておく。

触覚
さわり心地のよいパジャマを着る

あたたかい、やわらかい、すべすべ……好みの感触のパジャマを着て、気持ちいい感覚につつまれればリラックスできる。

味覚
ホットミルクを飲む

ミルクをあたためてはちみつをたらして一服。ほのかな甘味とミルクにふくまれるトリプトファンにリラックス効果が。

るのではなく、香りや音、明かりなどから得る情報で、ふわ〜っといい気持ちに。副交感神経が優位に立ち、リラックス。心もからだも緊張がとけていき、血管がひろがって、からだがポカポカに。

熟睡するほど体温は下がっていく

とくに寝るときの環境づくりが、翌日以降の冷えとりに影響します。ベッドルームを熟睡できる環境にできているか、自分の部屋を見なおしてみましょう。

人間は、眠りにつくと活動量が落ちるために体温が下がります。熟睡するほど、体温が下降するのです。ベッドルームの室温や照明などは、この体温の下降が自然なカーブを描けるように工夫してみるといいでしょう（p92）。

熟睡を約束するひと工夫！
冷えとりベッドルーム

お風呂上がりはベッドルームでゆっくり。からだを冷やさずに眠りにつき、熟睡します。目覚めもスッキリ。翌日の冷えもなくなります。

扇風機で空気を拡散

冷たい空気が、足元にたまる。扇風機で拡散し、室温を均等に。

間接照明を使って

夜の時間帯は、間接照明が基本。やわらかい光で視覚的にリラックス。

寝る前はテレビを消して

興奮して眠れなくなることも。みるなら自分がリラックスできるものを選んで。

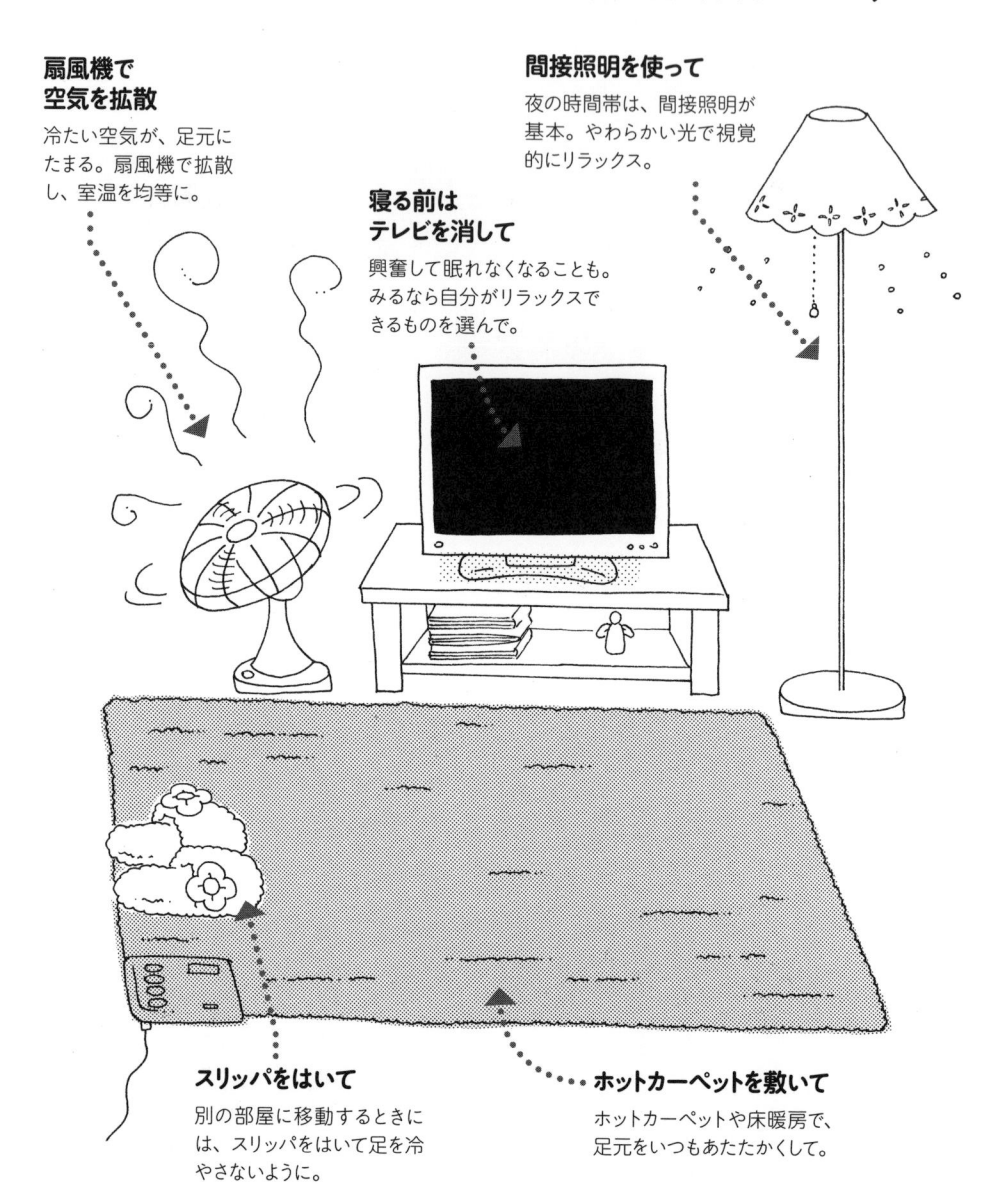

スリッパをはいて

別の部屋に移動するときには、スリッパをはいて足を冷やさないように。

ホットカーペットを敷いて

ホットカーペットや床暖房で、足元をいつもあたたかくして。

夏は28度、冬は20度

夏は28度くらい、冬は20度くらいに設定。体温が下がる睡眠中はエアコンをきっておく。

ヒーリングミュージックをかけて

小さな音でリラックスできる音楽をかけて。タイマー機能を利用。

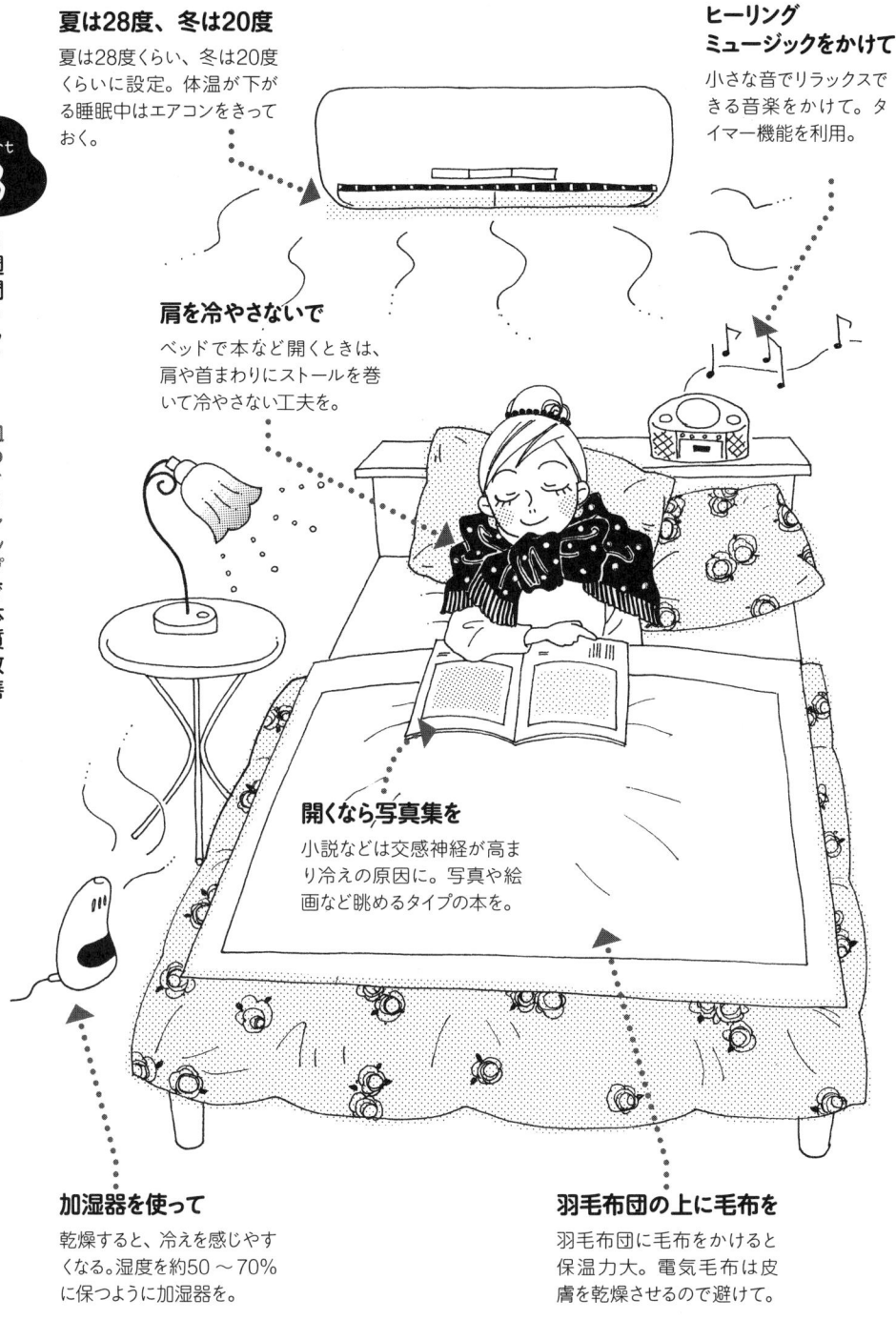

肩を冷やさないで

ベッドで本など開くときは、肩や首まわりにストールを巻いて冷やさない工夫を。

開くなら写真集を

小説などは交感神経が高まり冷えの原因に。写真や絵画など眺めるタイプの本を。

加湿器を使って

乾燥すると、冷えを感じやすくなる。湿度を約50～70%に保つように加湿器を。

羽毛布団の上に毛布を

羽毛布団に毛布をかけると保温力大。電気毛布は皮膚を乾燥させるので避けて。

鎮痛剤や風邪薬を飲んでからだを冷やすと逆効果になることもあります

鎮痛剤以外の対処法で2種類の頭痛をなおす

緊張型頭痛

- しめつけられるように痛い
- 肩こりや疲れ目がある
- 動かすとラクになる

片頭痛

- ズキズキと脈打つ痛み
- 月に何日か起こる
- 月経に連動して起こる

鎮痛剤で血管が収縮。からだを冷やして不調に

鎮痛剤を1か月のうちどのくらい飲みますか?　たまに起こる頭痛のときに飲むだけなら効果的ですが、常用してしまうと……からだを冷やす原因になり、最終的にいろいろな不調の原因になってしまうのです。

鎮痛剤には、もともと血管を収縮して、痛み物質プロスタグランジンの働きを弱める作用があります。

ところが、薬に依存して飲みつづけたり、指定の量以上飲んだりすると、収縮した血管が、ひろがりにくくなってしまい、血めぐりがわるくなり、冷えてしまうのです。

本来、市販薬というものは、症状をやわらげるために使用するものです。しばらく飲みつづけても効き目がなければ、病院で診察を。

頭痛には、首や肩の筋肉の緊張、いわゆるこりから起こる「緊張型頭痛」と、
血管の収縮やホルモンが影響して起こる「片頭痛」とがあります。
ただ、これらがあわさった混合型もあるので、自分にあう方法を見つけて。

対処法 1

あたためる

慢性的な筋肉の緊張から起こる痛み。日ごろから首や肩をあたためて、筋肉をほぐし、血管をひろげて血めぐりをよくする。

対処法 2

マッサージを受ける

マッサージを受けることで、頭、首、肩の筋肉のこりをほぐしていく。血めぐりがアップして、痛みがやわらぐ。

対処法 3

ストレッチをする

マッサージのかわりに、首、肩をまわすなど、自分でストレッチをして、筋肉を伸ばす。こりがほぐれて痛みが軽減。

対処法 1

冷やす

血管がひろがることで、頭痛が起こっている。痛みがあるときに頭部を氷のうで冷やし、血管を収縮させる。

対処法 2

照明を落とす

光の刺激などに過敏になり、頭痛が促進されることがある。照明を落として。音の刺激もよくない。静かな場所へ移動して。

対処法 3

横になる

動くと、血めぐりがよくなりすぎてしまい、頭痛が増大。頭痛でつらいときは、横になって休息をとるのがいちばん。

生理の薬は初日に、風邪薬は成分を確認して

鎮痛剤は、頭痛だけでなく、生理（月経）痛のときにも飲みます。風邪薬にも解熱剤がいっしょにふくまれています。

生理や風邪のときも、飲み方には注意が必要です。

生理のときはおなかが痛くなりはじめのとき。生理の初日に服用しておくこと。効果が発揮され、生理期間中痛みがひどくならずにすみます。

また、風邪薬にも鎮痛剤の成分が入っているものが多いので気をつけてください。体温を上げてウイルスと戦っているときに、血管を収縮させてしまうのが逆効果。風邪薬を飲むときは、薬剤師に相談して成分を確認。自分にあった漢方薬を見つけておくのもいいでしょう。

気持ちで血めぐりアップ

緊張をほぐして、からだのすみずみまで血をめぐらせましょう

気になる問題を塗りつぶしてみて

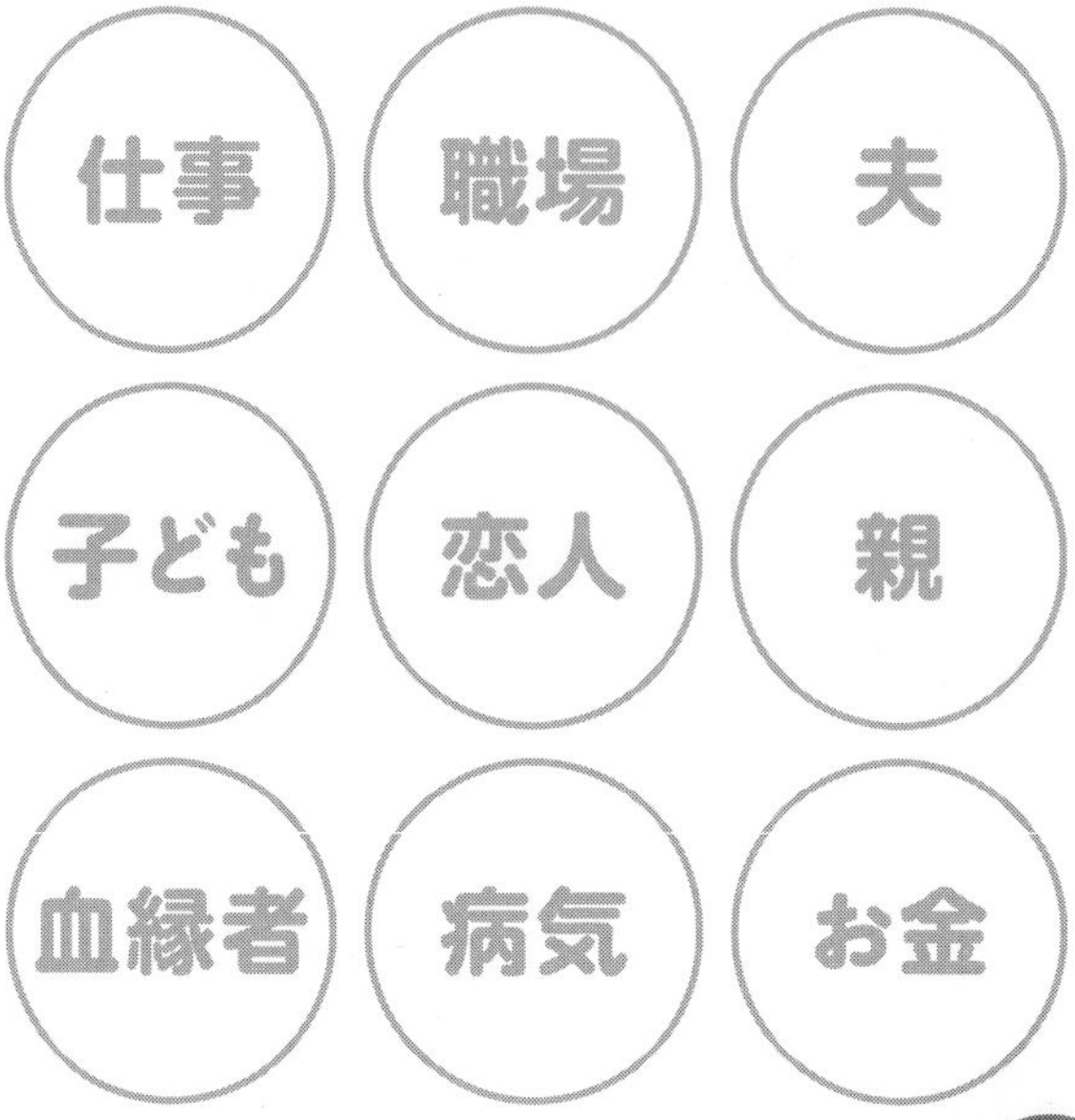
仕事
職場
夫
子ども
恋人
親
血縁者
病気
お金

上の円の中に書かれた問題で、気になるものがあれば、塗りつぶしてみましょう。心の中をどの程度占めているかによって、塗る範囲を増やしたり、減らしたりして。ストレスの原因を客観的に知ることができます。

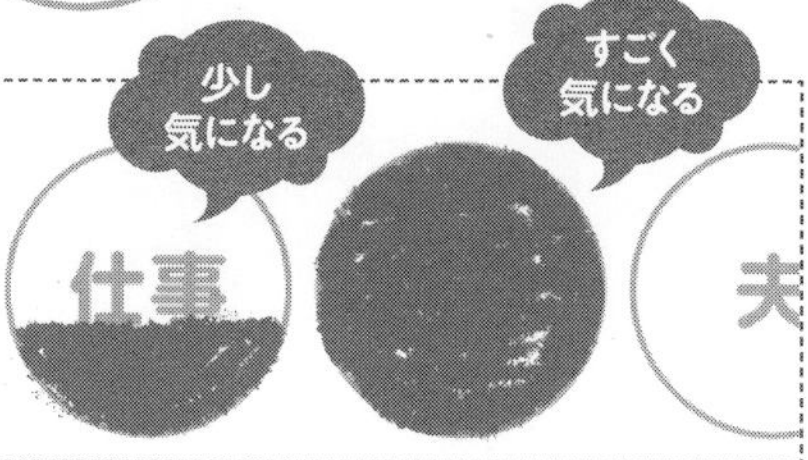
少し
気になる
すごく
気になる
仕事
夫

ストレスで真っ青！血めぐりがわるいから

ストレスや緊張、不安があると、元気がなくなり、からだがだるく、暗い雰囲気になります。鏡を見ると、顔色が真っ青だったり、肌がくすんだり……。これは気分のせいだけではありません。

ストレス状態になると、自律神経が乱れてしまい、自律神経のうちの交感神経が副交感神経より優位になります。からだは緊張し、血管も縮まり、血めぐりがわるくなり、冷えたり、顔色がわるくなったりします（ｐ１０６）。

ふつうなら、緊張したものは弛緩、つまりゆるみます。すぐに副交感神経が交感神経より優位になり、緊張がとけ、血管がひろがって血がめぐるはず。ところが、過度にストレス

あなたの性格や考え方の傾向をチェック

- □ 人から「まじめ」「几帳面」などといわれる
- □ ものごとに、白黒つけないと気がすまない
- □ 「～すべき」という言葉をよく使う
- □ なんでも「私の責任だ」と思ってしまう
- □ 時間はきっちり守るほうだ
- □ 期待にはこたえないといけないと思う
- □ 人に迷惑をかけてはいけないと思う
- □ 成功しても「まだまだだ」と思ってしまう
- □ ひとつの問題が気になると
それぱかり考えてしまう

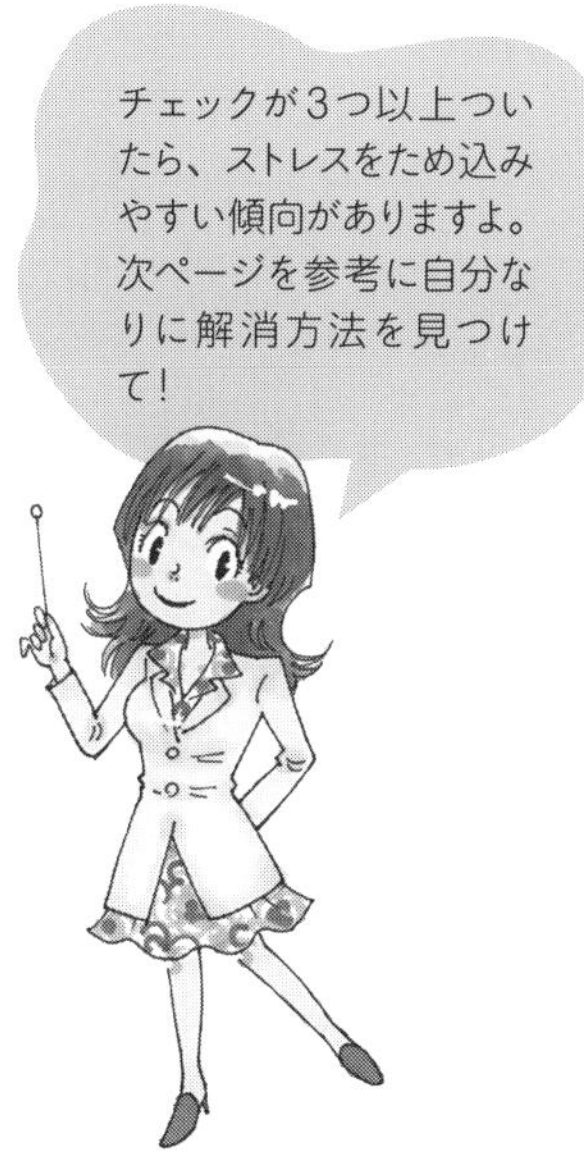
チェックが３つ以上ついたら、ストレスをため込みやすい傾向がありますよ。次ページを参考に自分なりに解消方法を見つけて！

がかかると、血管が縮まったままになり、血がすみずみまでめぐれなくなるのです。顔色がどんどんわるくなって、全身だるくなります。

解決できないなら無理せず他人を頼る

まず、自分のストレスの問題をはっきりさせるために、気になることがないかふりかえってみましょう。

ストレスはわるいことばかりとはかぎりません。たとえば結婚や昇進といった、おめでたいことでもストレスになりうるのです。

原因がわかったら、ひとりで解決できることなのかどうかを考えて。ダメなら他人に相談を。気持ちがふさぎ込んでいると、視野が狭くなりがち。身近な人以外でも、医師、公的機関の相談窓口などとコンタクトをとってみるのもいいでしょう。

「ひと言」を口に出し、行動と気持ちをチェンジ

ストレスをためやすい傾向があるなら（p97 上）、考えをかえる練習も必要です。
今までの考え方を捨てるきっかけとして、「ひと言」を口に出してみましょう。
悩みごとが解決すると、血めぐりもアップして元気になれます。

きいて

つまらない愚痴を小出しにいうのが大事

相談したいことがあっても、こんなつまらないことで……などと口をつぐんでしまう。日ごろの愚痴をきいてもらうだけで、心が軽くなり、ストレスをためずにすむ。

手伝って

素直な気持ちでSOS 快く応じてくれる

仕事でも家事でもひとりで抱え込み、結局スムーズに進まずストレスに。「手伝って」とひと言まわりの人に投げかけて。素直になれば、相手も快く手を貸してくれるはず。

お互いさま

迷惑をかけあうのはお互いさまの気持ちで

迷惑をかけているのではないか、嫌われるのではないか、と他人を気にしてばかりいるとストレスに。みんな迷惑をかけあって生きているのだからお互いさまの気持ちで。

やめる

惰性で継続中のことを声に出してやめると宣言

本当はやりたくないのに、いろいろな理由をつけて、惰性でつづけていること。行動にうつすきっかけがあれば、やめることができるはず。声に出して「やめる」宣言。

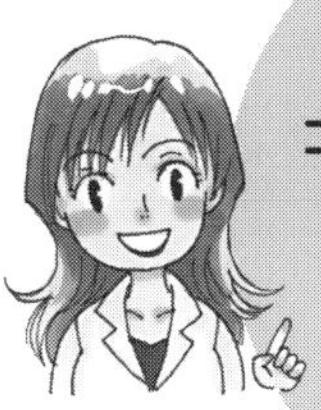

自分のストレスを
コントロールできるかで
冷えとりだけでなく
内面の美人度も
決まります。

気にしない

おわったことの評価を いつまでも気にしない

おわったことへの評価が気になったり、誰かが陰口をいっているのではないかと不安になったりしても、気にしない。自分が思うほど他人はあなたを気にしてないもの。

できる

未来に不安があるときは ～できる、と紙に書く

否定的なことばかり考えてしまうときは、「できる」と肯定文で考えて。これからやることに不安があったら、「～できる」と語尾につけ、紙に書き出してみるのがおすすめ。

大丈夫

将来の不安感を 大丈夫の言葉でとる

この先に起こることは、誰にもわからない。だから余計に不安感に襲われることも。未来は自分の手でつくる、そんな気持ちで「大丈夫」と声に出していってみて。

まあいいか

悔やんで先に進めない ときには図太く

失敗を悔やんで、何度も失敗の場面を思い出したり、先に進めなかったり。失敗は誰にでもあること。少々図太い精神で、まあいいか、と割り切ってしまう。

column

冷えとり Q&A

Q タバコは冷えにわるいですか

A 血管を収縮させるので、いいことはありません。

タバコには血管を収縮させる働きがあります。リラックスできるから、吸っているという人もいますが、じつは逆効果。血管が収縮すれば血めぐりがわるくなるのでからだは冷えてしまいます。また、発がん性物質がふくまれていますし、ビタミンCを破壊することでも知られています。冷えてつらいなら、とにかく禁煙しましょう。

Q 岩盤浴やサウナ、温泉は効果がありますか?

A 直接的な効果より、精神面でのメリット大!

岩盤浴やサウナ、温泉などは、遠赤外線効果などで、あたため効果が高いといわれています。また、照明や湯気……非日常的な空間がリラックス効果を高めてくれます。治療というよりそれを目的に楽しむほうがいいでしょう。からだを芯からあたため、保温効果を持続させるには交代浴(p49)などをとり入れて。

Q ファストフードやスナックで冷えますか?

A ビタミン不足で冷えてだるくなることも!

ファストフードやスナックには化学調味料が多く使われ、脂質やカロリーがたっぷり……。からだの中で食べものが熱のエネルギーにかわるためには、大量のビタミンやミネラルが必要。ところが、ファストフードなどは食べた量以上のビタミンやミネラルがいるので、ビタミンやミネラルの欠乏症に。これが慢性化すると、冷え症がひどくなったり、からだがだるくなったりします。

Part 4

これが からだが 冷える理由です

なぜ血めぐりがわるくなり、
からだが冷えてしまうのか。
冷えのしくみを知っていますか？
食事や自律神経など
さまざまな要因が影響して、
あなたのからだの中で冷えが
起こっているのです。

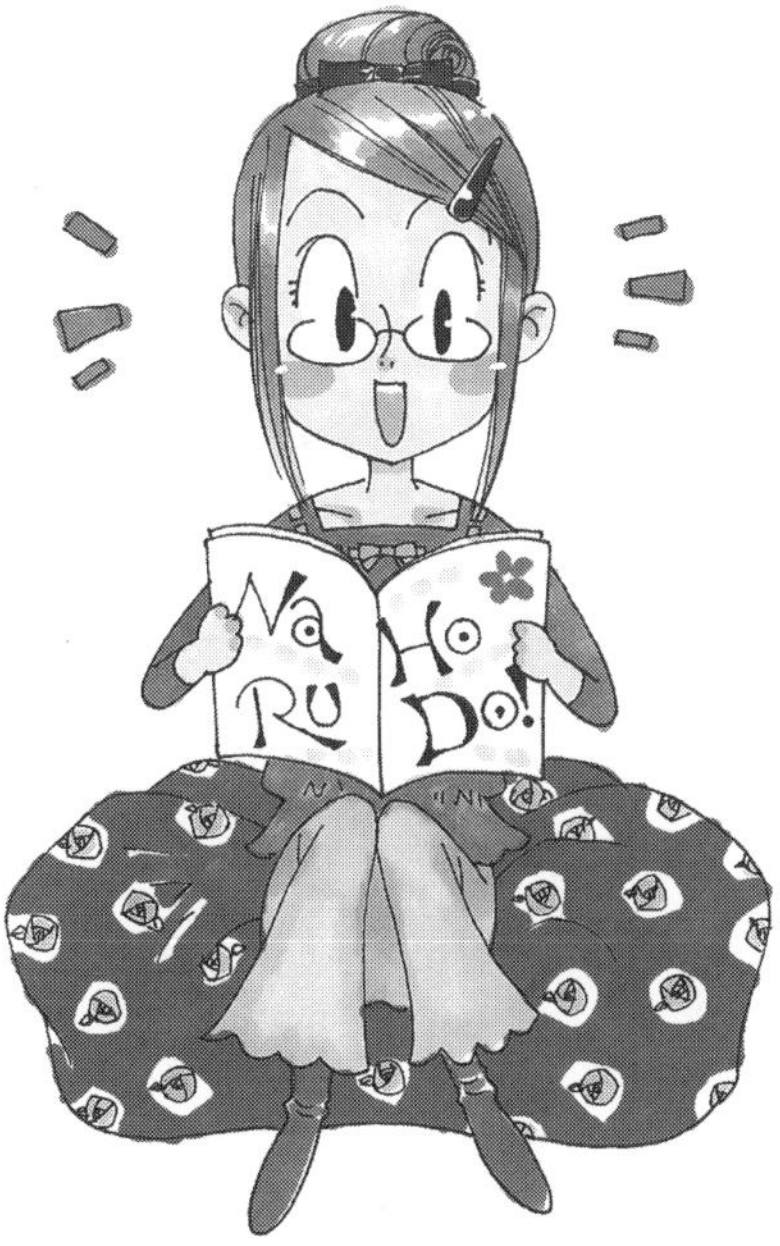

体温のしくみ

熱をつくり、運ぶ。これが正常な体温のシステムです

どうして、血めぐりがわるくて、からだが冷えてしまうのか？　その理由をさぐるには、まず、からだの中で熱をつくり、運ぶ体温のシステムを知ることが大事。

私たちのからだは、**食べることと動くことによって熱を生み出しています**。食べたものは胃腸で消化吸収され、肝臓で分解されます。そのとき肝臓で熱となるエネルギーが生まれます。また、動くことで筋肉は収縮、伸展します。筋肉でも熱となるエネルギーが生まれます。

どちらの熱も、血液にのって全身に運ばれ、からだの深部の体温を約37度に保っているのです。

エネルギー

食べる

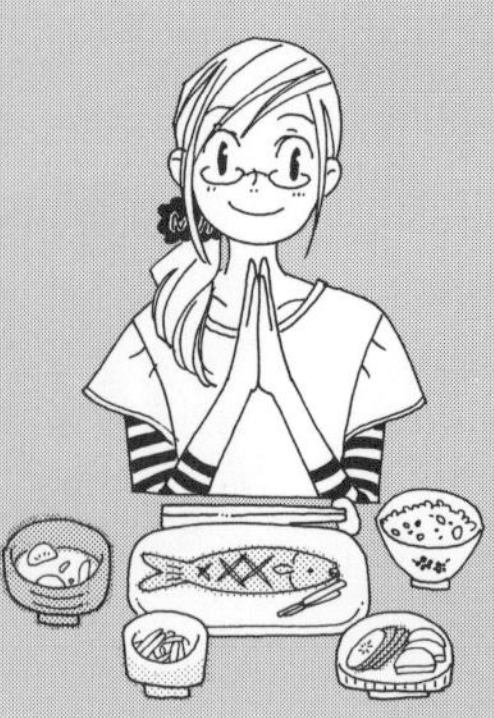

食べたものが、肝臓で代謝されるときに、熱のエネルギーが生まれる。栄養バランスのよい食事を、1日に消費するカロリーのぶんだけきちんととることが、熱を生み出すために必要。

エネルギー

動く

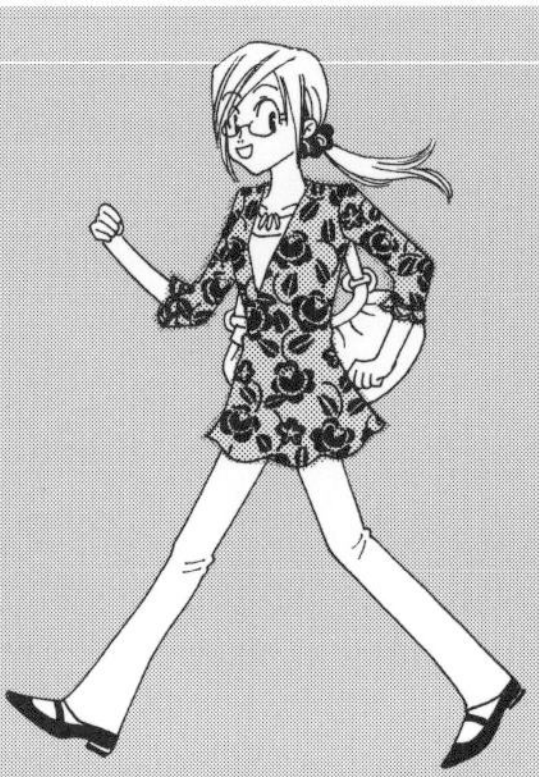

からだを動かすと、筋肉で熱が生まれる。自分の意思で動かすときはもちろん、心臓や肺など、意思とは関係なく内臓が動くことによっても熱は生まれる。生まれる熱は筋肉量に比例。

健康な人の体温のシステム

健康な人は、熱をつくり、運ぶシステムがうまく働いています。
食べて動くことでつくられた熱が、血液にのってからだ中に運ばれます。
手足の冷えも起こらず、深部の体温を約 37 度に保つことができるのです。

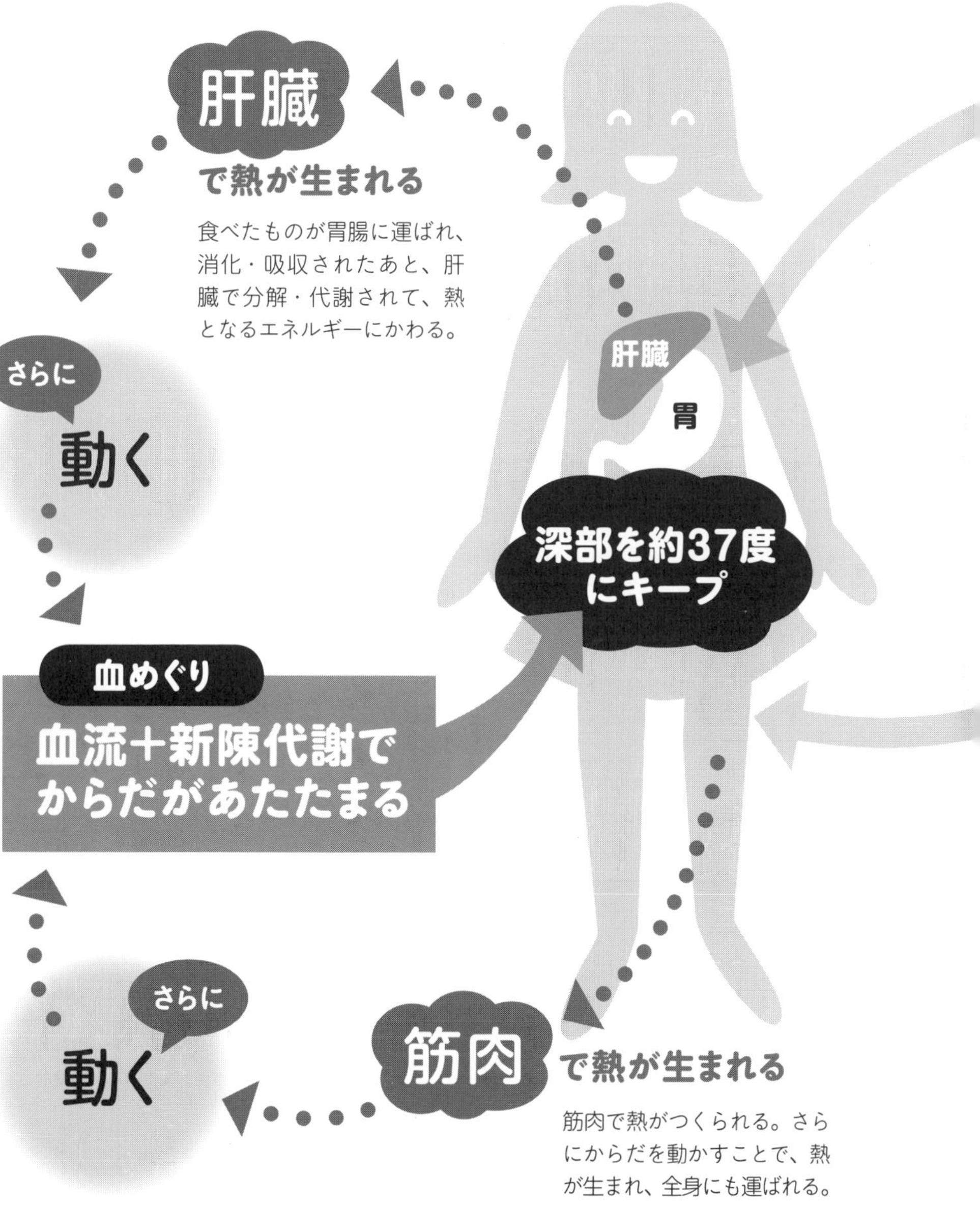
肝臓
で熱が生まれる
食べたものが胃腸に運ばれ、消化・吸収されたあと、肝臓で分解・代謝されて、熱となるエネルギーにかわる。
肝臓
胃
さらに
動く
深部を約37度にキープ
血めぐり
血流＋新陳代謝でからだがあたたまる
さらに
動く
筋肉
で熱が生まれる
筋肉で熱がつくられる。さらにからだを動かすことで、熱が生まれ、全身にも運ばれる。

冷えの理由❶

低体温も冷えも、からだのシステムにトラブルがあるために起こります

不調な人はふたつの原因でトラブルが発生

原因1 エネルギー不足

食べる ✕

↓ p108へ

食事の量が少ない

無理なダイエットなどで食べる量が少ないと、エネルギー代謝が少なくなり、体内で生み出せる熱も少なくなる。

食事の内容がわるい

食事の栄養バランスがわるいと、エネルギーも少なくなり、熱がつくられない。自分の消費カロリーに見あう量を、3食にわけて食べる必要がある。

胃腸の調子がわるい

胃腸の調子がわるく、とり込まれるエネルギーも減るため、熱も生み出せなくなる。生活習慣や漢方薬の助けを借りて、胃弱をなおしていくことが大切。

動く ✕

↓ p110へ

筋肉量不足で代謝がわるい

女性は男性より、もともと筋肉の量が少ない。運動不足などが重なると、さらに筋肉量は落ちる。基礎代謝（p111）も低くなる。筋肉量をふやす。

運動量が足りない

筋肉があっても、からだを動かさなければ熱が十分生まれない。定期的に運動して、熱をつくり出しやすいからだをつくる。

原因 2

血めぐりのわるさ

血めぐりとは血流と新陳代謝のこと。自律神経が乱れると血流がわるくなり、熱が運ばれなくなります。血液は酸素や栄養素を運んでいますから、新陳代謝も悪化。冷えだけでなく、全身トラブルだらけのからだになります。

P106へ

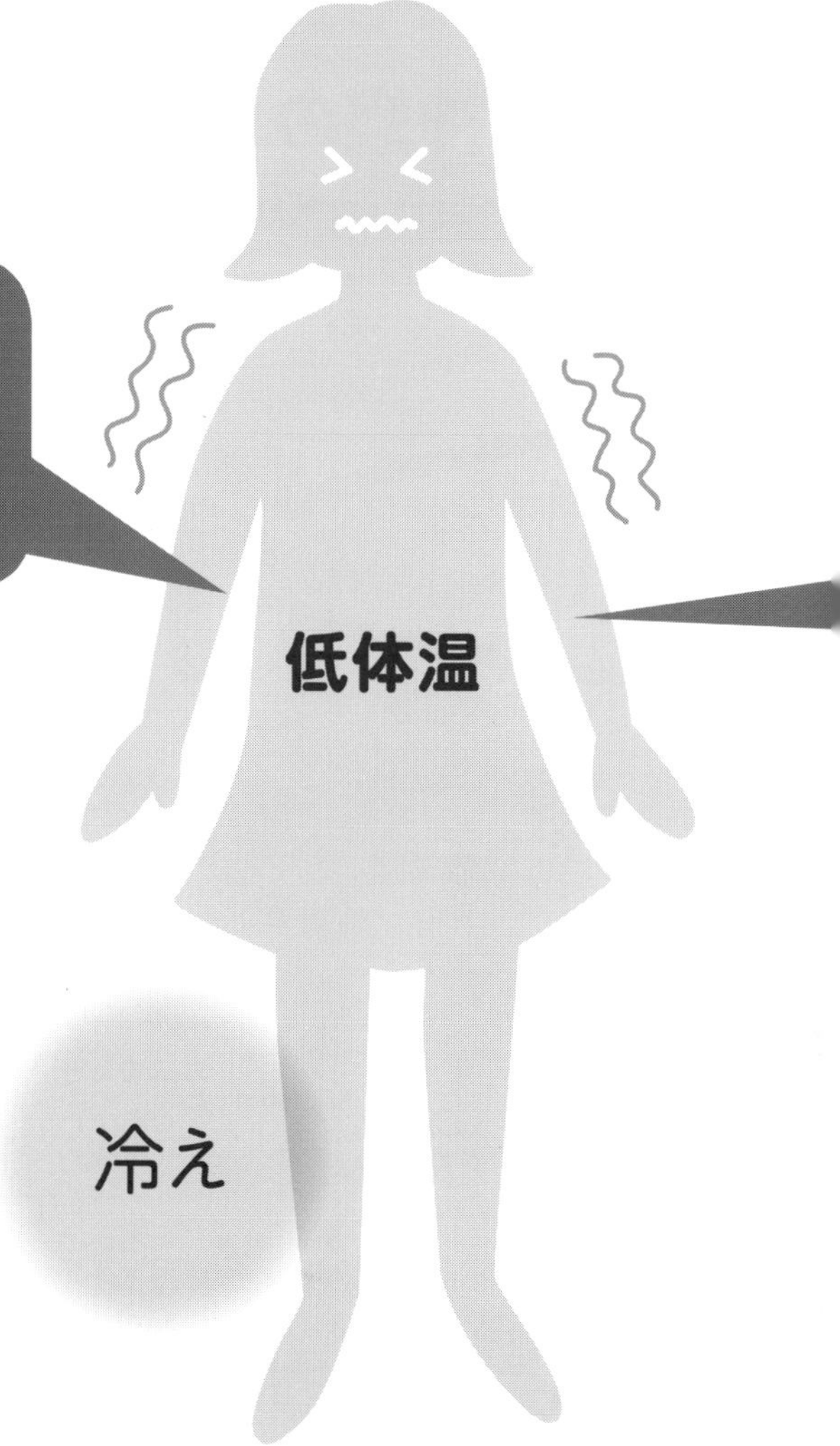

熱をつくる、熱を運ぶからだのシステムにトラブルがあると、からだが冷えたり、低体温状態になります。

まず、エネルギー不足。食べる量が少なかったり、栄養バランスがわるかったり、また、胃腸の調子がわるくて食べものの成分がからだにとり込めなかったりすると、熱はつくられません。運動量が足りなかったり、筋肉の量が少なくても熱をつくる量が減ります。

次に、血めぐり、つまり血流と新陳代謝のわるさです。なんらかの原因で血流がわるくなると、熱が運ばれなくなり、新陳代謝も落ちるのです。**血流は自律神経によって調節**されています。自律神経はストレスや、冷暖房と外気の温度差などで簡単に乱れます。**自覚しないまま、いつの間にかからだが冷えて不調に**陥ってしまうのです。

冷えの理由❷

自律神経が乱れると体温調節ができずに冷えてしまいます

血流は自律神経によって血圧で調節されています。自律神経は交感神経と副交感神経からなります。緊張状態になると交感神経が副交感神経より優位に。血管は縮まり、血圧が上昇します。

　リラックス状態では副交感神経が優位に立ち、血管がひろがり、血圧が下降。**緊張（交感神経優位）と弛緩（副交感神経優位）を相互にくりかえす**ことで、体温を調節しているのです。

　しかしなんらかの影響で自律神経が乱れると、このバランスがくずれます。働きが一方にかたよると、体温が調節できなくなります。

自律神経のふたつの働き

自律神経は、意思と関係なく作用する神経。
交感神経と副交感神経、ふたつが内臓や血管の運動をコントロールしています。体温調節もおこなっています。

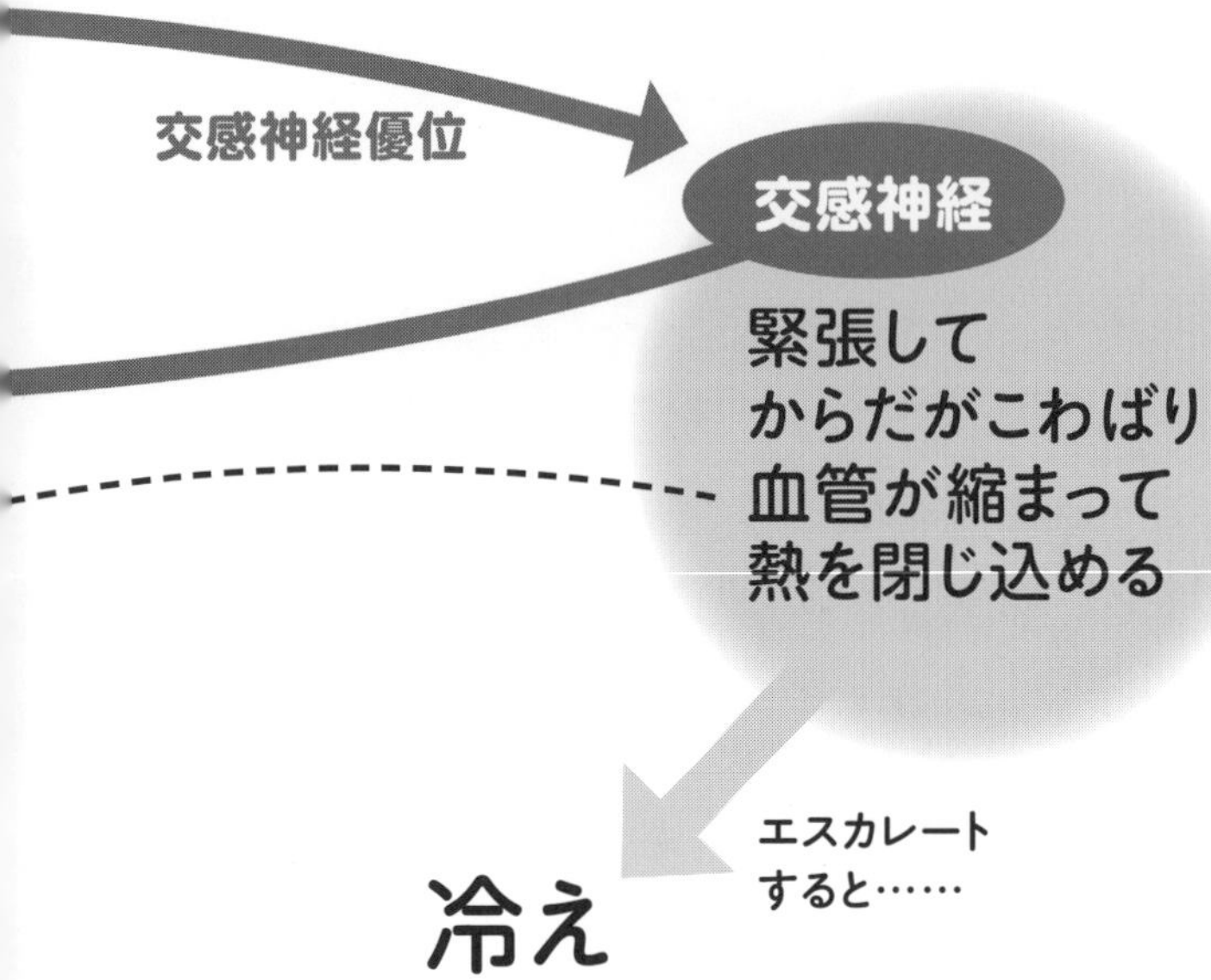
交感神経優位
交感神経
緊張して
からだがこわばり
血管が縮まって
熱を閉じ込める
エスカレートすると……
冷え

ストレスや寒さでからだの緊張がつづくと、交感神経が優位のままに。熱を外気に奪われまいと、血管が縮んだまま。末端や体表から冷えていく。

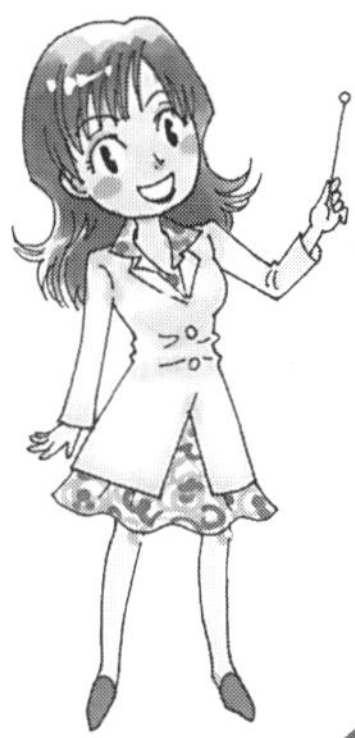

自律神経のふたつの働き、
交感神経と副交感神経が
交互にバランスよく働くことで
体温を一定に
保っているんですよ

副交感神経

副交感神経優位

**リラックスして
からだがゆるみ
血管がひろがり、
熱を放つ**

脳の中心部にある視
床下部という部分が、
自律神経の司令塔。

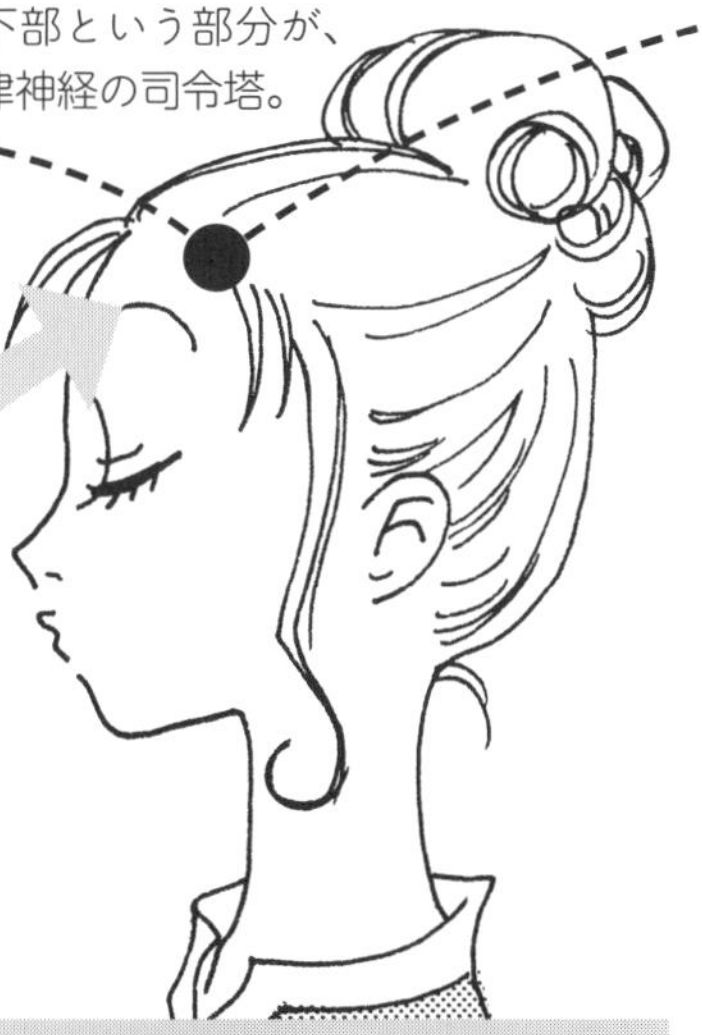

エスカレート
すると……

のぼせ

リラックス状態がつづき、外気が寒いと、熱が奪われ、からだは冷える。外気が暑いと、熱を放出しても奪われないため、のぼせる。

攻撃

自律神経を乱している 4つの原因

寒暖の差

寒暖の差が7度以上あると、自律神経がうまく働かなくなって、自力での体温の調節もうまくいかなくなる。

p112

ファッション

露出が多かったり、しめつけが強いファッションだと、冷えたり、血流をわるくさせてしまう。

p114

女性ホルモン

女性ホルモンと自律神経は互いに影響するため、生理(月経)周期の変化も。PMSや生理不順、無月経は放置しないで。

p116

ストレス

ストレスは自律神経にダイレクトに影響し、働きを乱す。ストレス過多だと血流もわるくなる。

p118

エネルギー不足

無理なダイエットが冷えやすく太りやすい体質をつくります

朝食はフルーツだけ、コーヒーしか飲まない、肉や魚を食べない……。極端な小食、偏食といった無理なダイエットは、冷えの原因になります。

食べものは、熱をつくり出すためのエネルギー源です。ガソリンを入れなくては車を走らせることができないように、食べるべきものを食べないと、からだの中で熱をつくり出せず、元気に活動できません。

エネルギー不足で顔色がわるく、弱々しい印象になってしまいます。美人をめざして無理なダイエットをしても、逆に**代謝がわるくなるため、やせにくく太りやすい体質になってしまいます**。

栄養バランスのよい食事を、1日の必要量とる。当たり前ですが、あたたかいからだをつくるには欠かせません。血流がよくなると、代謝もよくなり、ダイエットより効率がいいのです。

また、胃腸は食べもののとり込み口。胃腸が弱い人は、きちんと消化、吸収できないためにエネルギー不足で冷えやすくなります。**胃弱の場合は病院で診察を受けて**、場合によっては治療する必要もあります。

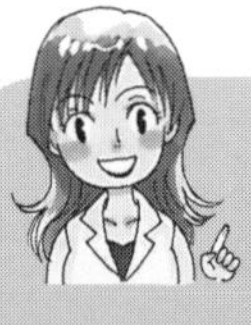

食べあわせ次第で、食べてもやせられます

冷え症防止に効果のある、からだをあたためる温性の食べもの（p70）を積極的にとり入れたメニューにすれば、からだがあたたまり、代謝が促進されます。食べても無理せずやせられる体質になります。

まちがった食生活&胃弱で冷え体質に!

胃腸の調子がわるい

↓

エネルギーを体内にとり込めない

胃腸の調子がわるいと、消化、吸収ができなくなるため、栄養自体をとり込めなくなってしまう。エネルギー不足になる。

食事内容がわるい

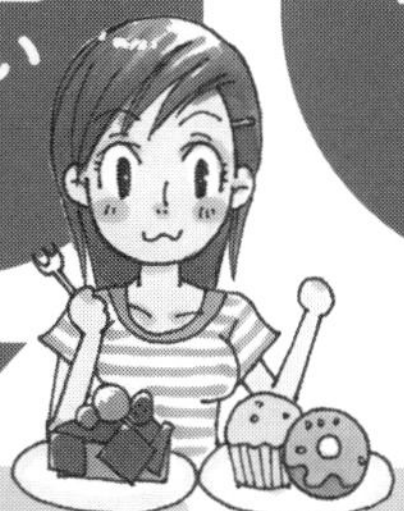

↓

からだの中でエネルギーに変換されない

食事の栄養バランスがわるいと、吸収される栄養素が少なくなる。代謝の際につくられるエネルギーも少なくなる。

食事量が少ない

↓

エネルギーの絶対量が足りない

無理なダイエットで食事量が少なくなると吸収すべき栄養が少なくなる。代謝も減るため、熱エネルギーも減る。

↓

熱がつくられない

熱のエネルギーを生み出すために必要な食事の量と栄養が足りなかったり、体内に栄養をとり込むための器官としての胃腸が働いていないと熱はつくられない。

↓

冷え症・低体温

エネルギー不足

20歳をピークに基礎代謝はダウン。じっとしているだけでは冷えてしまいます

筋肉を動かすことで熱がつくられ、からだはあたたまります。このとき、筋肉は2種類の働きをしています。

積極的にからだを動かし、筋肉を使って、熱をつくるパターン。腕をまわしたり、屈伸したりすると、使われた部分の筋肉が収縮と伸展をくりかえし、熱がつくられます。

もうひとつは、**基礎代謝によるパターン。基礎代謝というのは、横になって呼吸をしているだけの状態でも生み出されるエネルギー**です。心臓や肺、消化器、血管などを働かせたり、傷ついた細胞を修復するために使われます。

基礎代謝で重要なのは筋肉。たとえば骨格につく骨格筋は、寝ているあいだも熱を生み出します。つまり**筋肉がついていれば基礎代謝は高くなる**のです。

もともと日本人女性の基礎代謝は、男性や欧米人よりも筋肉量が少ないために低い傾向があります。

また、基礎代謝は20歳以降ダウンします。20歳を過ぎたら、運動で筋肉量をふやしていかないと、熱をつくり出せず**太りやすくやせにくいからだになる**のです。

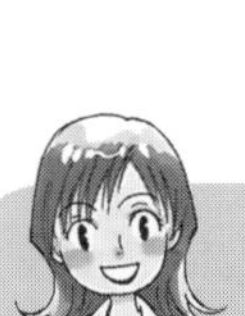

程よい脂肪も体温を守るためには必要です

筋肉量が少ないと熱が生まれませんが、筋肉ばかりで脂肪がなくなってしまうと、生み出された熱を守ることができず、運動してもからだが冷えてしまいます。適度な脂肪をキープすることも大切です。

寝ていても熱をつくり出す基礎代謝

基礎代謝は、安静状態でもおこなわれる代謝。肝臓などの内臓や筋肉によって熱がつくられます。20歳を過ぎると基礎代謝は落ちていきます。

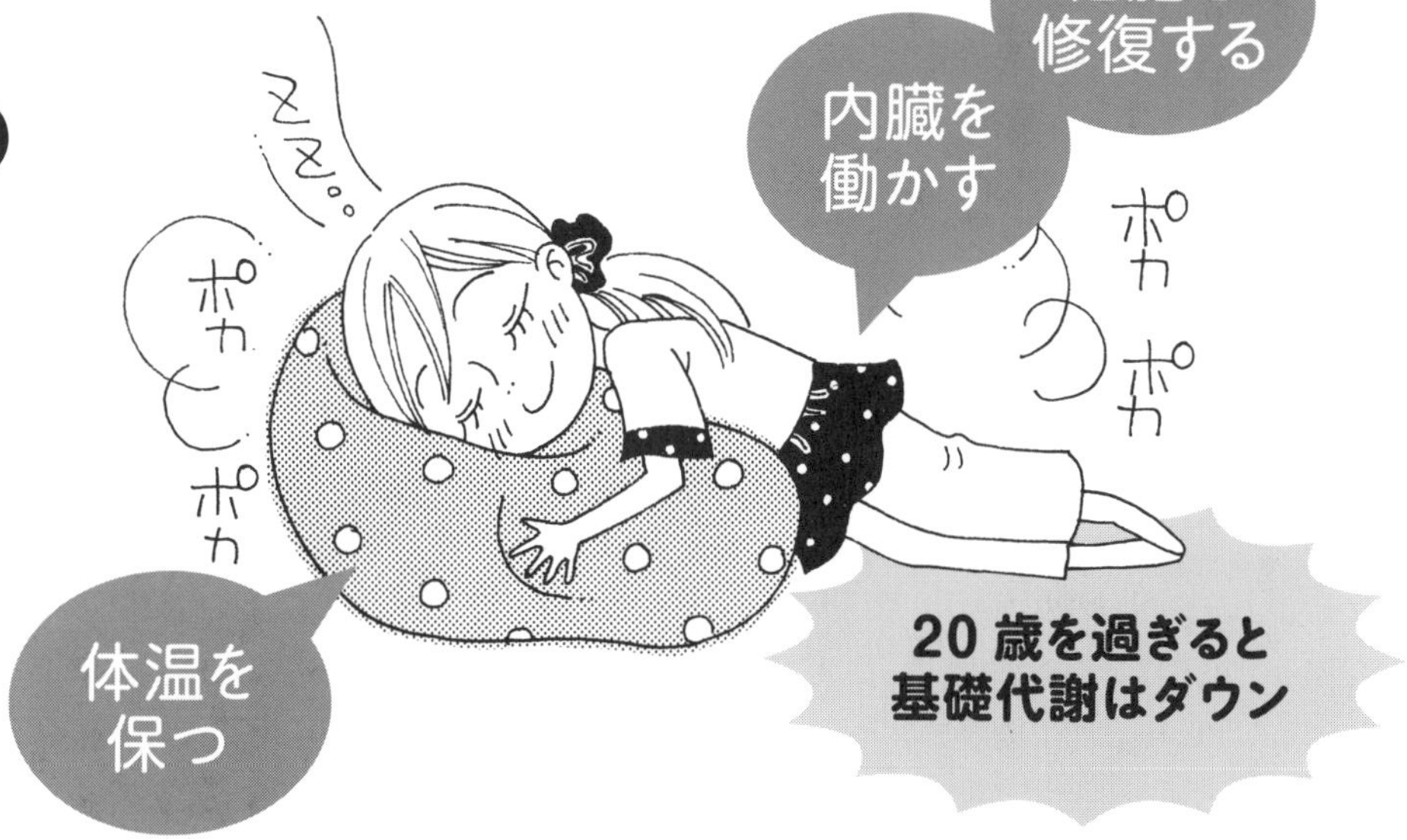
細胞を修復する
内臓を働かす
ポカポカ
ポカポカ
ポカポカ
体温を保つ
20歳を過ぎると基礎代謝はダウン

20歳を過ぎたら運動で代謝アップ

20歳を過ぎると、基礎代謝は落ちていくため、冷えやすくなったり、太りやすくなったりします。運動をとり入れ、代謝をおぎないましょう。

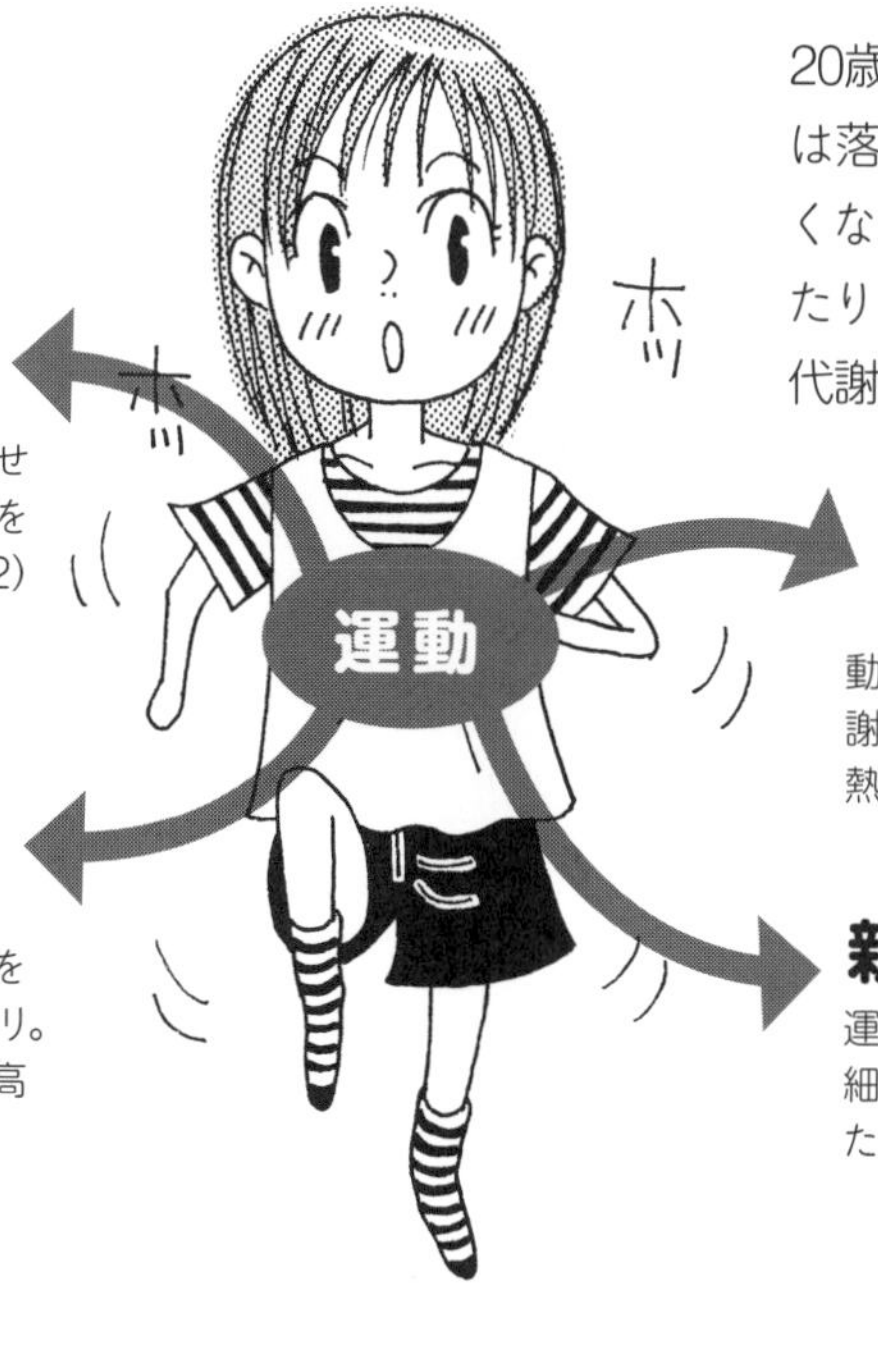

筋肉量がふえる

運動で筋肉量をふやせる。インナーマッスルをきたえる運動（p62）がおすすめ。

熱を生み出せる

動いて筋肉を働かすことで、代謝がアップ。血めぐりがよくなり、熱を生み出せる。

ストレスを解消できる

からだを動かして、汗を流すと、気分もスッキリ。ストレス解消効果が高い。

新陳代謝がよくなる

運動で血めぐりがよくなると、毛細血管のすみずみまで血がめぐるため新陳代謝もアップ。

血めぐりのわるさ

寒さ、暑さの温度差が7度以上になると体温調節がうまくいきません

私たちのからだは、寒いときには、血管を収縮させて血流を不足させ、体表から熱を逃さないようにします。逆に、暑いと血管を拡張させ、血流をよくして、熱を放出しようとします。

からだは**寒暖の温度差にあわせて、自律神経を働かせて、血流を微調整**しています。この微調整は**温度差が7度以内なら自然におこなわれます。**

また、日本には四季があります。気温の変化に適応できるように、**からだの基礎代謝も夏と冬でかわります**。夏は基礎代謝が低くなり、熱を必要以上に生み出さないように、冬は基礎代謝が高くなり、熱を生み出せるようにできています。

ところが、冷暖房が完備されるようになったことで、**室内外の温度の差がひろがり、からだが適応できなくなってきています**。夏、外気が32度あるのに、クーラーのきいた室内が23度だとすると、温度差は9度です。自律神経が乱れ、体温調節が不能に。血流が悪化して冷え、新陳代謝も低下してあちこち不調が起こります。

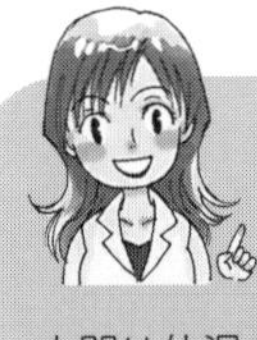

体温を保つのは生きるための最低条件

人間は体温を一定に保つ恒温性の哺乳類。爬虫類などの変温性の動物は、寒いときには体温を下げて動かないでいればよいのですが、人間は、体温を奪われたら心臓や肺を動かすことができなくなり、死んでしまいます。

冬だけでなく夏にも冷えが起こるのは?

からだのしくみ

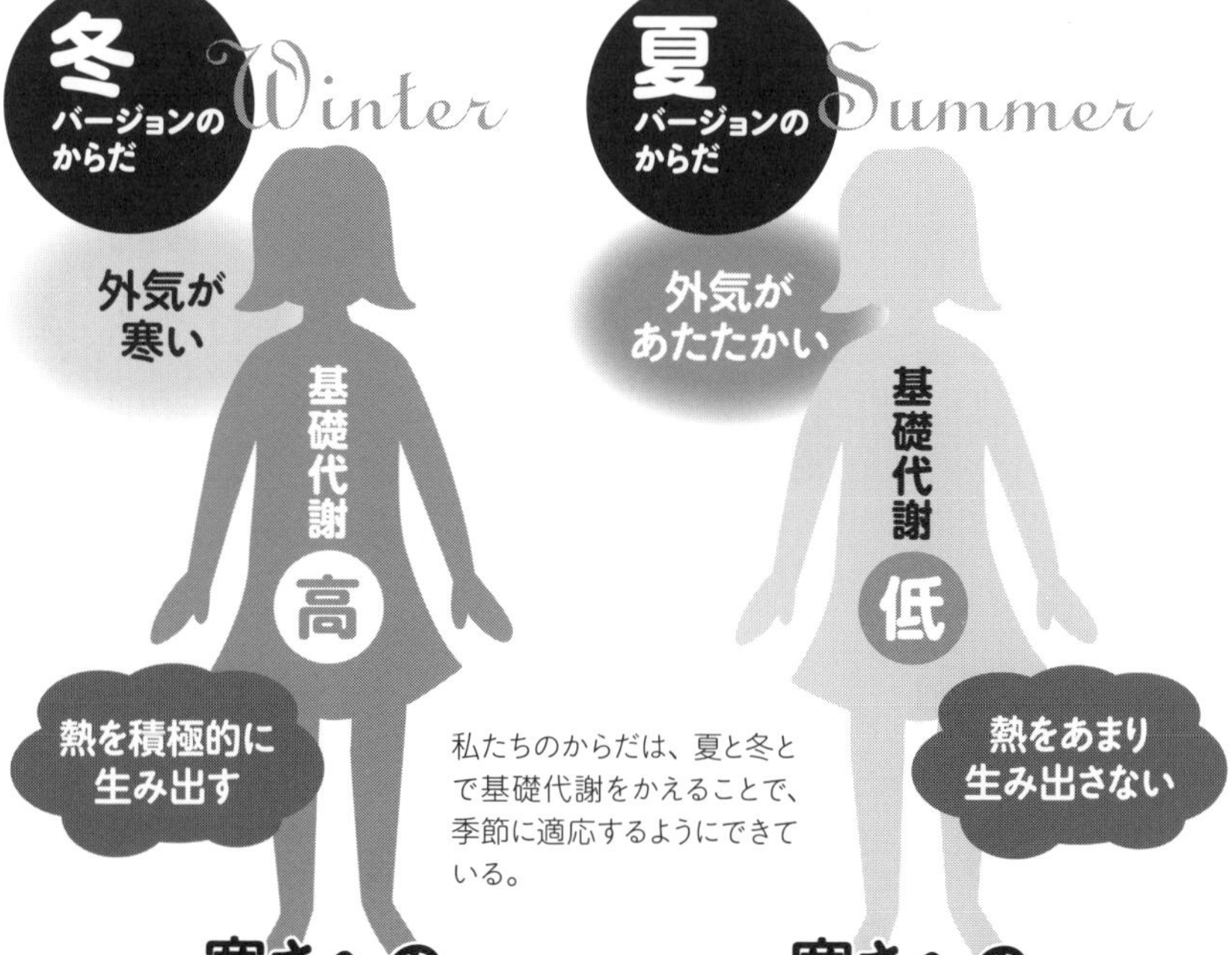
冬
バージョンのからだ
Winter
外気が寒い
基礎代謝
高
熱を積極的に生み出す
夏
バージョンのからだ
Summer
外気があたたかい
基礎代謝
低
熱をあまり生み出さない

私たちのからだは、夏と冬とで基礎代謝をかえることで、季節に適応するようにできている。

寒さへの適応力アップ

寒さへの適応力ダウン
(暑さへの適応力アップ)

現代人のライフスタイル

にもかかわらず

暖　**暖房のきいた部屋にずっといる**

にもかかわらず

寒　**冷房のきいた部屋にずっといる**

寒い場所と暑い場所とを出たり入ったりする

自律神経が乱れる

冬冷え

夏冷え

血めぐりのわるさ

露出が多く、しめつけの強いファッションがからだから熱を奪います

おへそが見えてしまうような露出度高めのファッションは、からだを冷やしてしまいます。とくに**おなかまわりを冷やしてしまうと、全身冷えの原因**にもなります。おなかが冷えると内臓の血めぐりがわるくなります。**からだが生命の危機だと判断し、体表の熱をからだの中心部に送り込もうとする**のです。毛細血管が収縮するために、手や足の先から冷えていき、全身の冷えを感じるようになります。

逆にいえば、おなかまわりをあたたかくしておくと、帽子や手袋をはずしても全身冷えを感じることはありません。もし、ファッションで涼しげに演出したいなら、どこをどの程度露出させるのかが重要です。

ガードルなどしめつけが強い矯正下着や重たいバッグ、ネックレスもNG。**からだに圧をかけることで血めぐりがわるく**なります。

また、自力で体温調節できるのは寒暖の温度差7度以内の場合（p112）。それ以上の**温度差に対しては、カーディガンやストールなどを持ち歩き、冷気をガード**し、自律神経の働きを助けることも大切です。

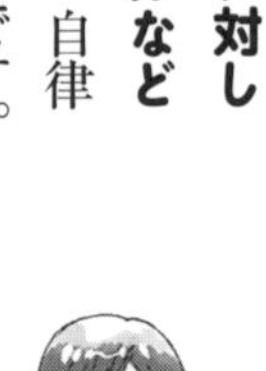

おばあちゃんの知恵が伝わらないのも冷えの原因

「女の子は腰を冷やしてはいけない」と昔の人はよくいったもの。経験的に腹部を冷やす怖さを知っていたのでしょう。現代人の冷えの原因には、こんなおばあちゃんの知恵が受け継がれなくなったのも大きな原因です。

おなかを冷やすと全身の冷えを感じるのは？

腹部の冷えで内臓が血行不良に。からだの中心部に血液（熱）を送り込もうとして、毛細血管が収縮して冷えに。

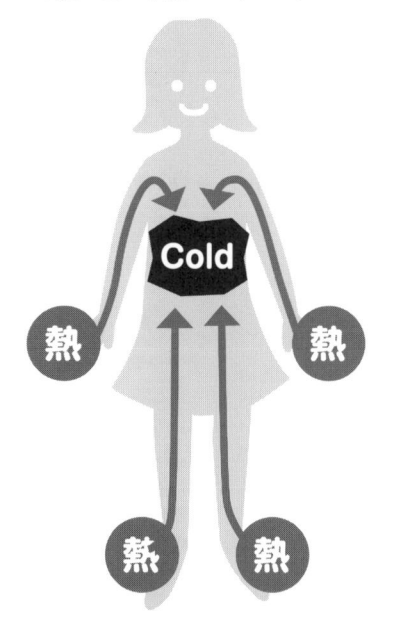

からだの中心部を冷やす
↓
内臓の血行がわるくなる
↓
からだが生命の危機を感じる
↓
全身の熱を中心部に集めようと働く
↓
手足が冷える

まちがったファッションが冷えにつながる

化繊の衣類
露出の多い衣類
重いバッグやネックレス
からだをしめつける下着

汗がかわきにくい → からだを冷やす → 血めぐりがわるい
↓
冷え

ふだん何気なく着ているものが冷えの原因に。自宅で過ごすときだけでも、天然素材のしめつけ感のないルームウエアで過ごし、冷えを解消。

血めぐりのわるさ

女性ホルモンのバランスがわるいと冷えだけでなく全身が不調に陥ります

冷えと女性ホルモンも深い関係があります。女性ホルモンとは、エストロゲン（卵胞ホルモン）とプロゲステロン（黄体ホルモン）というふたつのホルモンのこと。脳の視床下部が司令塔となり、卵巣からホルモンが分泌されて、排卵が起こったり、生理がはじまったりするのです。

脳と卵巣はフィードバックしながら指令を送りあい、ホルモン分泌量を調節しています。ところが**からだが冷えると、卵巣機能が低下して調節がうまく働かなくなります**。女性ホルモンはからだのあちこちに影響を及ぼすので、バランスがくずれるといろいろな不調が起こります。**不調のひとつに冷えもある**のです。

また、自律神経と女性ホルモンは同じ脳の視床下部が司令塔です（p118）。ストレスなどを受けると、脳の視床下部を直撃。自律神経の乱れによる**冷えと女性ホルモンの乱れによる冷えが同時に起こる**ことも。

女性ホルモンの乱れを調べるには、基礎体温表をつけるのがいちばん。生理不順などの心配がある人は、冷えとの関連を調べるためにも、1か月間基礎体温表をつけてみましょう。

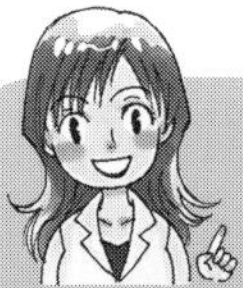

寝起きにベッドの中で基礎体温をはかって

基礎体温とは安静状態ではかる体温のこと。毎朝寝起きにベッドの中ではかります。生理から数日間は低体温。排卵の日はやや体温が下がり、そこから体温が上がります。体温の2相ができ、生理があれば健康な状態です。

平熱が35度台のままなら ホルモントラブルかも

女性ホルモンに問題がある人には、低体温状態がよくみられます。
体温が2相にわかれず、低体温がつづくときは必ず婦人科を受診して。

「基礎体温表」

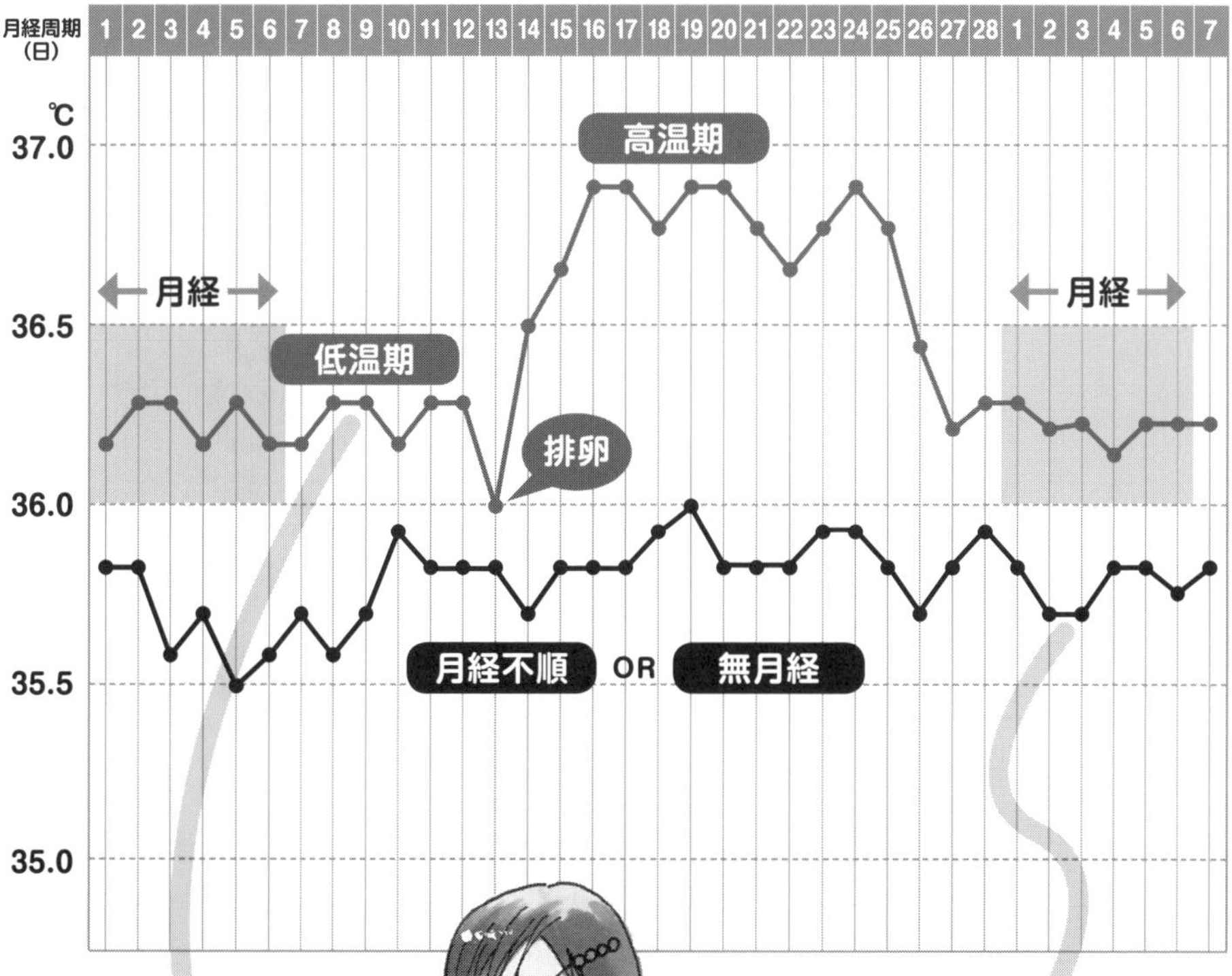
月経周期（日）
1 2 3 4 5 6 7 8 9 10 11 12 13 14 15 16 17 18 19 20 21 22 23 24 25 26 27 28 1 2 3 4 5 6 7
℃
37.0
36.5
36.0
35.5
35.0
高温期
月経
低温期
排卵
月経
月経不順
OR
無月経

健康な人は低温期と高温期ができる

女性ホルモンの周期は25～38日でくりかえされる。この間に体温が低温期、高温期の2相にわかれ、排卵や生理が訪れる。

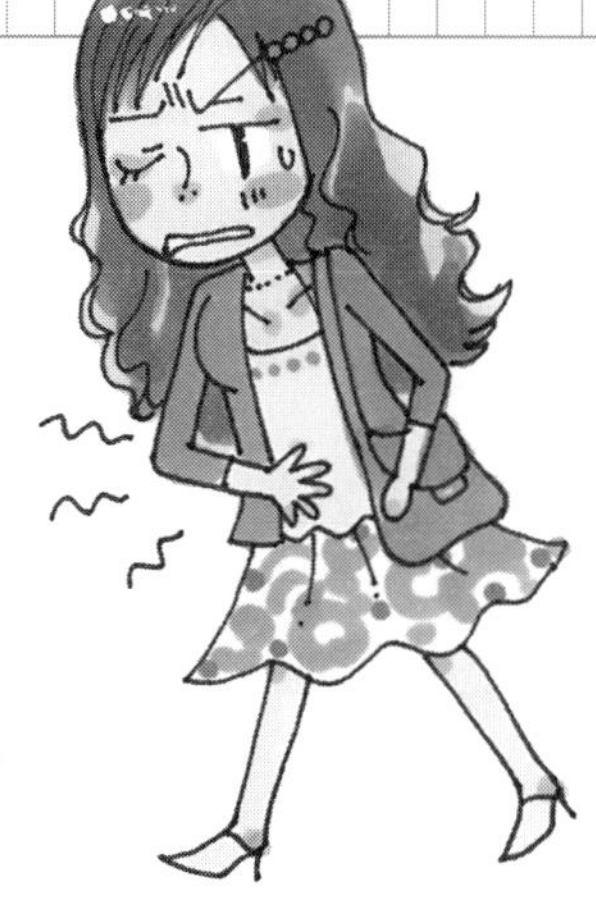

トラブルありの人は低温のまま変化なし

女性ホルモンのバランスがくずれていると、体温が低温期と高温期の2相にならず低いまま。排卵が訪れず、生理もこないため不妊や不調の原因に。

ストレスが重なると自律神経の乱れがひどくなります

　人間関係や仕事の問題、将来の不安、忙しさなど、私たちはたくさんのストレスにさらされながら暮らしています。人間はストレスを感じると、緊張します。自律神経の中でも、交感神経が優位に立った状態です。**交感神経が優位に立つと、血管が収縮するために、血めぐりがわるくなる**のです。ふつうは緊張と弛緩（リラックス）はセットになり血管調節をおこなっています。すぐに副交感神経が優位に立ち、血管が拡張して、もとにもどります。

　ところが、**ストレスを受けつづけると交感神経が四六時中優位**に立つため、副交感神経が優位に立ちにくくなるのです。**血管収縮がつづき、からだが冷える**ようになります。

　ほうっておくと自律神経のバランスそのものがくずれてしまいます。からだの機能に影響を与え、さまざまな不調が起こるようになります。

　便秘や下痢、皮膚のトラブル、頭痛、めまい、耳鳴り……。自律神経失調症といわれる状態です。体温調節もうまくいかなくなりますから、冷え症もひどくなります。はやめにストレスをとり除くことが大切です。

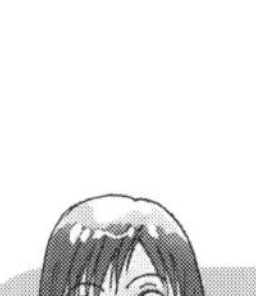

脳の視床下部はからだの中枢部です

自律神経は、交感神経と副交感神経のふたつのバランスで成立（p106）。ストレスによって緊張がつづくと、交感神経が優位に立ったままに。リラックスできず、血めぐりがわるくなり、からだが冷えてしまいます。

ストレスがふたつの自律神経のバランスをくずす

視床下部は、間脳という脳の中枢部にあり、代謝や体温調節、ホルモン分泌など、生命維持のあらゆる機能をつかさどる自律神経系の中核。ストレスは視床下部に影響を与えるため、さまざまな不調を引き起こすのです。

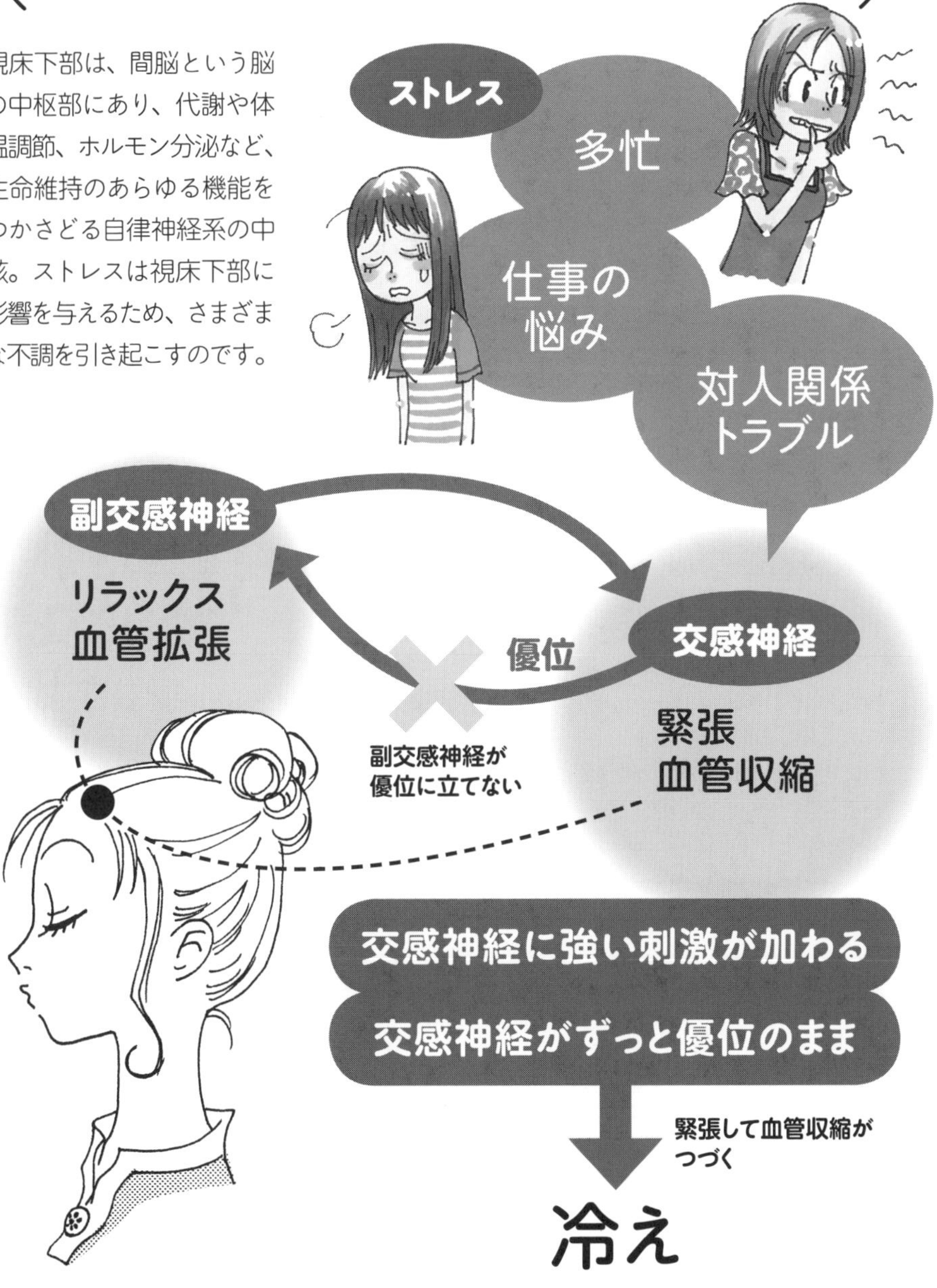
ストレス
多忙
仕事の
悩み
対人関係
トラブル
副交感神経
リラックス
血管拡張
優位
交感神経
緊張
血管収縮
副交感神経が
優位に立てない
交感神経に強い刺激が加わる
交感神経がずっと優位のまま
緊張して血管収縮が
つづく
冷え

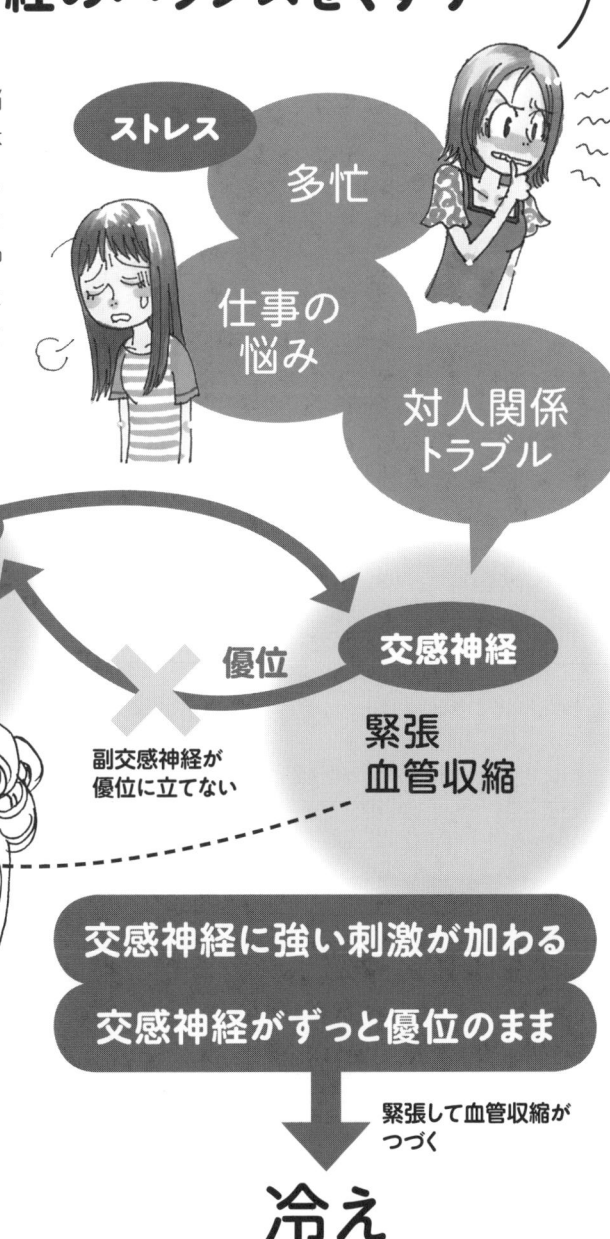

column

冷えに効果があるのはこの漢方薬

冷えとりを目的としたさまざまな漢方薬が、薬局などで市販されています。漢方薬は、動植物や鉱物など自然界の生薬の配合物。自分の症状にあったものを選びましょう。市販の漢方薬は、おもに生薬のエキスを抽出してつくった粉末状の散剤が主流です。飲むタイミングなどは種類によって異なるので、使用法をよく読んで。2週間程度を目安につづけてみましょう。

症状が改善されない場合、副作用がみられる場合は、漢方外来や専門店の薬剤師に相談してください。

当帰四逆加呉茱萸生姜湯
（とうきしぎゃくかごしゅゆしょうきょうとう）

こんな人に……

- どちらかというと虚弱体質
- 手足の冷えが強い
- 下半身に冷えを感じる
- 生理痛や腰痛、頭痛などがある
- だるさや疲れがとれない

当帰芍薬散
（とうきしゃくやくさん）

こんな人に……

- 筋肉量が不足している虚弱体質
- 手足が冷たい
- 生理不順や生理痛がひどい
- だるさや疲れがとれない
- 頭痛やめまいがある

八味地黄丸
（はちみじおうがん）

こんな人に……

- 手足に冷えとほてりがある
- だるさや疲れがとれない
- 口がかわくことがある
- 夜中にトイレに起きることがある
- 生理が止まっている人や更年期の人

加味逍遙散
（かみしょうようさん）

こんな人に……

- どちらかというと虚弱体質
- イライラや不安感、不眠などがある
- 動《どう》悸《き》やめまいがある
- 不調があれこれ移りかわる
- 生理不順がある

桂枝茯苓丸
（けいしぶくりょうがん）

こんな人に……

- がっしりした体型で体力がある
- 冷えだけでなくのぼせもある
- 生理不順や生理痛がある
- 赤ら顔
- 肩こりがつらい

温経湯
（うんけいとう）

こんな人に……

- 手足に冷えとほてりがある
- 下半身がとくに冷える
- 生理不順や生理痛がひどい
- ストレスが多い
- よく眠れない

★漢方外来については139ページで紹介しています。
症状がひどい人は、きちんと専門医の診察を受けてから服用するほうが効果的です。

Part 5

冷えから起こるからだのトラブル解決集

一見冷えとは関係なさそうにみえる、
生理痛や肩こり、ニキビ……。
血めぐりがわるくて冷えていると、
あちこちにこんな不調が起こりやすくなります。
病気以前の不調におすすめなのが漢方の治療。
冷えといっしょに解決していきましょう。

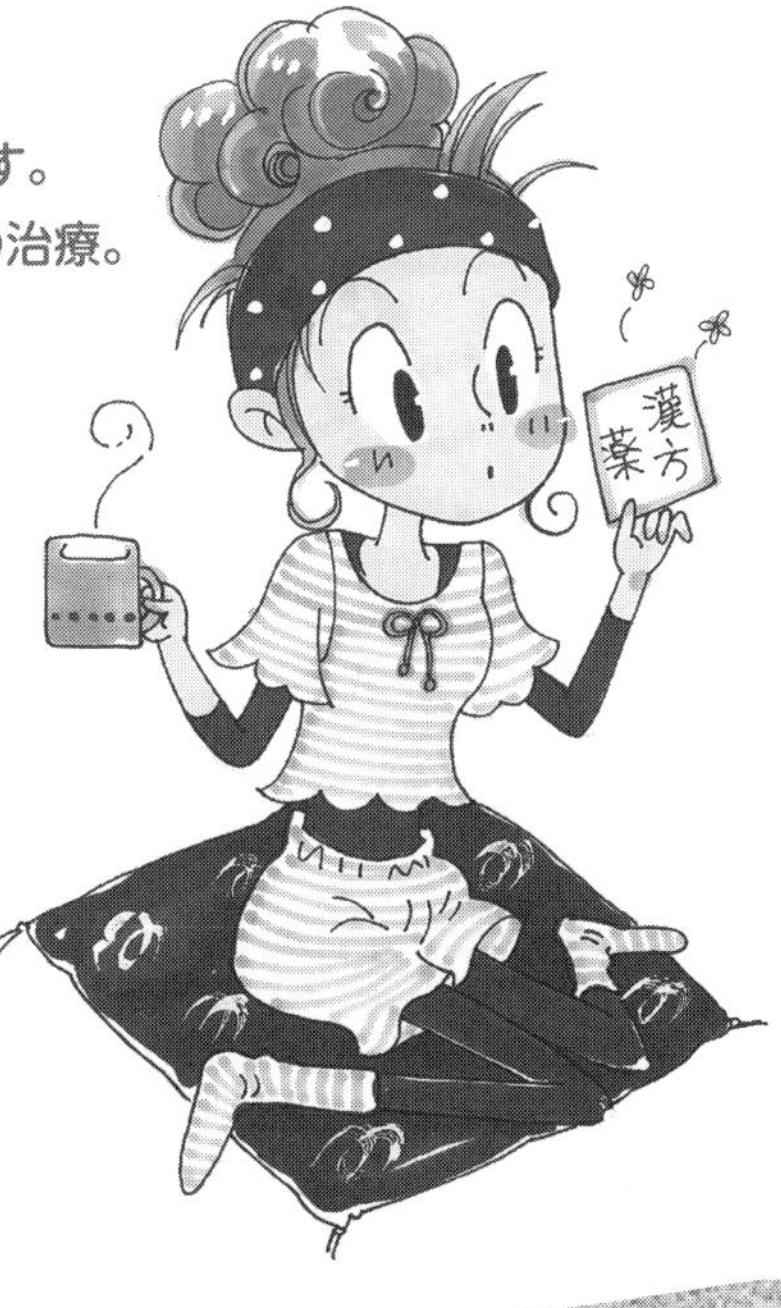

冷えが自律神経、女性ホルモンに影響して、不調を引き起こします

冷えで不美人？病気だらけになるかも

からだを冷やすと、美人度は確実に落ちます。10ページで、〝だる冷えアレ子さん〟と〝血めぐりツヤ子さん〟をくらべました。

ふたりのちがいは、すべて血めぐりのわるさによって起こっています。それどころか、だる冷えアレ子さんは、このまま冷えをほうっておくと、ますます不調満載のからだに。最後には、からだをこわしてしまうことになりかねません。

病院で原因不明といわれたら漢方外来を試して

左ページに挙げた不調の数々。これらはすべて冷えに関係して起こるものばかりです。冷えて血めぐりがわるいために起こる不調もあれば、自律神経や女性ホルモンのバランスが乱れて起こる不調も。

もちろん、それ以外の病気によって起こっているケースもありますから、きちんと医師にみてもらう必要があります。ただ、これらの不調は検査をしても数値にあらわれないことが多く、東洋医学では〝未病〟と呼ばれる病気以前の状態です。

もし、もともと冷え症がある人で、気になる不調に対して病院で原因不明といわれてしまった場合は、漢方外来を受診してみてください。漢方外来では、生薬を配合した漢方薬を使って症状をやわらげたり、体質を改善していきます。複雑に原因がからみあって起こる未病の改善には大変効果を発揮します（p139）。

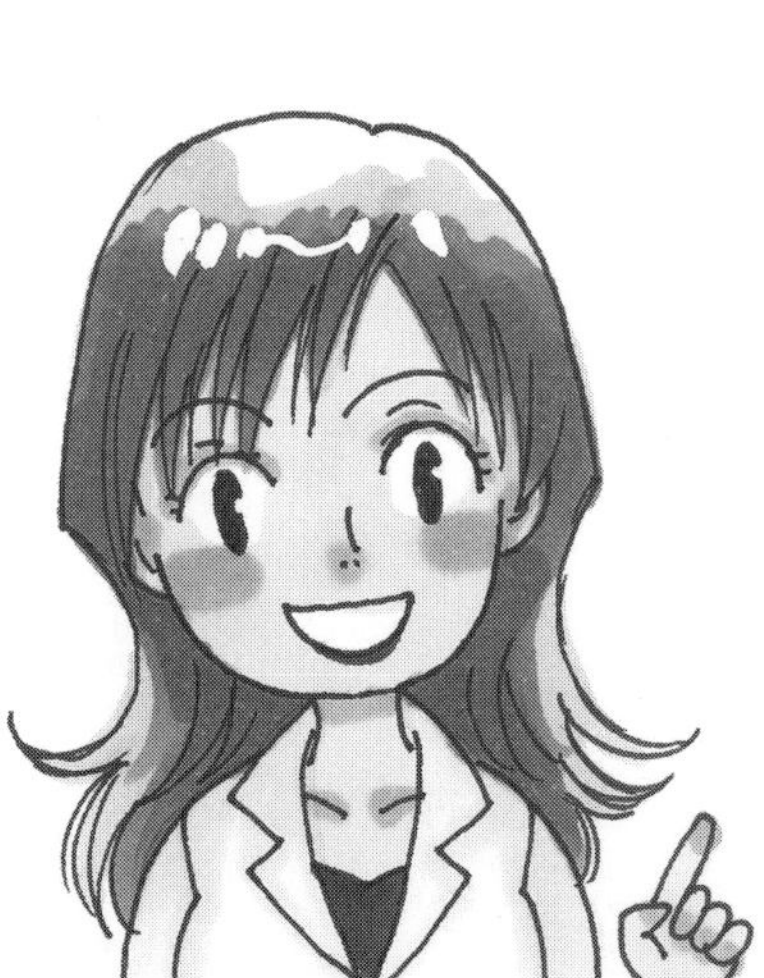

冷えをともなうトラブルをここで解決!

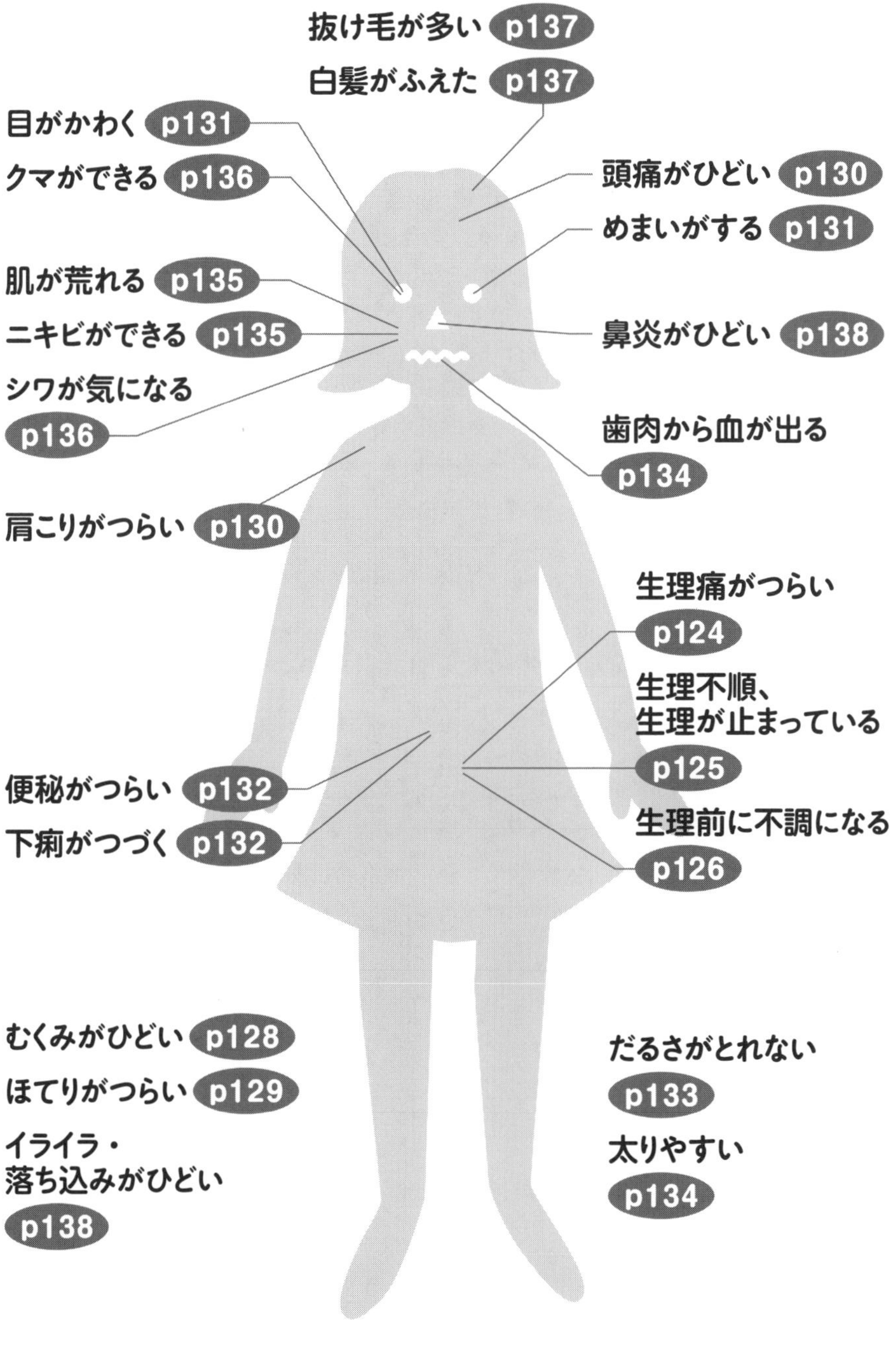
抜け毛が多い p137
白髪がふえた p137
目がかわく p131
クマができる p136
頭痛がひどい p130
めまいがする p131
肌が荒れる p135
ニキビができる p135
鼻炎がひどい p138
シワが気になる p136
歯肉から血が出る p134
肩こりがつらい p130
生理痛がつらい p124
生理不順、
生理が止まっている p125
便秘がつらい p132
下痢がつづく p132
生理前に不調になる p126
むくみがひどい p128
ほてりがつらい p129
だるさがとれない p133
イライラ・
落ち込みがひどい p138
太りやすい p134

生理痛がつらい

生理痛の原因は？

冷えによる血めぐりのわるさ

からだを冷やしたことで、血めぐりがわるくなり、血液中の痛み物質プロスタグランジンが下腹部にとどこおってしまう。

なんらかの病気のおそれ

プロスタグランジンが過剰に分泌される体質だったり、子宮筋腫や子宮内膜症（p127）で経血量が多量で過剰分泌されるために痛む。

子宮の構造の個人差の問題

子宮の入り口が極端に狭いなどの理由で、経血が出にくくなり、プロスタグランジンが過剰に分泌されるために痛む。

ストレスによる自律神経の乱れ

ストレスを感じることで、自律神経が乱れてしまい、知覚過敏を起こして痛みを感じやすくなる。

生理（月経）のときには痛みがあるもの、と思っていませんか。生理のとき、妊娠に備えて厚みを増した子宮内膜が、はがれて落ちて体外に出ていきます。**内膜がはがれるときに、痛み物質のプロスタグランジンが分泌**されます。

しかし本来なら、多少の下腹部に違和感を覚える程度。「痛い」と感じるまではいきません。

生理痛で痛くてしかたない人には、上に挙げたようないくつかの原因があります。

なかでも冷えで生理痛が増している人はたくさんいます。冷えると血めぐりがわるくなり、血液中に分泌された**プロスタグランジンが子宮のある下腹部にとどまってしまう**ためです。

生理痛には、カイロなどを下腹部や腰に貼り（p40）、血めぐりをよくしてあげるのがいちばん。

ストッキングを脱いだり、足をまげて横になって、腹部のしめつけや筋肉の緊張をといてあげるのも効果的です。

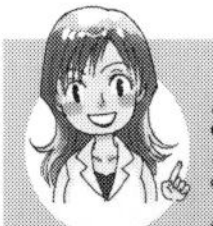

おすすめの漢方薬

鎮痛の即効性があるのは芍薬甘草湯（しゃくやくかんぞうとう）。体質改善で長期的に服用するときは、血めぐりをよくする加味逍遙散（かみしょうようさん）、当帰芍薬散（とうきしゃくやくさん）など。

生理不順、生理が止まっている

●生理不順の原因は？●

ダイエットのしすぎ

若い女性に多い原因。ダイエットで食事の栄養バランスがくずれたり、体重が減りすぎてしまい女性ホルモンを分泌できなくなる。

ストレス

過度なストレスが脳の視床下部に影響を与えたために、自律神経、女性ホルモンの分泌がともに乱れてしまう。

冷えによる血めぐりのわるさ

からだを冷やすことで、自律神経が乱れたり、生殖器（子宮・卵巣）の機能が低下し、女性ホルモン分泌のバランスが乱れる（p116）。

加齢による女性ホルモンの分泌低下

35歳を過ぎると、女性ホルモンの分泌が低下しはじめる。急激な低下はからだに負担がかかるので、治療をおこなったほうがよい場合も。

生理は、通常**はじまった日から数えて25～38日周期で訪れたら正常**だといわれています。これより期間が長かったり、短い期間に何度も訪れたりしたら、生理不順。また、妊娠しているわけでもないのに、**前の生理から3か月以上こないときは、無月経**といって生理が止まってしまった状態です。

生理がこないほうがラクでいい、などとほうっておいては大変。生理不順や無月経は、女性ホルモンの分泌が低下していたり、止まっていることを意味しています。**生理がなくなると更年期のような不調が起きたり、不妊の原因**になります。

婦人科で病気の可能性を探り、ホルモン量を調べます。いずれの場合も女性ホルモンのリズムを整える低用量ピルや漢方薬を使い、生活を見なおしながら数か月間かけて治療をします。

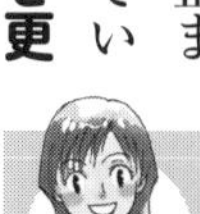

おすすめの漢方薬

血めぐりをよくする漢方薬で女性ホルモンのリズムを整えていく。便秘をともなう人には加味逍遙散がおすすめ。ほかに桂枝茯苓丸（けいしぶくりょうがん）、当帰芍薬散、湯経湯（うんけいとう）なども。

生理前に不調になる

月経前症候群のおもな症状は？

からだに出る

冷え／むくみ／便秘／下痢
頭痛／肌荒れ・ニキビ
だるさ／乳房のハリ
おなかのハリ／肩こり　など

心に出る

イライラする／落ち込む
不安になる／緊張する／眠れない
眠気がとれない／集中できない
性欲がなくなる／食欲がなくなる
パニックになる／判断できない
興味がなくなる　など

生理（月経）の決まって**2～10日くらい前に、いろいろな不調に襲われるなら月経前症候群（PMS）**かもしれません。生理前の女性ホルモンの変動によって、身体面、メンタル面に不調があらわれるのです。

人によっては、むくみや頭痛、ニキビ、血めぐりがわるくなり冷えを感じることも。メンタル面に強く症状が出ると、イライラしてヒステリックな態度をとったり、落ち込んでうつ状態になることもあります。

生理前の時期にある程度不調が起こるのは自然なこと。必要に応じて薬を使ったり、休養をとったりしてください。身近な人に理解を求めることも大切です。生活に支障が出るくらいつらいなら**婦人科で低用量ピルや漢方薬を使った治療**をおこないます。

冷えやストレスがあると、自律神経や女性ホルモンも乱れがちに。生理前の症状が悪化するので気をつけて。

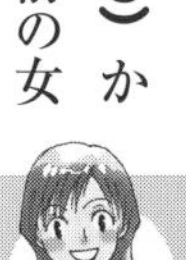

おすすめの漢方薬

メンタル面の問題に効果大。生理不順に使用する薬（p124）とともに、抑肝散（よくかんさん）、柴胡加竜骨牡蠣湯（さいこかりゅうこつぼれいとう）、加味逍遙散（かみしょうようさん）などを使う。

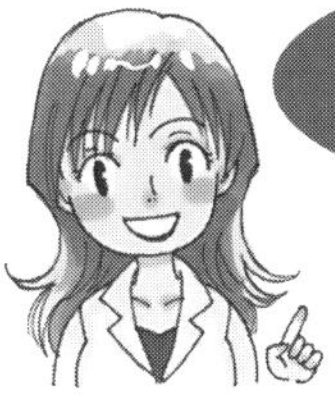

単なる不調？

女性に多い病気に注意！

子宮内膜症

生理中に貧血やシクシクした痛み。腸閉塞を起こすことも

経血量が年々ふえる、下腹部にシクシクした痛みを感じるなら婦人科へ。子宮の内側にある内膜が、子宮以外の場所にできる病気。生理中に内膜から出血があるため、貧血や痛みが。臓器が癒着を起こし、腸が詰まってしまう腸閉塞を起こすことも。

子宮筋腫

おなかのしこり、腰痛、腹痛、おしっこが近くなることも

子宮に良性の腫瘍ができる病気。自覚症状が少なく、気づくころにはおなかにしこりがあったり、腫瘍に臓器が押されて腹痛や腰痛、頻尿が起きたりする。生理中の経血量がふえて、貧血を起こすことも。婦人科へ。

卵巣のう腫

のう腫の形状で種類がいろいろ。捻転で激痛が走ることも

卵巣にできる良性の腫瘍。形状によって、いろいろな種類がある。とくに子宮内膜症が原因で、血液や内膜組織がチョコレート状になって起こるチョコレートのう腫などは捻転（ねんてん）を起こして激痛が走ることも。婦人科を受診。

膀胱炎

おしっこが近い、色がにごる、残尿感があるなら注意

おしっこが近かったり、色がにごっていたり、残尿感があったりしたら膀胱炎のサイン。大腸菌などの細菌が、尿道から膀胱へとさかのぼり、膀胱で繁殖したことが原因。疲労や冷えで免疫力が低下していたり、セックスなども原因に。泌尿器科で検査を。

膠原病

自分の免疫が自分を攻撃。だるさをともなう

自己免疫疾患で、自分の免疫が自らを攻撃してしまう病気。いろいろな種類があり、若い女性には全身性エリテマトーデスという顔に紅斑ができる病気や、目や口のかわきを訴えるシェーグレン症候群、関節炎を起こすリウマチが多い。内科で検査を。

甲状腺機能低下症

だるさや冷え、むくみなど遺伝的要因も強い

甲状腺がダメージを受けて、甲状腺ホルモンの分泌が低下してしまうために、だるさや、冷え、むくみ、口や目のかわき、食欲低下などさまざまな不調が起こる。橋本病とも呼ばれる。遺伝的要因も。内科の一般検査には入らないため、申告して検査を。

むくみがひどい

部位別むくみの原因は？

足

心臓から遠い下半身は重力も加わるため、筋肉がついていないとむくみやすい。ふくらはぎや足裏のマッサージをして。

顔

飲酒や寝不足でむくむことも。鎮痛剤を飲んでむくむ場合は、薬をかえる必要がある。医師に相談を。慢性化していたら腎臓の病気も疑って。

おなか・全身

体重が急にふえたり、朝晩で2キロ以上ちがうようなら、一度内科で検査を。心臓や肝臓の異常や、突発性浮腫《ふしゅ》といった病気も。

むくみは、**細胞のまわりに血しょうや、リンパ液などの水分が、代謝されずにとどまっているために起こります。** リンパ管にとどこおりがあったり、血管から水分がにじみ出て、そのまま細胞内にとり込まれなかったりしているのです。

リンパ管は血管に沿って全身に走っていますから、血めぐりをよくすることで、リンパの流れもよくなり、代謝もアップします。冷え症の人はむくみも起こしやすいのですが、予防法は冷えと同じ。

代謝を上げてからだをあたためれば、むくみもとれます。 栄養バランスのよいものを食べ、筋肉をつけて。

ただし、体重が急にふえたり、1日のうちに2キロ以上もかわってしまう人や、動悸《どうき》や息切れがある人、足に血管のこぶのようなものができている人は病気のおそれが。内科を受診して。

また、生理（月経）の前にはむくみが増します。この場合も体重変動が激しいなら婦人科を受診したほうがいいでしょう。

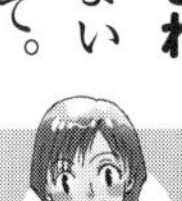

おすすめの漢方薬

ぼっちゃり色白タイプでむくむなら防已黄耆湯（ぼういおうぎとう）を。おしっこがあまり出ない人には五苓散（ごれいさん）、全身に冷えを感じやすく、体力のない人は真武湯（しんぶとう）がおすすめ。

ほてりがつらい

部位別ほてりの対処法は？

手足

手のひら、足の裏だけ熱いときは、手首、足首をぐるぐるまわしたり、指もみ（p51）を。時間があれば手足をお湯につけてもOK。

顔

顔が熱くて、足が冷えるような"冷えのぼせ"のときは、足をあたためるだけでのぼせがとれることも。

全身

全身がほてるときは、甲状腺のホルモン異常で起こる甲状腺機能亢進症や、高血圧症などのおそれがある。くりかえすときは内科を受診して。

冷えとほてりも、ほとんどの場合、同じ原因から起こります。自律神経の調節がうまくいかず、血めぐりがよくないために、**熱が全身にまんべんなく運ばれていない状態**です。

一部に熱がとどこおったような感じに。血めぐりがよくないところは冷え、逆に血がたまってしまうところは、ほてりが起こります。

ほてりがあると、つい冷やしたくなりますが、これは逆効果です。原因が血めぐりのわるさなので、からだをあたためて**血めぐりをよくしてあげるほうが、ほてり解消に効果**があります。

また、女性ホルモンのトラブルで起こるケースも。更年期で女性ホルモンの分泌量が落ちたり、生理不順があったりすると、ほてりが起こり、のぼせて汗をかくことがあります。そのようなときは、**自律神経を整えるために深呼吸を**して（p55）。

また、汗をふいたり、着がえたりしないと、汗がひいたときに冷えてしまうので注意を。

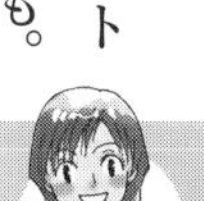

おすすめの漢方薬

虚弱体質でイライラしたり、冷えやほてりがあるなら加味逍遙散（かみしょうようさん）を。がっちりタイプで生理不順や生理痛があるなら桂枝茯苓丸（けいしぶくりょうがん）がおすすめ。

肩こりがつらい

肩がこるのは、首や肩まわりの**筋肉の緊張がつづいたため**に起こります。多いのはデスクワークなどで同じ姿勢をとりつづけたために起こるこりです。

肩周辺の運動不足が原因です。血めぐりがわるくなっていますから、上半身や手先の冷えも起こりやすくなります。

また、冷えてしまうと、からだが緊張し、肩こりがひどくなります。

ほうっておくと筋緊張型の頭痛（p94）や、顔まわりのトラブルなどを引き起こすことも。

デスクワーク中には**1時間に1回は伸びをしたり、肩をホットパックであたためたり、**意識して肩の血めぐりをよくすることで、かなり解消されます。

また、ふだんから姿勢をよくして、基本的な生活習慣を改善していくことも大切です。

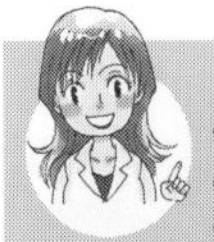

おすすめの漢方薬

即効性なら葛根湯（かっこんとう）、虚弱体質なら加味逍遥散（かみしょうようさん）を。のぼせは桂枝茯苓丸（けいしぶくりょうがん）、便秘は桃核承気湯（とうかくじょうきとう）を。

頭痛がひどい

突発的に激痛が起こるような場合は、大きな病気が考えられます。病院で検査を受けてください。

慢性的な頭痛は、**筋肉の緊張による筋緊張型頭痛と、女性ホルモンや自律神経の関係で起こる片頭痛、それらの混合型の頭痛**にわかれます。

それぞれの見わけ方や対処法は94ページを参照してください。

冷えは、筋緊張型頭痛にも片頭痛にも影響しています。冷えると、肩こりなどが起こりやすくなり、筋肉が緊張して筋緊張型頭痛が起こります。

また、冷えることで自律神経や女性ホルモンが乱れやすくなり、片頭痛も起こりやすくなります。

痛いときの対処法はそれぞれ異なりますが、**筋肉の緊張をとり、常に血めぐりがよい状態にしておく**ことが大事です。

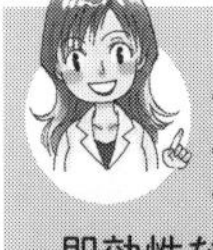

おすすめの漢方薬

即効性なら葛根湯。ストレスに抑肝散（よくかんさん）、片頭痛に五苓散（ごれいさん）、冷えに頭痛が加わるなら呉茱萸湯（ごしゅゆとう）、桂枝人参湯（けいしにんじんとう）を。

めまいがする

めまいは、ストレスや冷えによる自律神経の乱れ、女性ホルモンの低下のほかに、脳梗塞などの重大な病気の症状として起こることもあります。

激しい頭痛をともなったり、しびれがあったら、脳の異常が疑われます。ただちに神経内科などを受診してください。それ以外でも、長年めまいに悩んでいるなら、**一度は耳鼻咽喉科や神経内科などで検査**を。

ストレスや疲れ、ダイエットなどによる栄養不足でメニエール病が見られることも。メニエール病になると、耳の中のリンパ液がふえ、平衡感覚をつかさどっている三半規管などが水ぶくれの状態に。ぐるぐるまわる回転性のめまいのほか、耳鳴りや難聴までともないます。

薬などの治療のほかに、**ストレスをためない生活**を心がけてください。

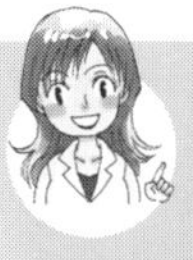

おすすめの漢方薬

ストレスが強いなら苓桂朮甘湯（りょうけいじゅつかんとう）、冷えやむくみをともなうときは五苓散（ごれいさん）、真武湯（しんぶとう）がおすすめ。

目がかわく

目のかわきは**コンタクトレンズを使用していたり、パソコンなどのディスプレイを長時間みつめている人**に多くみられます。日ごろから目を酷使していることが原因。まばたきが少なくなったりして、目のまわりの筋肉がこってしまい、動かないために、体液の分泌がわるくなり、涙で目がうるおわなくなるのです。

このような人は、**肩こりや筋緊張型頭痛、冷えをともないやすい**ものです。

目薬をさしたりして、目のかわきをおさえるのも大切。涙を分泌させるには、ホットタオルなど（p43）で目や顔まわりの血めぐりをよくして。

シェーグレン症候群などの膠原病（p127）のほか、**女性ホルモンや自律神経の乱れで、涙が分泌されなくなる**ことも。冷えをとり、ストレスをためない生活を送ることも忘れずに。

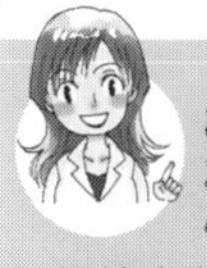

おすすめの漢方薬

眼精疲労をともなうときには苓桂朮甘湯、冷えが強く、疲れもあるなら八味地黄丸（はちみじおうがん）や牛車腎気丸（ごしゃじんきがん）などがおすすめ。

便秘がつらい

3日以上便が出ないことを、医学的には便秘と定義しています。慢性的な便秘の場合、体質だからとあきらめてしまう人が多いのですが、便秘のままほうっておいて、腸が動かなくなって腸閉塞を起こしたり、まれに大腸がんなどの大きな病気が隠れていることも。

ただ、たいていの便秘は生活習慣を改めることで解消します。冷えていて便秘になっている人は、おなかの血めぐりがわるく、胃腸が動いていないことが考えられます。

腹部をあたためるだけで快便になる人もいます。

運動不足や栄養不足、とくに食物繊維や水分、適度な脂肪が足りないと便秘になります。

また、過敏性腸症候群（IBS）に代表されるような**ストレスによっても便秘が**起こります。日ごろから、注意してください。

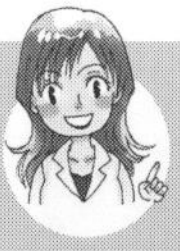

おすすめの漢方薬

便秘と冷えには加味逍遙散（かみしょうようさん）、手足の冷えには大建中湯（だいけんちゅうとう）、IBSなら桂枝加芍薬大黄湯（けいしかしゃくやくだいおうとう）を。

下痢がつづく

慢性的な下痢に悩んでいるなら、**体質や冷えが大きく関係**しているかもしれません。おなかを冷やすと、胃腸の血めぐりがわるくなり、機能が落ちて下痢になります。

食べたものの消化、吸収がわるくなると、未消化のものが腸に送られ、腸が荒れてしまいます。

腸はグネグネと蠕動《ぜんどう》運動をしながら、送られてきた食べもののカスから水分や残りの栄養分を吸収して、適度なかたさの便をつくっています。

このときに**冷えて腸がけいれんしたりすると、水分量の多い便が排泄されるため下痢が起こる**のです（蠕動運動が止まってしまうと便秘になります）。

蠕動運動は自律神経がつかさどっています。胃腸をあたため、ストレスをためない生活を送ることが第一です。

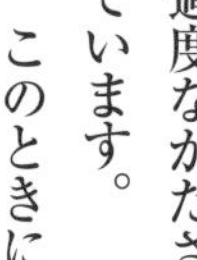

おすすめの漢方薬

腸の蠕動運動を調整するなら桂枝加芍薬湯（けいしかしゃくやくとう）、冷えると下痢になるなら真武湯（しんぶとう）、啓脾湯（けいひとう）がおすすめ。

だるさがとれない

だるさの原因の探り方は？

生理に関係して起こる	女性ホルモンのトラブルかも。婦人科を受診。
熱が出ている 熱が出ていた	炎症のおそれがある。内科を受診。
運動不足 ダイエット中	生活習慣の乱れを改善。
冷え 胃腸のトラブル	漢方外来を受診。自分で生活改善。
週末だけだるい 眠れない	過労やストレスのおそれが。休養をとるか、心療内科で相談。

だるさは、さまざまな原因が考えられるので、特定するのが難しい症状です。

ただ、冷え症の人は、本来**血液にのってからだのすみずみまで供給される酸素や栄養素が運ばれないため、だるさを感じやすくなっています**。まず、冷えを改善する生活を実践してみてください。

もしだるさにきっかけがあるなら、そのきっかけ自体に問題があるのかもしれません。生理に関連していたり、微熱があったり、口や目のかわきがあるなら、ホルモンや感染症などでからだが不調に陥っている可能性も。婦人科や内科で調べてもらう必要があります。

ダイエットや運動不足もだるさの原因になります。**過度のストレスから起こるうつ病などもだるさが典型的な症状**としてあらわれます。

上記を参考に自分の生活をよくふりかえってみてください。

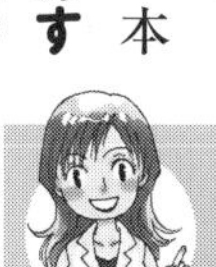

おすすめの漢方薬

体力低下や冷えが強いなら十全大補湯（じゅうぜんたいほとう）、食欲不振をともなうなら補中益気湯（ほちゅうえっきとう）、不眠があれば帰脾湯（きひとう）などがおすすめ。

太りやすい

加齢とともに、基礎代謝は落ちていきます（ｐ１１１）。同じ量を食べていても年々太りやすくなっていきます。**基礎代謝を上げるためには、インナーマッスルをきたえる運動**をとり入れていきましょう（ｐ62）。ほかにも**妊娠の可能性や甲状腺機能低下症**（ｐ１２７）、**ストレスによる過食**なども疑ってみて。

もし、食事量をまったくかえていないのに数キロふえたり、朝と夜で体重が異なるようであれば、むくんでいるのかもしれません（ｐ１２８）。太ったと感じる部分を指で押すと、へこみができたりしていませんか？　むくみにも病気が隠れていることがあります。内科を受診して。

病気でなければ運動で筋肉をつけたり、体液のめぐりを改善することで、むくみにくく、太りにくいからだになります。

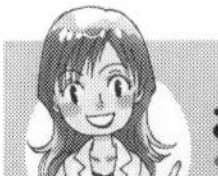

おすすめの 漢方薬

冷えが強いなら五積散（ごしゃくさん）、便秘がちで太りやすいなら防風通聖散（ぼうふうつうしょうさん）を。むくみやイライラ、落ち込み（p138）も参考に。

歯肉から血が出る

歯肉がうんで、血が出ている場合は、歯肉炎が考えられます。**歯肉炎は、歯垢（プラーク）が歯肉にできた歯周ポケットに入り込んで感染症を引き起こした状態**です。日ごろから歯磨きで歯垢をとり除くようにする必要があります。

かみ合わせがわるかったり、ふだんから無意識に歯をかみしめる癖がある人などは、歯周ポケットができやすくなります。定期的に歯科に通ってケアを。

また、**女性ホルモンの分泌が過剰になったり、低下したりすると、免疫力の低下などさまざまな理由から歯肉炎に**なりやすくなります。思春期や妊娠、更年期に歯周病が起こりやすいのはこのためです。女性ホルモンの乱れは冷えによっても引き起こされます。冷えて生理不順などがあり、歯肉炎で悩んでいる人は婦人科でもみてもらって。

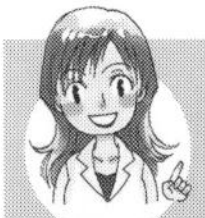

おすすめの 漢方薬

歯肉炎の場合、原因をつきとめ、それにあった漢方薬を服用して。女性ホルモンや冷えがおもな原因のときには桂枝茯苓丸（けいしぶくりょうがん）などを。

肌が荒れる

肌は心身の状態をあらわす鏡のような存在で、**健康状態がそのままあらわれます**。肌は通常28日周期で生まれかわり、健康な状態を保ちます。これを肌のターンオーバーと呼びます。冷えがあると血めぐりがわるくなり、新陳代謝がうまくいきません。**冷えや生活の乱れなどでターンオーバーがくずれてしまう**と、さまざまなトラブルが。

肌の外側は皮脂膜におおわれています。洗いすぎや、皮脂の分泌の低下で肌が乾燥して皮脂膜のガードが弱まり、肌の機能が落ちてしまうのです。

冷えとりはもちろん、食事、睡眠、洗顔、入浴から見なおして。

自律神経、女性ホルモンの乱れも関係していますので、トータルなケアが必要。皮膚科だけでなく、婦人科や漢方外来の受診も考えてみましょう。

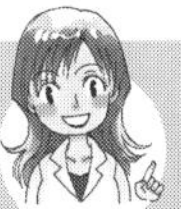

おすすめの漢方薬

乾燥肌には当帰飲子（とうきいんし）、かゆみのある肌には温清飲（うんせいいん）がおすすめ。体力が落ちているなら黄耆建中湯（おうぎけんちゅうとう）も。

ニキビができる

ニキビは、桿菌《かんきん》と呼ばれる皮膚に常在する菌によってつくられます。**毛穴に皮脂が詰まって、菌が空気にふれられなくなると増殖する**のです。肌荒れ（上参照）と同じように新陳代謝がうまくいかずに皮脂が過剰に分泌されてできます。**女性ホルモンによる影響が大きく、生理前にできやすくなります**（ｐ１２６）。

初期には、毛穴が詰まって白くふくれます。菌が増殖すると炎症が起こり、赤くはれ上がります。10代によくできる青春ニキビです。毛穴が閉じないままで、皮脂が空気にふれ、酸化して黒くなることも。

また、大人になって肌のバリア機能が低下したためにできる大人ニキビもあります。

はれてしまった場合は皮膚科に行ったほうが安全。生理前にひどくなる人は婦人科も受診して。

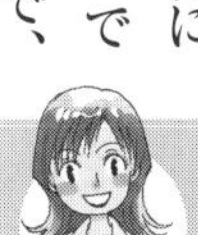

おすすめの漢方薬

大人ニキビには十味敗毒湯（じゅうみはいどくとう）、青春ニキビには清上防風湯（せいじょうぼうふうとう）、生理前ニキビには桂枝茯苓丸がおすすめ。

クマができる

目の下あたりにできるクマには、青色のクマと茶色いクマとがあります。**青い場合は、血めぐりのわるさが原因**です。冷えの人に起こりやすいのはこちらです。ホットタオルなどによるアイマスクで、毛細血管を開いてあげると効果的（p43）。

　また、顔のツボ押しも即効性があります（p79）。顔まわりの血行がよくなるので、**くすみもとれて肌ツヤもよくなります。**

　もし**茶色いクマの場合は、メラニン色素が沈着し**たためにできているおそれが。紫外線や乾燥、皮膚炎、アイメイクをきちんと落としていないことなどが原因です。

　血めぐりをよくするだけでなく、洗顔方法を見なおしたり、美白成分のある化粧水を使うなどして、アイケアそのものを見なおす必要があります。

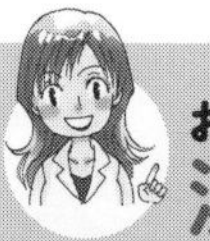

おすすめの漢方薬

目の下のクマには、桂枝茯苓丸（けいしぶくりょうがん）、温清飲（うんせいいん）がおすすめ。クマだけでなく、肌の乾燥もあるなら当帰飲子（とうきいんし）を。

シワが気になる

加齢によって女性ホルモンが減ってくると、**肌の弾力を保つコラーゲンやヒアルロン酸が減ってきます。**更年期にシワがふえてくるのはこのため。

　若くても**生理不順だったり、生理が止まってしまっている人**は、からだの中で同じことが起こっています。婦人科で女性ホルモンに対する治療を受ける必要があります。

　また、その根本的な原因が冷えやストレスである可能性もあります。同時に生活改善をしていきましょう。

　シワのもうひとつの原因は、紫外線です。**紫外線の一部が皮膚の奥まで達して肌の真皮を傷つける**ために、弾力が失われてしまいます。

　外に出るときは雨の日でも必ず紫外線ケアをしてください。また日ごろから保湿剤を使って、肌の乾燥をふせぐ努力も忘れずに。

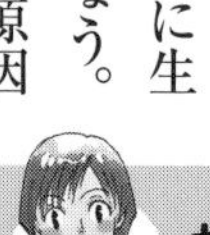

おすすめの漢方薬

生理不順が原因の場合は125ページを参考に。加齢によるシワ対策には、八味地黄丸（はちみじおうがん）、牛車腎気丸（ごしゃじんきがん）を。

抜け毛が多い

髪は1日100本くらいまでは、自然に抜けるものだといわれています。一日に大量に抜けてしまったり、頭皮が見えるようなら要注意。まず考えるべきなのは、毎日**ゴシゴシとシャンプーをしていたり、パーマやカラーなどで髪を痛めていないか**どうかふりかえって。皮膚科を受診したり、美容室で相談して。

外部からの刺激でなければ、**冷えによる血行不良や栄養不足、過度のストレス**が考えられます。たんぱく質やミネラルなどをしっかりとったり、頭皮の血行をよくするマッサージなどをとり入れて。

ただし円形脱毛症の場合は自己免疫疾患のおそれもあるため皮膚科へ。また、**女性ホルモン分泌の低下も抜け毛の原因**になります。生理不順や生理が止まっている（p125）場合は、婦人科での治療が先決です。

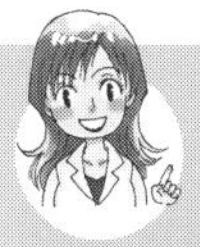

おすすめの漢方薬

ストレスなどが多くて頭皮の血めぐりがわるい場合は加味逍遙散（かみしょうようさん）を。円形脱毛症がある場合は柴胡加竜骨牡蠣湯（さいこかりゅうこつぼれいとう）も。

白髪がふえた

白髪は髪の**メラニン色素がなくなった状態**です。メラノサイトという毛根（毛のつけ根）のところにある色素をつくり出す細胞が機能しなくなったために白髪になります。

原因は、**遺伝的な問題から紫外線などによるダメージ、血めぐりのわるさ、栄養不足、貧血**などさまざま。**過度なストレス**などでも突然白髪がふえることがあります。

根本的な解決策はなく、いったん白髪になった髪の毛が黒くなることはありません。今あるメラノサイトを元気にするように、髪の毛の主成分であるたんぱく質や、ビタミンE、ミネラルなどを多くふくむ食品をとってください。

また、冷えをとる生活をしたり、頭部の新陳代謝をよくするために、頭皮のマッサージをして血めぐりをよくするのも効果的。

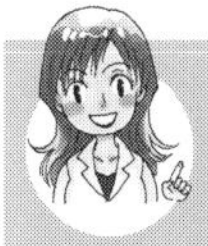

おすすめの漢方薬

冷えていて、体力も低下ぎみなら八味地黄丸や牛車腎気丸を。白髪だけでなく、パサつきも気になるなら四物湯（しもつとう）がおすすめ。

鼻炎がひどい

鼻炎の裏にも冷えの影響があります。鼻炎を、**漢方では冷えなどによって体内の水分の代謝がわるいために起こっている（水毒《すいどく》）**と考えます。

もともと冷えて自律神経が乱れたり、免疫力が低下していると、アレルギーを引き起こしやすくなります。

季節のかわり目で体温調節がうまくいかなくなると、水のように薄い鼻水が、だらだらと流れ出るようになります慢性化して鼻が詰まったり、鼻が刺激されるのでくしゃみも止まらなくなります。

耳鼻科のほか、アレルギー外来や漢方外来を受診して。とくに漢方外来では体質改善を目標とします。杉やひのきが原因となる季節性の鼻炎から、通年性の鼻炎まで効果のある漢方薬もあるので、根本的になおしたい人におすすめ。

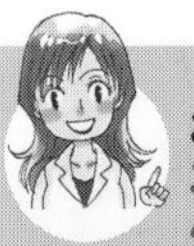

おすすめの漢方薬

鼻炎の代表薬は小青竜湯（しょうせいりゅうとう）。鼻詰まりがあるなら葛根湯（かっこんとう）。胃腸虚弱なら甘姜味辛夏仁湯（りょうかんきょうみしんげにんとう）を。

イライラ・落ち込みがひどい

イライラして攻撃的になったり、落ち込んでやる気をなくしたり……。

こんな状態が2週間近くつづいたり、不眠や食欲不振をともなっていたら、心療内科や精神科を受診してみて。

もし、大きな問題がないのに、心が不安定になっていたら、原因として自律神経の乱れや女性ホルモンの低下などが考えられます。それらを引き起こす要因として、さまざまなストレスや冷えがあげられます。

とくに**生理前にこのような状態になるなら月経前症候群**（p126）の可能性大。婦人科や漢方外来での治療が必要。今の状態がつらくて、日常生活を快適に送ることができないと感じたら、あきらめずに受診して。

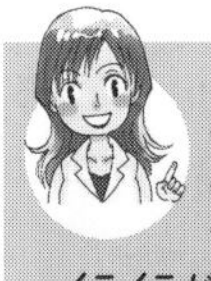

おすすめの漢方薬

イライラが強いときには抑肝散（よくかんさん）を。落ち込みが強いときには、柴胡加竜骨牡蠣湯（さいこかりゅうこつぼれいとう）などがおすすめ。

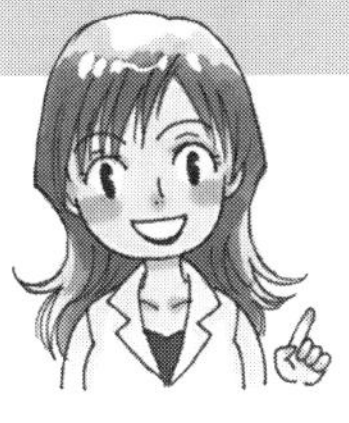

漢方外来ってどんなところ?

冷えは漢方の得意分野

冷え症をはじめとする不調を得意としているのが漢方外来です。西洋医学では、ある症状に対し、検査や画像診断などをおこなって、異常があればその原因となっているものをピンポイントに治療します。でも、客観的に見て、なにも異常がなければ治療の対象にはなりません。不定愁訴などと呼ばれるだけです。

一方、漢方医学には不定愁訴はありません。冷え症など、つらい症状があれば、解決する方法を見つけようとします。そのときは心身をパーツにわけるのではなく、トータルのバランスでみていき、バランスを欠いた状態を不調と診断します。西洋医学では分類しきれない、病気以前の不調〝未病〟の多くは、こうしたバランスのわるさから起こっています。

漢方外来では、四診《ししん》と呼ばれる独特の診療で、患者さんをみたり（望《ぼう》診《しん》）、さわったり（切診《せっしん》）、患者さんのにおいや声をききとったり（聞診《ぶんしん》）、質問にこたえてもらったり（問診《もんしん》）します。これらが診断の材料です。

四診を通じてバランスのくずれをみていきます。エネルギー「気《き》」、血液とその働き「血《けつ》」、血液以外の体液「水《すい》」、この3種のどのバランスがくずれているのか。また、その人の体力や抵抗力をあらわす「虚《きょ》実《じつ》」などから「証」をみきわめ、ひとりひとりにあった処方をします。

オーダメイド診療

漢方薬は自然界にある動植物や鉱物からつくられた生薬を組み合わせたものです。漢方薬の内容は、症状ではなく証で決まります。同じ冷え症でも、AさんとBさんとでは飲むべき漢方薬がちがいます。つまりオーダメイド診療なのです。

あなたが西洋医学的な検査を経て、原因不明と診断されても、なお不調がつづくなら、漢方外来を訪れてみて。とくに不調のベースに冷えがある人は、漢方の手助けをかりることで、よりスムーズにからだのバランスをとりもどすことができます。

あたため美人の10か条

1

早寝早起きを
心がけ、
朝食を大切に。

2

水よりお湯、
ビールより熱燗!
あたたかい
飲みものをとって。

3

旬の野菜を中心に、
鍋ものなどあたたかい
食べものを。

4

しょうがやねぎなど、
からだをあたためる
食材を選んで。

5

バスタイムは、
38～40度の湯船に
ゆっくりつかって
あたたまる。

6

薄着のときは、
腹巻きやカイロや
温熱シートで腰、
おなかをあたためる。

寒いシーズンはもちろん、
あたたかいシーズンも油断禁物。
10か条を実践すると、
真の美しさを
手に入れることができます。

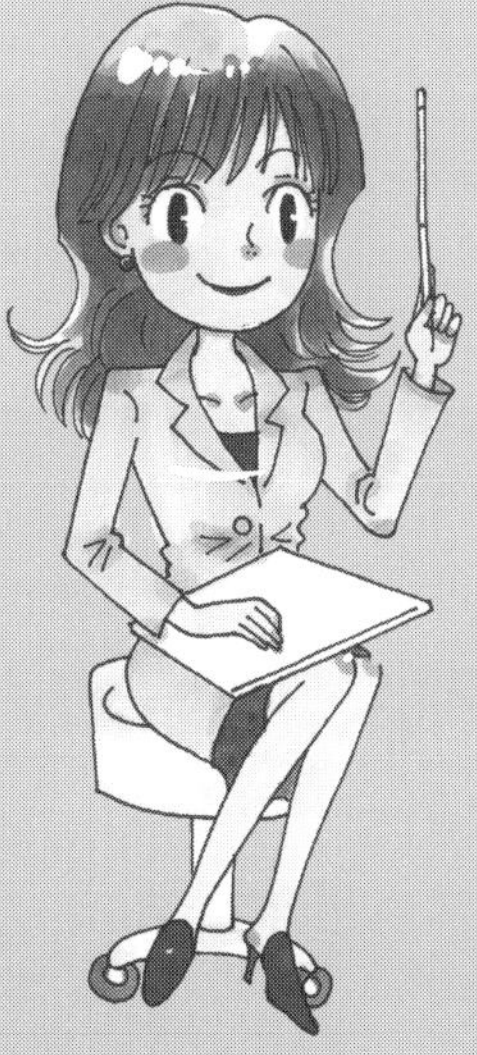

7

ウォーキングなど、
軽い有酸素運動を
習慣にする。

8

女性こそ筋トレで、
代謝のよい
からだをつくる。

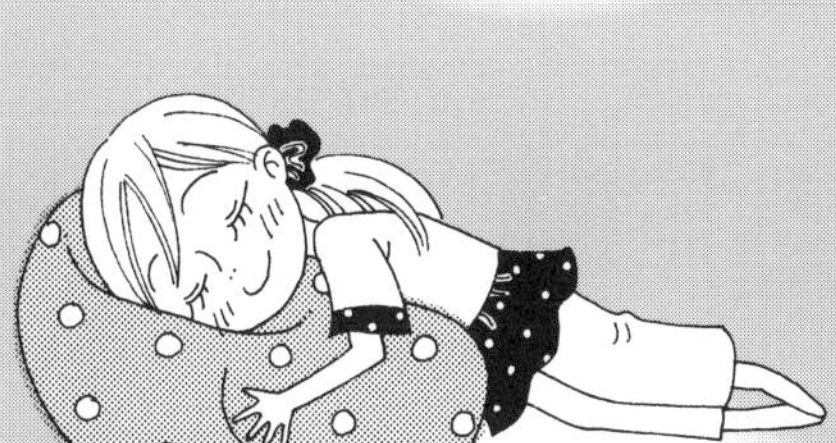

9

好きな色や香り、
音楽などで
リラックスして、
ホッとする時間をつくる。

10

完璧をめざして
がんばりすぎない。

おすすめ冷えとり読本（参考資料）

● 『きょうの健康シリーズ　冷え症で悩む人に』 渡邉賀子監修（NHK出版）

冷え症の改善方法、漢方の食養の考え方をとり入れたレシピから、トレーニング方法、生活の注意まで。また、漢方の基礎知識、漢方薬の服用方法などもくわしく紹介。

● 『漢方養生が決め手「脱・冷え症」で、さびない、むくまない、太らない』 渡邉賀子監修（オレンジページ）

冷え症は老化（さび）、むくみ、肥満にも関係しています。3つのタイプにわけて、克服方法を紹介。おすすめレシピや筋トレ、ツボ押し、食事なども。冷え症について相談できる病院リスト付き。

● 『女性ホルモンですっきりキレイ』 渡邉賀子総監修（ナツメ社）

プチ更年期やプチうつに代表される、女性の心身の不調を、第一線で診療にあたる医師たちが診断チェク。各症状別に、アロマや漢方薬、ツボ押しなどのセルフケアの情報も満載。手元に置いて、不調のときに開きたい一冊。

● 『10パーセント脱力生活　カラダ篇』 渡邉賀子監修　NHK出版編（NHK出版）

働く女の子の疲れを癒す脱力方法を、15のトラブル別に解説。お風呂や食事、マッサージなど、どれも自宅やオフィスで簡単にできるものばかり。

● 『体のなかからキレイになる漢方的暮らし』 渡邉賀子・中島チ鹿子著（亜紀書房）

元気な人は美しい！　を合言葉に、病気以前の不調を抱えている人に贈る養生術。料理から漢方薬までとり入れた漢方的な暮らしを提案。心とからだに役立つヒントがいっぱい。

● 『冷えない！太らない！　血めぐり美人のヒミツ』 血めぐり研究会編著（小学館）

血めぐりってなに？　どんなことをすれば冷えないの？　素朴な疑問にすべて答える血めぐりアップのためのガイドブック。切りとって使える「血めぐり美人養成エクササイズ」付き。

● 『みんなの女性外来　夏冷え・冬冷えがつらいときの本』 対馬ルリ子総監修（小学館）

女性にとって冷えがどれだけ悪影響を及ぼすのか。婦人科、内科、精神科、漢方外来などのドクターとサプリメントやアロマ、スポーツの専門家、12人が女性と冷えの関係から原因、体質改善の方法まで紹介。

おまけ！
おすすめ
サイト

「血めぐり研究会 supported by Kao」
http://ameblo.jp/chimeguri/

血めぐり改善を重要と考える有識者や企業と協力し、新しいセルフメディケーションとしての“血めぐりケア”を提唱する研究会の公式ブログ。血めぐりアップの方法からイベントの告知まで楽しくてためになる情報満載。

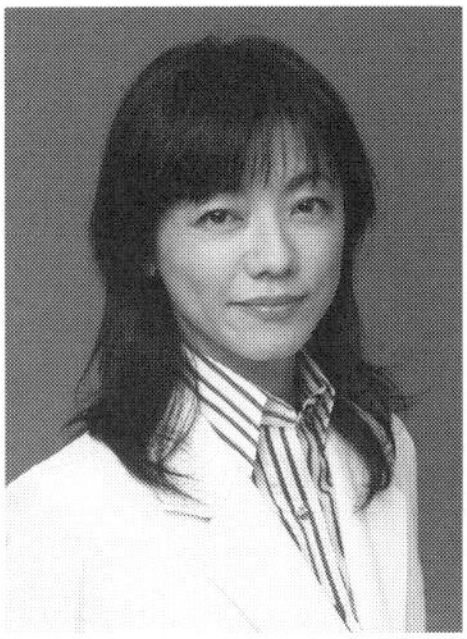

渡邉賀子（わたなべ・かこ）

熊本市生まれ。医学博士。麻布ミューズクリニック院長。日本東洋医学会専門医・指導医。和漢医薬学会評議員。久留米大学医学部卒業。熊本大学第三内科に入局。その後、北里研究所にて「冷え症外来」を、慶應義塾大学病院・漢方クリニックにて女性専門外来「漢方女性抗加齢外来」を開設。2004年、女性のための漢方診療をおこなう麻布ミューズクリニックを開院。現在はクリニックのほかに、慶應義塾大学病院で診療。ほかに、慶應義塾大学医学部漢方医学センターの非常勤講師、「血めぐり研究会 supported by Kao」の主任研究会員もつとめる。『女性ホルモンですっきりキレイ』（ナツメ社）、『10パーセント脱力生活　カラダ篇』（NHK出版）、『漢方養生が決め手「脱・冷え症」で、さびない、むくまない、太らない』（オレンジページ）など監修書多数。

麻布ミューズクリニックホームページ　http://www.muse-kampo.com/

装丁　株式会社ZUGA　土岐浩一
イラスト　とりうみ詳子
本文デザイン　八月朔日英子
校正　小村京子
編集協力　オフィス201（小川ましろ）
編集　福島広司　鈴木恵美（幻冬舎）

体を温めると美人になる

2010年2月25日　第1刷発行

著　者　渡邉賀子
発行者　見城徹

発行所　株式会社 幻冬舎
〒151-0051　東京都渋谷区千駄ヶ谷4-9-7
電話　03-5411-6211（編集）　03-5411-6222（営業）
振替　00120-8-767643
印刷・製本所　株式会社 光邦

検印廃止

ISBN978-4-344-01783-2 C0095
Printed in Japan
幻冬舎ホームページアドレス　http://www.gentosha.co.jp/
この本に関するご意見・ご感想をメールでお寄せいただく場合は、comment@gentosha.co.jp まで。